La santé chez soi

La santé chez soi

De simples gestes pour protéger votre famille contre les dangers insoupçonnés à la maison

Dave Wentz et Dr Myron Wentz
avec Donna K. Wallace

Publié par Vanguard Press
Membre du Perseus Books Group

Conception de Nathan Parét
Cet ouvrage a été composé en Adobe Garmond Pro 11 points et Gill Sans 12 points.

Données de catalogage avant publication disponibles auprès de la Library of Congress.
ISBN 13 : 978-1-59315-655-8

10 9 8 7 6 5 4 3 2 1

À Andrew, la raison pour laquelle nous avons finalement écrit ces mots. Tu nous donnes espoir pour l'avenir.

Note des auteurs

Dave Wentz et le Dr Myron Wentz donneront la totalité des recettes de *La santé chez soi* à des organismes sans but lucratif réels qui aident à nourrir, éduquer et soigner les enfants pauvres. En tête de ce groupe d'organismes de bienfaisance remarquables, notons le Children's Hunger Fund (CHF) avec lequel les auteurs sont partenaires depuis de nombreuses années.

Prière de visiter www.myhealthyhome.com/bienfaisance pour obtenir de plus amples renseignements à savoir comment vous pouvez aider.

Table des matières

Table des matières

5

La santé
chez soi

Introduction

Au fil des ans, j'ai rarement dû demander à mon père, le Dr Myron Wentz, ce qu'il pensait au sujet des principales questions de la journée.

Il me suffisait d'observer ce qu'il faisait – tant avec le temps qu'avec les moyens financiers dont il disposait. Les améliorations dans le domaine de la médecine diagnostique, l'élaboration de suppléments nutritionnels de qualité, la recherche dans le domaine de la médecine holistique, l'aide aux orphelins mal nourris, le soutien des beaux arts – il avait de nombreuses passions, mais ses méthodes changeaient rarement.

Il m'a appris que c'est au moyen de gestes tangibles et personnels que nous avons un vrai impact.

Et si les efforts individuels ne suffisent pas pour provoquer le changement voulu, il disait « et bien, tu pourras toujours écrire un livre ».

Je me suis retrouvé à penser à l'exemple de mon père au cours des dernières années tandis que je me préparais à l'arrivée de mon premier enfant et que je l'accueillais. Soudainement, je faisais face à une nouvelle responsabilité dégrisante, c'est-à-dire tenir Andrew à l'écart de tout danger. Pendant longtemps, une de mes principales préoccupations a été notre exposition non nécessaire aux toxines environnementales de la vie quotidienne. Chaque seconde de chaque journée, nous faisons face dans notre monde moderne à une multitude de dangers non nécessaires, comme les produits chimiques toxiques, les énergies négatives, les effets secondaires imprévus et plus encore.

Avec l'arrivée imminente d'Andrew, cette préoccupation envers ces dangers cachés s'est transformée en vraie passion. Et j'avais appris de mon père que la passion signifie le geste.

Autant que je l'aurais voulu, il était impossible d'affronter tous les fabricants de produits toxiques ou les organismes de réglementation sans colonne. Mais je savais ce que je pouvais faire pour avoir un impact énorme sur la vie d'Andrew et de beaucoup d'autres. Et la seule façon d'expliquer ce que je pouvais faire se résume en deux mots simples : sensibilisation et évitement. En améliorant nos connaissances au sujet des dangers environnementaux pour la santé et en réduisant notre exposition à ces risques, j'étais certain que je pouvais aider d'autres personnes à améliorer leurs chances d'avoir une bonne santé à long terme et à assurer le bien-être futur de leurs enfants.

À cause d'Andrew, je voulais parler au monde qui m'entourait des dangers qui se dissimulent dans les choses que l'on tient pour acquis tous les jours. Je voulais expliquer comment éliminer – ou du moins réduire – ces dangers dans les domiciles, et ce facilement, sans grands inconvénients. Je voulais donner de l'espoir en communiquant que même de petits changements, lorsqu'on les additionne au fil des ans, peuvent faire une incroyable différence.

Le moment était donc venu d'écouter le conseil de mon père – et d'écrire un livre.

J'ai donc appelé les spécialistes.

Le premier, mon père, dont les vastes connaissances et le grand appétit pour la recherche lui ont permis de lire entre les lignes des études et de la spéculation. Le deuxième, Donna K. Wallace, écrivaine qui a co-rédigé plusieurs livres remarquables sur la santé et qui s'est fait une carrière à aider les cadres supérieurs comme moi à mieux paraître à l'écrit.

Ensemble, nous nous sommes préparés à prouver qu'il n'est pas nécessaire d'être scientifique – ni même technophone rupestre – pour protéger votre famille contre les influences toxiques que l'on trouve dans la société moderne. Vous n'êtes pas obligé d'accepter des habitudes ou des produits qui sont dangereux. Les pages qui suivent vous montreront comment faire une différence.

Oui, vous pouvez vivre dans une maison saine.

La première consiste à apprendre. La deuxième étape consiste à poser des gestes décisifs pour changer votre vie. Pour cette étape, il n'en tient qu'à vous.

– Dave Wentz

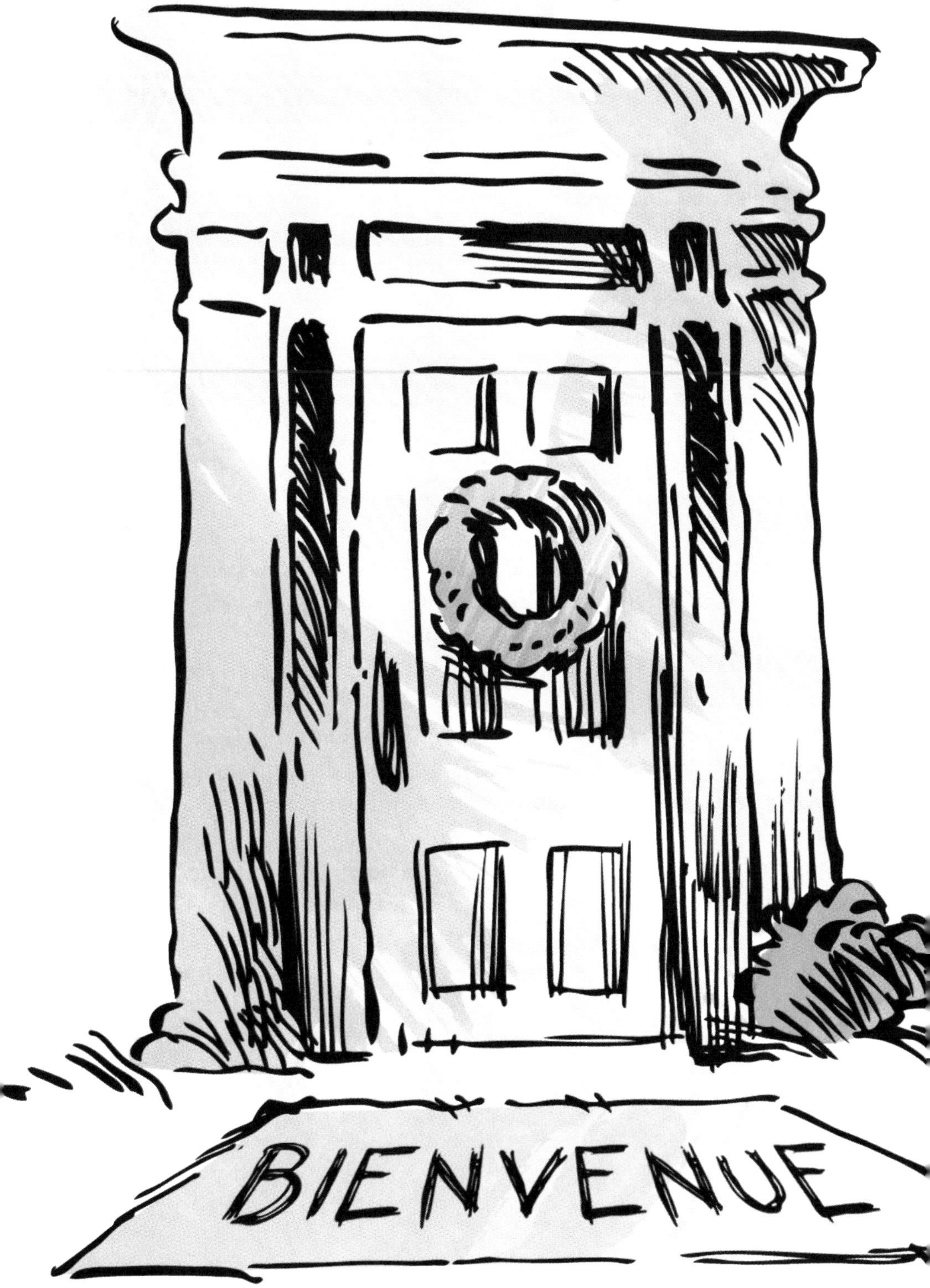
BIENVENUE

1

Bienvenue

Donna K. Wallace

C'est à Salt Lake City qu'habite Dave Wentz qui a récemment été classé par Forbes.com comme « un des plus puissants PDG de moins de 40 ans aux États-Unis ». M. Wentz a réalisé beaucoup au cours de ces quatre premières décennies, il a notamment aidé son père, le Dr Myron Wentz, à fonder USANA Health Sciences, l'entreprise nutritionnelle internationale qu'il dirige maintenant. Je suis emballée de découvrir ce qu'il a en tête pour le projet qui m'amène ici.

J'arrive à un édifice impressionnant tout en verre qui reflète des arbres bourgeonnants, un merveilleux paysagement en milieu désertique et la magnifique vue de la chaîne de montagnes qui caractérise la ville. Je me fais ensuite accompagner jusqu'au bureau de M. Wentz superbement situé dans un coin de l'édifice et qui offre des vues spectaculaires. Près du bureau organisé se trouve un tapis roulant, très bien placé.

M. Wentz se lève et m'accueille avec une accolade réservée. Il semble en forme et sa peau basanée ne présente que très peu de signes de vieillissement. Il s'y prend de la bonne façon. Gêné, mais avec une concentration qui efface toute inhibition possible, son comportement personnel et décontracté me met rapidement à l'aise.

Nous parlons brièvement, il se met de nouveau debout et m'invite à le suivre et à sortir du bureau.

Il me guide jusqu'à la « salle de création » de l'entreprise, espace éclairé doté d´un mélange de fauteuils poires, de poufs et de fauteuils. Les murs de la pièce sont recouverts de tableaux blancs dont certains sont encore ornés des vestiges de sessions de remue-méninges préalables. Un adjoint nous apporte des collations nutritives : des barres santé, des noix et fruits mélangés et la boisson énergisante de l'entreprise que l'on sert au lieu de café.

Lorsque nous sommes installés, il aborde tout de suite le sujet.

Dave : Pour être honnête, je sors de ma zone de confort en écrivant un livre, cependant, il est sérieusement nécessaire de l'écrire celui-là et c'est pourquoi vous êtes ici. J'aimerais que vous m'aidiez à organiser les renseignements dont je dispose et à les exprimer d'une façon qui touchera les gens qui en ont besoin.

Donna : Qu'est-ce qui vous a motivé à entreprendre cet énorme projet?

Dave : Les dangers cachés de choses que nous consommons tous les jours ou qui nous entourent — choses qui ont un impact direct sur notre santé. Pourtant, nos agences de réglementation n'ont pas le temps ni les moyens pour les réglementer, les professionnels médicaux choisissent de les ignorer jusqu'à ce qu'elles se révèlent être un symptôme physique et les gens ordinaires ne se rendent même pas compte qu'elles représentent un enjeu.

Nous devons faire en sorte que les gens commencent à parler de ces choses. Ce n'est qu'à ce moment-là que nous pourrons les aider à éviter ces choses ou du moins à les mettre au courant de leur impact.

Donna : Y a-t-il des sujets particuliers que vous aimeriez aborder au cours du projet?

Dave : C'est difficile de savoir où commencer et c'est partiellement pour cela que vous êtes ici – il nous faut organiser tout ça en quelque chose que les gens pourront vraiment utiliser. Comme ça, de tête, je peux nommer *[et il coche chaque chose qu'il énonce]. . .*

- L'odeur de « voiture neuve » est tellement nocive qu'elle devrait déployer un coussin de sécurité gonflable.
- Les plombages argentés que vous avez dans la bouche pourraient vous empêcher un jour de reconnaître votre propre réflexion.
- Votre micro-ondes n'est pas un téléviseur, donc s'il-vous-plaît *ne contemplez pas* votre maïs pendant qu'il éclate.
- Si vous n'êtes pas prêt à boire quelque chose, ne le faites pas toucher à votre peau.
- Votre lessive parfumée agit comme un timbre à la nicotine.
- Nous empoisonnons nos maisons simplement pour tuer une mouche.
- Le plastique pourrait voler l'avenir de votre famille.
- Nous ne connaissons pas vraiment les conséquences à long terme de la vaccination.
- La pollution de l'air intérieur est l'amiante de demain.
- Les avancements technologiques faits pour des gains pécuniaires dépasseront toujours la recherche conçue pour la sécurité.
- Le fluorure est un poison.
- Vous devez faire attention aux conseils que vous écoutez.
- Vous êtes la meilleure personne pour vous défendre.
- La modération – et non pas l'abstinence – constitue généralement la meilleure solution face à l'excès.

Et ce n'est que le début.

Donna : C'est tout un début, pourtant il me semble que c'est un projet étrange pour un PDG, même si vous gérez une entreprise de sciences de la santé. Qu'est-ce qui vous motive – et vous *qualifie* – pour vous embarquer dans une telle mission?

Dave : Cela part vraiment de la recherche scientifique de mon père. Mon père, le Dr Myron Wentz, est une des figures de tête mondiale du domaine de la nutrition cellulaire. Il a reçu le Albert Einstein Award pour ses réalisations dans le domaine des sciences de la vie et il n'a jamais relâché ses efforts dans la poursuite des découvertes en matière de santé.

En raison de mon éducation unique et de mon expérience à aider à fonder une entreprise concentrée sur la santé avec mon père, je suis entouré de vérités et je croyais que la plupart des gens les connaissaient déjà. Mais plus je creuse, plus j'apprends que la vaste majorité des gens sont toujours parfaitement – et dangereusement – ignorants.

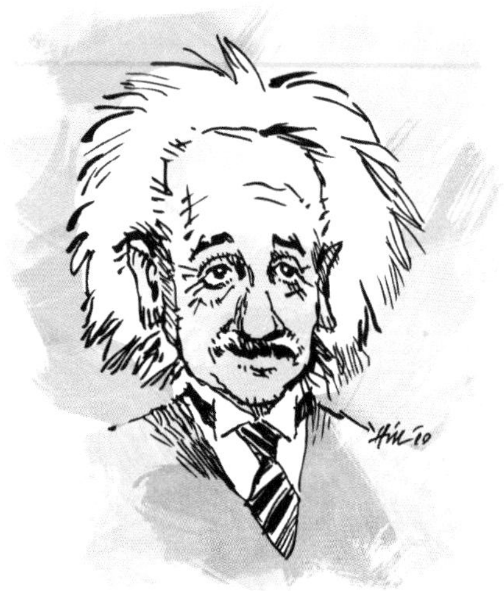

Donna : Votre père est-il du même avis que vous?

Dave : Oui, en effet. En raison des énormes quantités de toxines qui se trouvent dans l'environnement jumelées à la mauvaise nutrition et aux styles de vie malsains, il croit que nos enfants seront de la première génération d'enfants à ne pas vivre aussi longtemps que leurs parents. Je veux dire, ce n'est pas difficile à prouver. Nous sommes entourés. C'est pour cette raison que je ne voulais pas avoir d'enfants – je ne voulais pas qu'ils souffrent dans le monde toxique que nous avons créé. Mais avec le temps, j'ai changé d'idée et j'ai maintenant un jeune fils.

Quand mon épouse, Reneé, était enceinte, je ne dormais pas parce que j'espérais qu'elle avait mangé les aliments nutritifs dont elle avait besoin et que je m'en faisais au sujet des toxines auxquelles elle avait possiblement été exposée – ce jour-là et par le passé. Et au fur et à mesure que je sentais le bébé donner des coups de pieds ou bouger, j'étais émerveillé, mais en même temps inquiet au sujet de son avenir.

Notre bébé, Andrew, explore désormais un monde plus grand. Maintenant que Reneé ne le porte plus dans son sein, nous avons beaucoup moins de contrôle sur les choses qui ont des répercussions sur lui de façons profondes et effrayantes. Et j'en suis venu à remettre en question plus de choses que jamais.

Est-il même possible de faire une différence assez importante dans le monde pour réorienter les tendances actuelles? Ou nous confronterons-nous à un nouveau défi évolutionnaire de toxines fabriquées par l'homme dans lequel les maladies dégénératives comme le cancer, les maladies du cœur et l'Alzheimer constituent la norme? J'espère que nous pouvons faire un changement pour *son* avenir. Peu importe ce que le monde fait, je vais me donner les outils nécessaires pour lui donner la meilleure chance de vivre une vie saine et heureuse.

Andrew sera en santé par choix et non pas par chance.

Donna : Avec une mission aussi importante que de « protéger votre famille », sera-t-il possible de tout décomposer en étapes gérables?

Dave : Je crois que oui, sinon nous ne serions pas ici à discuter. Pour commencer, je recommanderais que les gens fassent quatre choses élémentaires :

- **Calculez le coût de la commodité.** Décidez ce sans quoi vous pouvez vivre et réévaluez le reste, parce que la commodité peut tuer.
- **Vivez selon le principe de précaution.** « Préférer la sécurité au regret ». Et en même temps, écoutez votre instinct. Ne supposez pas que parce qu'une chose est courante, elle est aussi sans danger.
- **Laissez-vous guider par vos sens.** Dans ce monde toxique, votre nez ne vous ment pas.
- Et même si le gouvernement choisit l'économie plutôt que l'écologie, **faites le contraire**. La santé est plus importante que l'argent. N'attendez pas que d'autres protègent votre famille – faites-le vous-même, en commençant à la maison.

On ne doit pas se laisser submerger. Après avoir appris la vérité, il est facile de se décourager à la vue des quantités de toxines qui bombardent notre corps chaque jour. Nos lecteurs doivent comprendre qu'il n'est pas nécessaire qu'ils accomplissent *tout* ce que nous recommandons dans ce livre. L'adoption même d'une seule bonne habitude permettra qu'une personne soit en meilleure santé; plusieurs changements positifs peuvent améliorer la qualité de vie d'une personne et avec chaque pas de plus, nos lecteurs peuvent prolonger leur vie – et la vie des membres de leur famille – de quelques voire plusieurs années.

En sachant ce que je fais, je suis plein d'espoir pour la génération de mon fils. Nous apprenons comment être conscients – comment être nos propres défenseurs. Les parents s'impliquent pour assurer la sécurité de leur famille. Nos enfants sont chanceux de suivre les pas de visionnaires comme mon père.

Mon fils Andrew est le petit-fils d'un homme qui a eu un impact sur des centaines de milliers de vies. Lorsque vous vous rendez chez le médecin pour une prise de sang, peut-être parce que vous avez une infection virale comme la mononucléose, le laboratoire utilisera très possiblement une technologie de diagnostic que mon père a élaboré il y a de nombreuses années. Il aurait pu s'arrêter là, mais lorsqu'il s'est rendu compte que le diagnostic d'une maladie n'allait pas assez loin, il est retourné à la technologie cellulaire pour découvrir des façons de combattre les maladies dégénératives et déterminer les moyens de prévention.

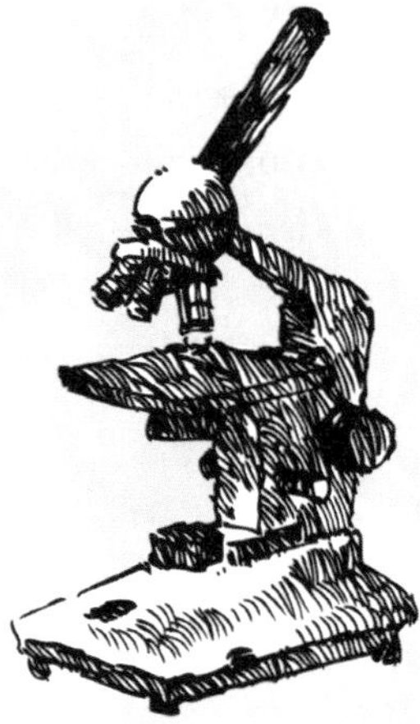

Il reste beaucoup de chemin à faire, mais je vois souvent des gens qui remarquent et qui font des choix pour vivre bien et vivre longtemps. C'est pourquoi nous avons besoin de ce livre. Je ne suis pas le seul à élever un enfant dans ce monde.

Donna : Avec autant de renseignements sur le bout des doigts, n'avons-nous pas tous les renseignements dont nous avons besoin pour nous protéger des dangers?

Dave : Nous avons appris au cours de l'histoire, grâce à la plupart des principales découvertes et pour de nombreux nouveaux produits prometteurs, qu'il existe un écart de temps avant que les informations concernant la sûreté d'un produit parcourent la distance entre le laboratoire et le public. Dans la plupart des cas, il faut trop de temps pour faire la mesure de preuves conclusives. Lorsque le temps est venu de déterminer qu'un produit n'est pas sans danger, il est presque certain que des vies auront été perdues.

C'est là que le principe de précaution entre en jeu. Le principe dit que lorsqu'une activité ou un produit a le potentiel de nuire à la santé humaine ou l'environnement, il faut prendre des mesures de précaution, même si la relation cause à effet n'a pas encore été tout à fait établi par l'intermédiaire du processus scientifique.

La science ne peut avancer assez rapidement. Nous *devons* nous fier à notre logique et intuition personnelle jusqu'à ce que la science nous y rejoigne. Chacun de nous doit obtenir tous les renseignements disponibles – ainsi qu'une grande dose de bon sens et de volonté pour contourner la commodité et les innovations les plus récentes. Nous devons réveiller une fois de plus nos sens pour qu'ils détectent les choses que nous savons ou que nous croyons vraies.

Donna : Étant donné que votre père est un scientifique, comment réconciliez-vous le fait que vous faites passer l'intuition avant la science?

Dave : Cela n'est pas aussi contradictoire que vous le pensez.

Plus jeune, j'avais comme père le scientifique qui arrivait à la maison avec de longs mots imprononçables, qui donnait des descriptions compliquées pour les choses les plus simples et exprimait sans cesse son opinion au sujet de toute action et toute réaction auxquelles nous étions confrontés dans notre vie quotidienne. Je me rappelle que, comme un enfant, j'ai joué avec mes amis dans la terre et j'ai été averti par un voisin de ne pas en mettre dans nos bouches. Mon père l'a entendu et a répondu « laissez-les manger de la terre. Ça va leur renforcer le système immunitaire ».

Nous faisons – ou ne faisons pas – tellement de choses sans nous arrêter et nous demander « pourquoi? ». Mon père se servait de son intuition pour demander « pourquoi? » pour presque tout.

Il n'a jamais cessé d'avoir ce désir important d'apprendre, ce qui l'a amené à des réunions scientifiques partout dans le monde et il m'emmenait fréquemment avec lui. À quatorze ans, j'ai appris que les Allemands aimaient beaucoup se désintoxiquer en suant dans les saunas ou en sautant à pieds joints dans de l'eau glacée. Ça m'a choqué et fasciné, pas en raison des bénéfices pour la santé que j'apprenais, mais parce qu'ils faisaient cela nus... entre hommes et femmes.

Toute une révélation : La norme d'une culture est tabou dans une autre.

Il y a des aspects très amusants à être le fils d'un scientifique excentrique qui vise à provoquer un changement à grande échelle. Mais j'ai souvent souhaité avoir un père qui rentrerait à la maison, se calerait dans un fauteuil et regarderait un film avec moi... ou encore avec qui je pourrais lancer la balle dehors. Mais mon père n'a toujours eu qu'une seule idée en tête. Même s'il a une grande perspective et de nombreux intérêts différents, une seule passion le motive. Il approche tout du point de vue scientifique.

Ça peut être très irritant. La vision globale de mon père de « santé véritable » ne faiblit jamais. Il est à la recherche constante de son Saint-Graal – la prochaine découverte qui réduira la souffrance et les maladies du monde.

Donna : Cela ne mène-t-il pas à la perspective d'une personne dont les théories n'existent que sur papier?

Dave : Pas du tout. Mon père a été un étudiant toute sa vie. Il n'a jamais cessé d'étudier et d'apprendre et il voit des choses que la plupart des gens ne voient pas. Ce qui semble intuitif pour nous ne représente que de la simple logique à ses yeux. Pour lui, la vie, ce n'est pas que de s'empresser tous les jours et de faire tout ce qui se trouve sur la liste de la journée. Pour lui, la vie, il faut la vivre.

En fait, son travail va bien au-delà du laboratoire. Il se concentre beaucoup sur la construction d'hôpitaux dans les pays du tiers monde et voyage souvent avec l'œuvre de bienfaisance internationale Children's Hunger Fund (CHF). Toutes les recettes de ce livre aideront le CHF et d'autres œuvres similaires.

CHILDREN'S HUNGER FUND

Par exemple, nous savons que manger des aliments gras et frits n'est pas la meilleure idée. C'est pourquoi mon père s'est assuré que j'étais témoin – grâce à un microscope – de la mort de cellules à la suite de l'exposition à des choses que nous consommons tout le temps. Ces images ne permettent pas beaucoup de débattre de ce qui constitue une décision douteuse.

Il va sans dire que même si j'aime les hamburgers et les frites, la modération va de soi. Je modère mon désire de me laisser aller avec la connaissance que je sacrifierai beaucoup de cellules heureuses et saines. Je ne suis pas parfait, mais je suis définitivement en meilleure santé parce que je suis conscient.

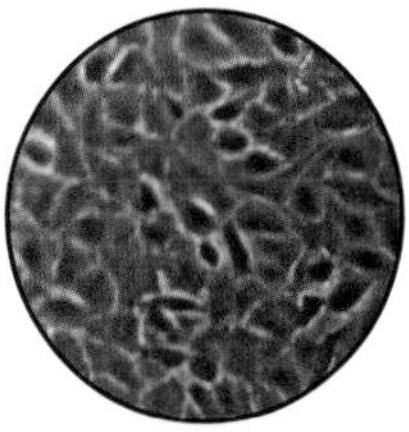

Donc en cours de route, j'ai appris à voir et comprendre le monde pratiquement comme le fait mon père. Il parle une langue que seul un petit nombre de personnes grandement spécialisées peuvent comprendre. J'ai des antécédents techniques en génie biologique, mais je crois que j'ai appris la plus grande partie de ce que je sais par osmose. Je suis comme l'enfant d'un immigrant qui doit apprendre à communiquer au nom d'un parent après avoir déménagé dans un nouveau pays; ma vie s'est centrée sur l'explication en termes plus communs de ce que mon père voulait dire.

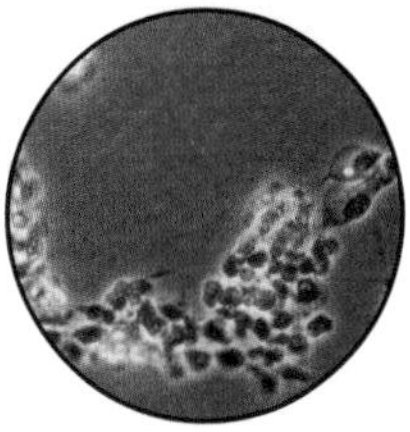

Je suis le traducteur de mon père avec le monde. Il comprend ce que ressemble la santé véritable à travers le microscope et je l'explique de façon suffisamment simple pour que les gens comprennent.

Donna : Néanmoins, ses connaissances semblent grandement spécialisées. Pouvez-vous expliquer cela d'une manière qui peut-être saisi et mis en œuvre par tous ceux qui liront ce livre?

Dave : Oui, je sais que je peux le faire. J'ai les connaissances à la base des réalisations de mon père, mais j'ai horreur des longs discours ennuyants sur les découvertes scientifiques. Je suis facilement distrait; je veux offrir des réponses rapides et des solutions pratiques. Je veux que les gens réussissent en pratiquant la modération, au lieu d'échouer à l'abstinence totale, qu'ils sachent que les petits changements sont faciles à faire et qu'ils auront un impact la vie durant.

Mon entreprise me fait voyager de par le monde, donc je vois des besoins partout. Mais ce livre nous permettra de concentrer nos efforts plus près de la maison. Je ne sais pas pour vous, mais lorsqu'on me donne le choix, je veux être à la maison avec ma famille. Pourtant, il faut aussi penser au monde et nous devons tous faire notre part, mais je peux voir qu'il faille commencer à la maison, dans mon salon.

Et il peut en être de même pour tous. Je n'essaie pas d'écrire un livre de règlements détaillés qui vous permettra d'éviter tous les dangers de la vie. Le changement total de style de vie est vraiment trop difficile pour *n'importe qui*, surtout lorsque les gens sont si occupés que la commodité semble être la seule option possible. Non, nous devons conscientiser les gens au sujet des dangers dont ils ne sont pas au courant ou auxquels ils n'avaient pas pensé, offrir aux lecteurs des solutions qu'ils peuvent vraiment mettre en œuvre sans trop s'en rendre compte ou qui ne les dérangeront pas, et ainsi aider les gens à vivre de façon plus saine.

Nous pouvons y arriver pour les familles de partout.

Donna : Si on laisse les hamburgers de côté, les lecteurs peuvent-ils s'attendre à vivre selon le style de vie idéal que vous devez avoir vécu dans une famille comme la vôtre?

Dave : Avec un père comme le mien, on pourrait supposer que j'ai grandi dans un environnement du genre végétalien, sans technologie et stérile.

Mais ce n'est pas le cas.

Mon père ne sait pas tout, loin de là, mais il a comme avantage de ne pas laisser l'ignorance servir d'excuse pour respecter la norme et ne pas brasser les choses. S'il se doute qu'il existe un enjeu caché – pour n'importe quoi, de l'eau en bouteille à l'encre pour tatouage – il fait de la recherche jusqu'à ce qu'il trouve une réponse. Et parfois, il ne trouve pas la réponse à laquelle il s'attendait. La théorie scientifique est basée sur le principe que chaque nouvelle théorie sera réfutée ou améliorée.

Un vrai scientifique ne parle jamais de façon emphatique, comme s'il avait la réponse définitive.

Mon père a définitivement changé d'opinion sur divers problèmes au fur et à mesure qu'il a accumulé des renseignements, mais ce qui est important c'est qu'il devance toujours la courbe.

Je le harcèle encore parce qu'il m'a donné des saucisses viennoises quand j'étais enfant et qu'on allait camper. Aujourd'hui, après des années d'étude sur la santé et la prévention la seule pensée qu'il m'ait donné du porc et du poulet transformés mis en boîte dans une gelée salée remplie d'agents de conservation le révolte. Il ne savait pas alors quelles étaient les ramifications, mais il le sait maintenant. Il apprend *constamment*. Ainsi, plus tard, lorsqu'il fera un retour sur ces années, il trouvera moins de situations pour lesquelles il se sentira coupable. Je considère que c'est là le modèle que je garde de mon éducation.

Et on n'invente pas le feu en faisant cela. Après avoir cherché partout, y compris dans des volumes de revues savantes et des escroqueries de marketing frivoles, je veux offrir un guide simple et fiable. Je veux que nos lecteurs retirent le maximum de renseignements dans un format facile et rapide à lire qui comprend des tonnes de solutions : toute une gamme adaptée à tous les budgets. Vous pouvez ne faire que quelques changements qui auront un effet cumulatif sur toute une vie et modifieront possiblement le cours de votre vie.

Aucune intention cachée ni statistiques ennuyantes, plutôt la simple liberté de faire vos propres choix. Je veux que le livre porte sur l'apprentissage de ce qui nous entoure et la réalisation de l'habilité à optimiser nos choix. Il existe de nombreuses façons de bien vivre. Mais tout remonte à la cellule. Lorsque nos cellules sont saines, nous sommes en bonne santé.

Donna : Le « passage au vert » est très à la mode ces temps-ci. Les recommandations de ce livre fonctionneront-elles dans cette philosophie et si oui, comment?

Dave : Nous nous préoccupons tous de vivre de façon écologique. Mon entreprise a fait des pas importants pour réduire notre impact environnemental et nos déchets, et il est important que chacun de nous s'y mette. Le livre ne porte pas sur l'environnement; l'environnement est ici même, il nous entoure tout le temps. Nos écosystèmes les plus importants sont nos domiciles et nos milieux de travail. Ils nous gardent en bonne santé ou nous rendent malades. Nous sommes tous des êtres cellulaires qui interagissent avec chaque substance que nous rencontrons, peu importe sa taille, si minuscule soit-elle. Ce que nous recherchons ici c'est la vraie santé : rendre l'espace dans lequel nous vivons aussi sécuritaire qu'il se doit d'être.

Si nous pouvons y arriver, nous aurons réussi.

Donna : Il devra cependant y avoir un modèle que le lecteur pourra suivre – un exemple qui donnera forme aux idées que vous souhaitez communiquer.

Dave : Je crois bien avoir la solution. Reneé et moi venons tout juste de terminer des rénovations importantes de notre maison et nous en sommes à remettre tout en ordre. Le processus entier a probablement pris des mois, mais il a probablement ajouté des années de vie en bout de ligne. Nous nous sommes intentionnellement débarrassés de certaines choses, comme les vieux tapis. Nous avons plutôt opté pour des planchers plus faciles à nettoyer comme la tuile et le bois franc dont les colles et les finitions sont non toxiques. Nous nous sommes assurés d'inclure des épurateurs d'air et des filtres à eau. Nous faisons de petits changements graduels qui auront des effets à long terme.

Et il me semble qu'il s'agit de l'endroit idéal où commencer...

■ ■ ■

Visite d'une maison saine

Dave a insisté pour que nous explorions de vrais solutions, par exemple, ce que nous pourrions tous faire en quinze minutes et qui ferait une différence. Dans sa vie, dit-il, il se roule les manches, et s'arme d'un sac de poubelle et d'une pelle, au besoin, pour apporter ces changements. Les vérités simples, a-t-il ajouté, nous les trouvons lorsque nous nous demandons *pourquoi* nous devons faire un geste et provoquer les choses.

Qu'est-ce qui nous touche le plus?

La maison.

Votre maison est peut-être un endroit temporaire où vous habitez. Il peut s'agir d'un appartement ou de votre maison de rêve. Que vous planifiiez y vivre pendant trois ou trente ans, la maison est l'endroit où vous mangez, dormez, travaillez et jouez, la toile de fond ultime pour votre santé ou vos maladies. Ce livre est divisé selon les plans d'une maison; il deviendra aussi le plan d'une meilleure vie plus sécuritaire et plus saine, une étape à la fois, une pièce à la fois.

Le Dr Myron Wentz dispose de nombreuses citations célèbres, dont celle-ci :

« Nous ne vivons pas assez longtemps mais nous mourons trop longtemps. »

Il s'est dévoué sa vie durant à ce que cela change. Visionnaire du domaine de la science cellulaire, il croit que pour vivre pleinement, il faut réduire le risque de toutes les maladies et optimiser la santé au niveau cellulaire. Un grand nombre des choix que nous faisons et des choses que nous rencontrons tous les jours auront un impact sur notre habileté à vivre pleinement avant notre mort. Cela englobe ce que nous choisissons de manger et de boire, où nous choisissons de dormir, ce que nous choisissons de mettre sur notre peau et la façon dont nous préparons notre nourriture.

Nous avons beaucoup trop entendu parler du fait que nous vivons dans une « soupe toxique ». Les études peuvent être décourageantes et nous pouvons nous désensibiliser lorsque nous entendons que le danger nous attend à tous les coins de rue.

Ce livre ne se veut pas une litanie des dangers environnementaux composée de longues listes déprimantes de produits chimiques et de toxines. Il se concentrera plutôt sur certaines des principales préoccupations de Dave et du Dr Wentz, dont beaucoup pourraient vous surprendre, sur lesquelles ils ont choisi de se concentrer dans leur propre maison. Cela correspond à la mission de Dave de faire une différence et d'offrir une gamme de solutions simples pour réduire vos risques tout en créant un environnement plus sain où pourra s'épanouir votre famille.

Les outils

Pour être honnête, la commodité et le budget affectent beaucoup nos choix de changements à apporter. En plus des faits essentiels et des mesures économiques rapides du livre, le Dr Wentz offrira des renseignements scientifiques plus approfondis pour ceux qui le désirent. Après avoir exposé les vérités troublantes et la science qui dévoile les mystères sous-jacents, nous mettrons en perspective les dangers que vous rencontrerez et les choix que vous ferez au cours des jours, des semaines, des mois et des années à venir.

Chaque section se concentrera sur une partie particulière de la maison et révélera des ramifications surprenantes pour votre santé tout en offrant un aperçu de leur fonctionnement et de leurs effets non connus sur votre corps. En feuilletant rapidement les pages de ce livre, vous trouverez :

- des bandes dessinées qui illustrent rapidement des renseignements importants.
- des questionnaires, au début de chaque chapitre, qui vous permettront d'évaluer votre style de vie actuel et de mieux choisir les solutions qui vous conviennent.
- des encadrés « La vérité sur les cellules » rédigés par le Dr Wentz qui vous offriront des descriptions de ce qui se produit à un niveau fondamental ainsi que des encadrés moins sérieux intitulés « Interrogez le scientifique » qui mettent en évidence ses réponses personnelles à toute une gamme de questions.
- les risques de santé associés à des dangers particuliers et des antidotes conçus pour combattre ces dangers.
- une gamme d'autres solutions – des changements les plus simples aux changements les plus draconiens.
- des liens vers le site Web du livre où l'on vous offre des renseignements plus détaillés et l'on vous aide à créer un plan personnalisé qui vous permettra de créer une maison plus saine.

Dave Wentz nous guidera à chaque page en traduisant nos plus grands défis et en leur donnant un ordre de priorité tandis que son père, toujours à la poursuite de la vérité, les passera à la vision rayons x, résultat de ses années d'étude au microscope et de découvertes de la matière.

Pour obtenir une meilleure vue d'ensemble de la science dans ce livre, prière de visiter le site www.myhealthyhome.com.

La visite débute

Le lendemain, Dave m'attend devant son domicile, un loft de grand style au deuxième étage d'un entrepôt converti dans le centre-ville historique de Salt Lake City. Son père, le Dr Myron Wentz, arrive peu de temps après, transportant avec lui un petit sac. Visionnaire ayant dévoué sa vie à créer des solutions innovatrices aux problèmes de santé du monde, le Dr Wentz partage la passion de son fils pour faire de la maison un endroit sécuritaire et non toxique. Et la conversation avec Dave et le Dr Wentz comporte son propre rythme de science et d'humour.

Dave : C'est un peu gênant, mais je crois que nous devons commencer dans la chambre à coucher parce que c'est là que nous passons la majorité de notre temps à la maison – enfin, je veux dire que l'humanité passe la majorité de son temps.

Dr Wentz : J'imagine que c'est aussi là que commence la vie pour la plupart d'entre nous.

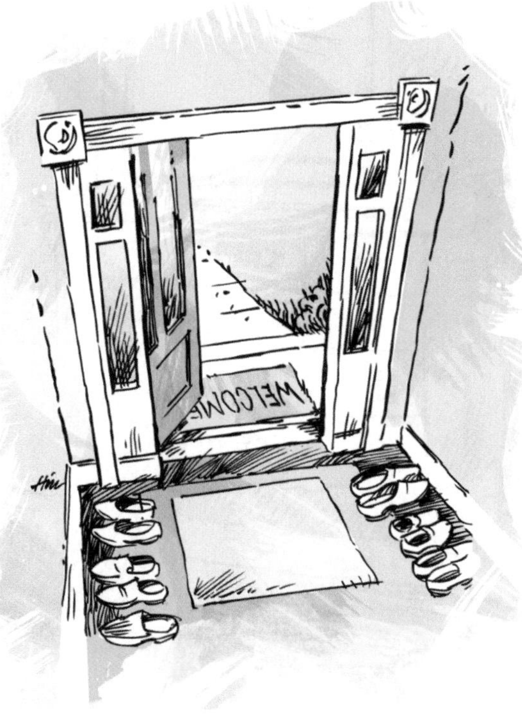

Il lance un regard à Dave et nous marchons tous les trois dans un corridor où nous sommes accueillis par les sons d'une chute d'eau. La première chose qui me frappe est combien la maison de Dave sent propre – comme s'il n'y avait en effet aucune odeur.

C'est là que Dave commence à nous ouvrir les yeux.

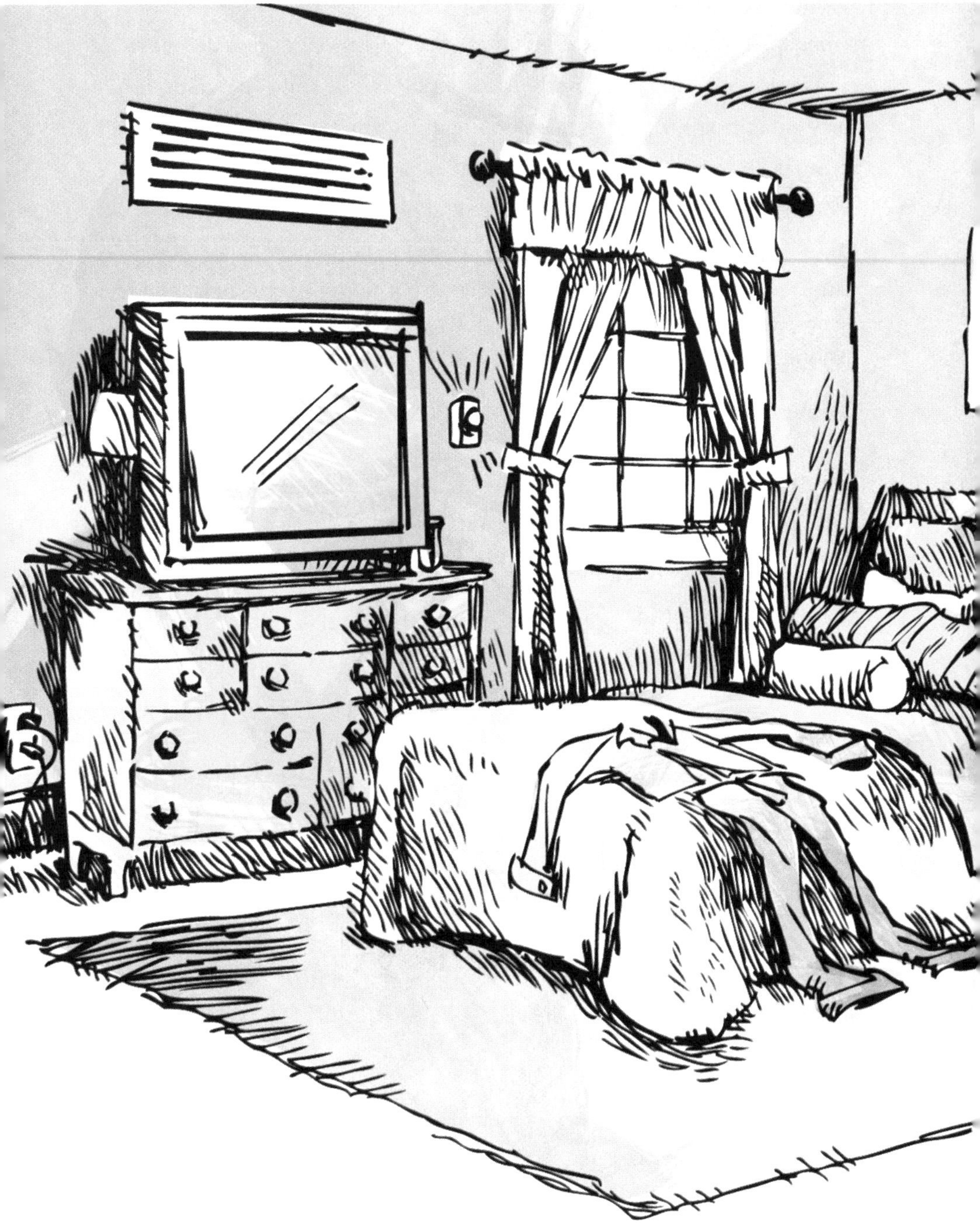

2

La chambre à coucher

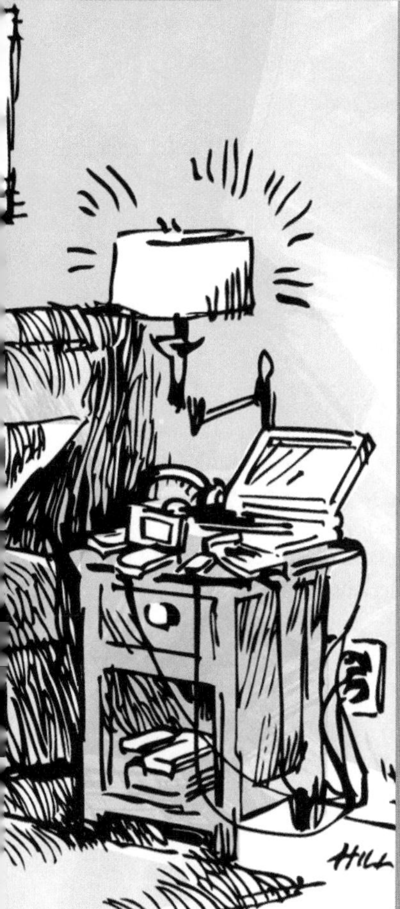

La chambre à coucher – souvent le joyau de la maison – promet une retraite relaxante et luxueuse. Cependant, les recherches démontrent que lorsque l'on parle de sommeil profond et réparateur, nos chambres à coucher n'obtiennent pas la note de passage. Pour beaucoup d'entre nous, la pièce la plus personnelle de notre maison a besoin d'une métamorphose importante, qui va au-delà de la peinture dernière tendance et des meubles à la mode.

La chambre à coucher accueille tout un nombre d'activités, de la télévision au tapis roulant. Nous passons facilement un tiers de notre vie dans la chambre à coucher et c'est là que notre vitalité débute. Sans nous en rendre compte, nous laissons cependant des dangers y pénétrer, dangers qui pourraient nous siphonner la vie plutôt que de lui redonner de l'énergie.

Nos propres gestes sont peut-être les premiers suspects.

Certains changements simples surprenants apportés à votre chambre à coucher pourraient améliorer la qualité de votre sommeil et de votre vitalité. Que vous préfériez un décor austère ou élaboré, chic sexy ou de chalet confortable, la première pièce de votre maison à nettoyer et dégager est votre chambre à coucher. Avec quelques conseils de base et certaines solutions simples, vous pouvez faire de la vôtre un refuge propice au sain renouveau.

Nous traversons un corridor en croisant de grandes peintures modernes pour nous rendre jusqu'à la chambre à coucher de Dave qui est simplement décorée tout en étant d'une grande élégance classique. Une brise fraîche fait bouger les draperies qui encadrent un mur de fenêtres avec vue sur le centre-ville de Salt Lake City et la chaîne de montagnes Wasatch à l'est. Le soleil de fin de matinée baigne la pièce de sa lumière dorée.

Le Dr Wentz se rend au milieu de la chambre nouvellement rénovée de son fils, tourne sur lui-même puis renifle la couette avant de plonger les mains sous les draps pour regarder l'étiquette sur le matelas.

Donna : Qu'est-ce qu'il fait?

Dave : Il cherche à voir quel produit chimique il peut sentir. La pollution de l'air intérieur est un des plus grands dangers pour la santé aujourd'hui. Cela est dû au fait que de nombreuses substances synthétiques servent maintenant à la construction de nos maisons et qu'il existe de nombreuses toxines dans les produits que nous utilisons. Si l'on combine cela à la mauvaise circulation d'air dont sont victimes beaucoup de domiciles, l'air intérieur est généralement plus pollué que l'air extérieur.

On peut faire beaucoup pour choisir des produits qui comportent un fardeau chimique moins important que ceux que l'on trouve généralement en magasin.

Dr Wentz : Que sont tous ces gadgets sur ta table de chevet?

Dave : Je sais, je sais – mais *certains* sont temporaires, comme l'interphone pour bébé. Mais tu as raison – il faut que je me débarrasse des autres.

[Le Dr Wentz va inspecter les stores qui pendent aux fenêtres.]

Dr Wentz : Tu recevais trop de lumière de ce lampadaire. Ces nouvelles draperies font-elles l'affaire?

Dave : Oui, mais je ne pense pas que je remarquerais la lumière ces jours-ci. Reneé et moi sommes simplement trop épuisés quand nous nous mettons au lit.

Dr Wentz : Avec un bébé à la maison, je comprends très bien, mais qualité de sommeil veut dire plus que s'endormir comme une masse. Ton équilibre hormonal, qui contrôle le bon fonctionnement et la réparation des cellules pendant la nuit, est activé par la mélatonine. La mélatonine est produite lorsqu'il fait noir et sa production peut s'arrêter suite à un simple éclat de lumière.

Combien de fois Andrew se lève-t-il la nuit?

Dave : De moins en moins maintenant, mais pendant quelque temps, c'était quatre à cinq fois par nuit. Il a son propre horaire.

Dr Wentz : Oui, les jeunes enfants et leur sommeil différent peuvent poser des défis, mais j'espère que tu gardes les lumières bien tamisées lorsque tu t'occupes de lui. Même avant qu'Andrew soit né, il semble que vous vous faisiez compétition pour savoir qui pourrait fonctionner le mieux avec le moins d'heures de sommeil.

Dave : Je connais des gens qui n'ont besoin que de cinq heures de sommeil, ça pourrait donc être pareil pour moi.

Dr Wentz : Nous avons toujours entendu dire que huit heures de sommeil par nuit représente une nécessité pour reconstruire les cellules, mais savais-tu que trop peu ou trop de sommeil peut raccourcir la vie? Le corps de chaque personne est différent, donc les adultes doivent trouver quelle est leur période optimale de sommeil.

Donna : Donc le sommeil n'est pas nécessairement une formule « taille unique » comme on nous l'a enseigné?

Dr Wentz : Non, pas vraiment. Notre corps dispose d'une « horloge » interne – un petit groupe de cellules qui se trouvent dans le cerveau et qu'on appelle noyau suprachiasmatique. Cette horloge est réglée par le niveau de lumière que vos yeux reçoivent et elle établit le rythme naturel de sommeil-éveil de votre corps. Lorsque le soleil commence à descendre à l'horizon, votre corps commence naturellement à ralentir ses activités pour la journée.

Donna : Le cœur bat plus lentement, la pression sanguine diminue, les muscles se détendent...

Dr Wentz : C'est bien ça. Une des fonctions de notre horloge interne est d'empêcher les systèmes de notre corps de nuire à notre sommeil. Par exemple, la fonction rénale diminue au cours de la nuit pour que vous n'ayez pas à vous lever plusieurs fois pour aller à la salle de bains. La température de votre corps descend aussi généralement. Cependant, le sommeil sain dépend aussi de la décision *consciente* d'éviter les activités nocturnes pas trop bonnes, comme faire de l'exercice et manger.

Dave : *[rires]* J'aimerais bien expliquer ça à Andrew.

Dr Wentz : Ça serait merveilleux, n'est-ce pas? Heureusement pour toi et Reneé, la qualité du sommeil est toute aussi importante que la quantité de sommeil. Je crois que réussir à avoir un sommeil vraiment reposant est ce sur quoi la plupart d'entre nous devrions concentrer nos efforts.

Chapitre 1 Les dangers synthétiques

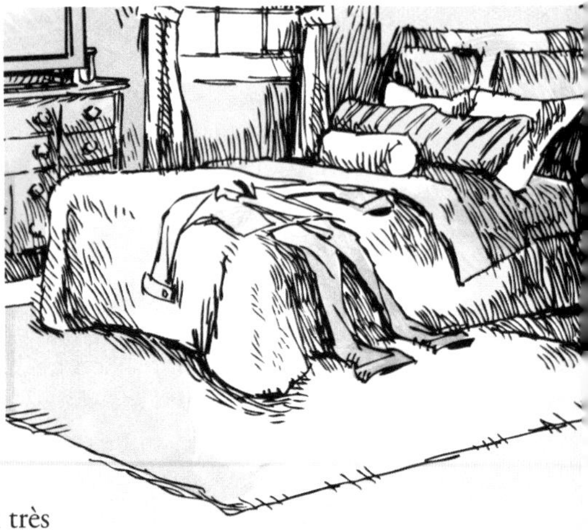

Regardez dans votre chambre à coucher et vous y verrez du tissu partout. De votre matelas à votre literie en passant par votre garde-robe pleine de vêtements, votre chambre à coucher contient toute une gamme de tissus naturels et synthétiques, dont beaucoup touchent à votre corps pendant des périodes prolongées et d'une façon très personnelle. Cette nouvelle couette, votre chemise préférée ou votre lingerie coûteuse pourraient exposer votre corps à des toxines inconnues et à des dangers cachés. Il est temps de bien examiner les tissus de votre chambre à coucher.

Au début de chaque chapitre, les questionnaires vous aideront à évaluer les dangers cachés dans votre maison. Un pointage plus élevé signifie que vous faites face à un risque plus élevé dans un domaine particulier. Conservez le pointage de vos questionnaires jusqu'à la fin de chaque section qui porte sur une pièce puisque l'on vous fournira une longue liste de solutions pour équilibrer votre pointage.

QUESTIONS

Jusqu'à quel point votre maison est-elle toxique?

Pointages

1. Lequel des énoncés suivants décrit le mieux le tissu de votre literie et de votre pyjama?
   - ☐ Coton organique (0 point)
   - ☐ 100 % fibres naturelles comme de la soie, du chanvre, du coton, de la laine, etc. (1 point)
   - ☐ Mélange de fibres synthétiques et naturelles (6 points)
   - ☐ 100 % fibres synthétiques (12 points)

2. Quels produits utilisez-vous généralement pour faire la lessive? (Sélectionnez toutes les options pertinentes)
   - ☐ Détergent parfumé (6 points)
   - ☐ Traitement contre les taches (3 points)
   - ☐ Vaporisateur anticollement électrostatique (3 points)
   - ☐ Feuilles d'assouplisseur pour sécheuse (6 points)
   - ☐ Assouplissants (6 points)
   - ☐ Détergent non parfumé (0 point)

3. Parmi les vêtements et accessoires suivants, lesquels laissent des marques rouges sur votre peau? (Sélectionnez toutes les options pertinentes)
   - ☐ Sous-vêtements (8 points)
   - ☐ Ceinture/taille de pantalon (8 points)
   - ☐ Collet/cravate (6 points)
   - ☐ Chaussettes (3 points)
   - ☐ Bijoux/montres (3 points)

4. Combien de journées par semaine portez-vous généralement des vêtements qui ont été nettoyés à sec? (Sélectionnez une option) (Aucun point si votre nettoyage à sec est écologique)

0 jour	1 jour	2 jours	3 jours	4 jours	5 jours	6 jours	7 jours
0 point	4 points	6 points	8 points	10 points	12 points	14 points	16 points

Votre pointage de danger « synthétique » ☐

1-20	21-40	41-60	61+
Confortable	Ça pique?	Pas confortable	Flatté dans le mauvais sens du poil

Tissu pas très naturel

On nous a tous demandé un jour « Qu'est-ce que tu portes? ». Vous n'avez très certainement jamais répondu « du pétrole, des pesticides, des produits chimiques perfluorés et de l'antimoine, avec des accessoires en cadmium ». Pourtant, dans la plupart des cas, ce serait là la réponse honnête.

Les vêtements modernes sont beaucoup plus compliqués que le simple nom du designer sur l'étiquette ou le prix de vente. Arrêtez-vous pendant un instant et lisez l'étiquette de la chemise ou des pantalons que vous portez en ce moment. Pour une fois, ne vous souciez pas de la taille. Regardez plutôt la liste des fibres qui composent le vêtement. Il est très probable que vous constatiez un mélange de tissus – par exemple, 97 % de polyester et 3 % de spandex ou 65 % de polyester et 35 % de coton. Si vous voulez faire l'inventaire de votre garde-robe complète, vous trouverez peut-être de nouveaux tissus ou des mélanges que vous ne connaissiez même pas.

La plupart d'entre nous avons tendance à penser à nos vêtements du point de vue de la mode ou de la taille.

- Ce vêtement est-il beau?
- Me va-t-il bien?

Pourtant, il existe deux autres questions à toujours se poser au sujet de nos vêtements et des autres tissus.

- En quoi est-ce fait?
- Quel impact a-t-il sur mon corps?

Dès que les humains ont découvert que les fibres pouvaient mieux protéger le corps que les peaux animales, le tissu a pris une grande importance dans notre vie. Pendant des milliers d'années, les quatre fibres de base des tissus ont été le lin, la laine, le coton et la soie – tous des produits créés à partir de sources naturelles. Les fibres naturelles ont cependant des limites. Le coton et le lin se froissent, la soie nécessite une manipulation délicate, tandis que la laine rétrécit et peut piquer. Donc les gens ont bien sûr été emballés lorsque les avancements technologiques du dernier siècle ont permis à l'industrie du vêtement de remplacer les tissus naturels – et leurs limites – par des tissus synthétiques.

Ces nouveaux tissus fabriqués par l'homme, comme le nylon et le polyester, offre de nouvelles caractéristiques, comme l'antifroissement et l'antitache, des propriétés antimicrobiennes et la résistance au feu. Toutefois aujourd'hui, nous découvrons que les avantages des fibres synthétiques sont souvent déclassés par les dangers qu'elles posent pour la santé. Le développement de matières fabriquées par l'homme a nécessité l'invention de milliers de nouveaux produits chimiques, dont seuls quelques-uns ont subi des tests fondamentaux pour découvrir leurs effets sur la santé. Les produits chimiques, qui font maintenant contact direct avec notre corps, peuvent être absorbés par la peau, inhalés tandis qu'ils s'évaporent des tissus ou encore sucés et avalés quand des nouveaux-nés font leurs dents.

D'une certaine façon, nos vêtements ont été autant transformés que nos aliments; les uns et les autres sont passés d'un état sain et naturel à un état pratique et toxique.

Les pantalons plastiques

Pour comprendre quels sont possiblement les produits chimiques toxiques qui existent dans ou sur nos vêtements – et donc dans notre corps – nous devons examiner la façon dont on fabrique les vêtements synthétiques.

Aujourd'hui, presque tous les exemples de fabrication de fibres synthétiques sont dangereux pour notre santé. Par exemple, on s'entend largement pour dire que le polychlorure de vinyle (PCV) qui cause le cancer est le plastique le plus inacceptable de tous les plastiques et pourtant on constate qu'on travaille toujours à le rendre plus flexible en lui ajoutant des plastifiants toxiques, en général des phthalates qui peuvent causer beaucoup de dommages à nos hormones, en vue de l'utiliser pour l'habillement.

Comme autre exemple, on fabrique le polyester à partir de produits du pétrole grâce à un processus qui comprend l'utilisation d'un métal appelé antimoine. L'exposition prolongée à l'antimoine peut avoir des effets nuisibles sur le cœur, le système digestif, les yeux, la peau et les poumons[1].

On ajoute des produits chimiques perfluorés, ou PCF, parmi lesquels on retrouve l'additif antiadhésif Téflon^MD, aux tissus en vue de leur donner une plus grande durabilité, de les faire résister aux taches et de les faire résister au froissement. Les PCF sont extrêmement persistants dans le corps parce qu'ils ne se métabolisent pas, c'est-à-dire qu'ils ne se décomposent pas. Ils s'accumulent dans les cellules et ont été liés à la toxicité du système reproductif et du développement ainsi qu'au cancer du foie et de la vessie. Les vêtements sur lesquels on trouve la mention « sans repassage » contiennent généralement des PCF. Malheureusement, une quantité croissante d'enfants d'âge scolaire et de travailleurs sont tenus de porter des uniformes « sans repassage » tous les jours.

L'utilisation accrue des plastiques pétrochimiques et d'autres fibres synthétiques dans les produits comme les vêtements et les meubles a fait augmenté la possibilité d'inflammation de ces produits, ce qui provoque la nécessité *d'ajouter* des traitements chimiques pour qu'ils satisfassent aux normes de lutte contre les incendies. La classe la plus courante de produits chimiques dont on se sert pour protéger contre le feu est la classe des ignifugeants halogénés (IH) qui ont été liés à des dérangements de la glande thyroïde, à des problèmes reproductifs et de développement neurologique, à l'immunosuppression et – à l'occasion d'études animales – au cancer[2].

Solution simple :

Réduisez la quantité de vêtements en tissus infroissables. Cinq minutes de repassage vous éviteront une exposition à long terme aux PCF.

Par le passé, la plupart des teintures de tissu étaient dérivées de sources naturelles comme les plantes, les animaux ou les minéraux. Cette ère a pris fin il y a un siècle et demi. Aujourd'hui, on utilise beaucoup plus les métaux comme le cadmium, le cobalt et l'antimoine pour fabriquer les teintures. La coloration est l'aspect le plus complexe de la production de tissu. *Le moment auquel* on ajoute des teintures – avant le tissage, après que le tissu a été tissé en rouleau ou au cours de la production finale – aide à déterminer les effets des teintures sur l'environnement et la façon dont elles se dégageront au fil du temps des vêtements, du tapis ou d'autres produits finis.

Achetez de façon intelligente

En choisissant des tissus faits de fibres naturelles, vous éviterez au moins certains des produits chimiques dont nous venons de parler. Comme avantage supplémentaire, les tissus naturels ont tendance à « mieux respirer » que les fibres synthétiques et ils éliminent souvent l'humidité du corps.

Lorsque cela est possible, tenez-vous à l'écart des tissus suivants :

- Acrylique
- Polyester
- Acétate
- Triacétate
- Nylon
- Tout tissu qui porte la mention « antistatique », « antifroissement », « pressage permanent », « sans repassage », « antitache » ou « antimite »

Cherchez plutôt ces alternatives plus naturelles[3] :

- Coton
- Lin
- Laine
- Cachemire
- Soie
- Chanvre

N'oubliez pas que les fibres naturelles ne sont pas non plus entièrement sans danger ou durables du point de vue environnemental. Selon un rapport sur la production agricole, l'industrie du coton est un des cinq plus grands utilisateurs d'herbicides aux États-Unis[4]. Pour les vêtements pour enfant et vos sous-vêtements, même s'il peut être difficile de trouver du coton organique dans les grands magasins, il vaut la peine que vous recherchiez des tissus faits de fibres qui, selon la documentation, proviennent de cultures et de récoltes faites sans l'usage de pesticides.

Solution simple :

Assurez-vous que votre corps est enveloppé dans du tissu sécuritaire naturel pendant au moins un tiers de la journée en achetant un pyjama et de la literie faits de coton organique.

L'odeur de la propreté?

Nous voyons tous les jours à la télévision des annonces publicitaires qui présentent une mère toute emballée qui n'a jamais eu de soucis ou de stress. Pourquoi sourit-elle avec cet éclat de bonheur dans les yeux? Parce que ses narines sont envahies par l'odeur de « ruisseau de montagne » d'un panier de lessive fraîche.

Si vous vous êtes déjà assis au bord d'un ruisseau de montagne, vous savez que son odeur ne ressemble en rien à de la lessive fraîchement faite.

Peu importe, on nous porte à croire que cette femme est une meilleure mère parce que sa lessive a l'air plus propre et sent meilleur que celle des mères qui utilisent une autre marque populaire.

Incroyable.

Et ce qui est *vraiment* incroyable cependant, est que nous achetons les produits potentiellement dangereux qu'elle colporte. Les marchandiseurs misent sur notre amour des odeurs. Et comme toute personne normale, nous ne nous arrêtons pas à penser d'où proviennent ces odeurs. Cet arôme de « ruisseau de montagne » vient des scientifiques – vêtus de sarraus de laboratoire et de masques – qui se déplacent sur de petits bans à roulettes et mélangent des composés jusqu'à ce qu'ils trouvent une façon de reproduire les odeurs « naturelles » au moyen de produits chimiques.

Cet arôme de « ruisseau de montagne » vient des scientifiques... qui mélangent des composés jusqu'à ce qu'ils trouvent une façon de reproduire les odeurs « naturelles » au moyen des produits chimiques.

Même si nous pouvons nous faire avoir par les parfums artificiels, nos cellules ne sont pas dupes. La peau est le plus grand organe du corps et contrairement à l'opinion populaire, il ne s'agit pas juste d'une barrière qui nous protège contre les envahisseurs extérieurs. En fait, la peau ressemble à un tissu fait de fines mailles qui permet à de toutes petites particules d'entrer dans le corps et d'en sortir. Pensez aux timbres de nicotine qui donnent au porteur la dose chimique qui transforme le corps et l'esprit. Quelle différence y a-t-il entre ce timbre et les résidus que laissent derrière eux les détergents et les feuilles d'assouplisseur pour sécheuse et qui couvrent vos vêtements et entrent en contact avec votre peau? Nous ne pouvons peut-être pas voir ce qui se produit et nous préférons peut-être l'ignorer, pourtant ces résidus chimiques ont un impact sur notre corps.

Et ce n'est pas seulement le cas pour les parfums qui se trouvent dans nos vêtements.

Quelque chose sent mauvais en ce qui concerne les parfums

Jusqu'au vingtième siècle, les fragrances et les parfums étaient faits de substances naturelles comme des racines, de l'écorce, des fleurs et des petites baies que l'on faisait tremper dans de l'eau et des graisses animales pour produire des huiles odorantes[5].

Aujourd'hui cependant, la National Academy of Science des États-Unis fait rapport que jusqu'à 95 % des produits chimiques dont on se sert pour fabriquer les fragrances sont des composés synthétiques dérivés du pétrole, y compris des toxines connues qui peuvent causer le cancer, des anomalies congénitales, des troubles du système nerveux central et des réactions allergiques. Beaucoup de ces produits chimiques sont dérivés du benzène, une des substances chimiques les plus cancérigènes connues[6].

Ce qui nous préoccupe particulièrement est le fait que nombre des composés toxiques utilisés pour fabriquer des fragrances peuvent en fait pénétrer dans l'abdomen de la femme

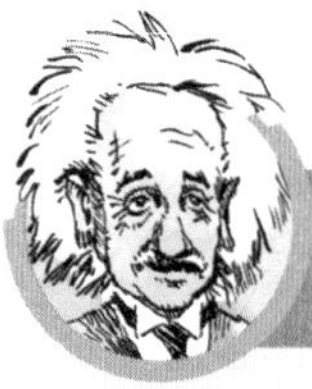

Interrogez le scientifique

« Dr Wentz, quel est notre meilleure moyen de défense contre le monde toxique dans lequel nous vivons? »

La meilleure façon de se défendre contre les toxines auxquelles nous sommes exposés dans le monde d'aujourd'hui est de s'éduquer et d'être conscients des dangers afin que nous puissions les éviter.

Comme autre stratégie efficace, je vous conseille d'éduquer votre nez et de vous y fier. De tous nos sens, l'odorat est celui qui possède le lien le plus direct entre le monde extérieur et le cerveau. Les composés organiques volatiles (COV) comme les parfums artificiels peuvent entrer dans le corps par le nez par inhalation, la bouche par ingestion ou la peau par absorption. L'exposition aux parfums produit diverses combinaisons de pathologie des organes sensoriels, de dommages pulmonaires, de réduction de capacité pulmonaire et d'augmentation de symptômes de neurotoxicité.

Les parfums sont parmi les causes les plus fréquentes de réactions allergiques, notamment la dermite de contact. L'Institut de médecine a classé les parfums dans la même catégorie que la fumée secondaire lorsqu'il s'agit de déclencher de l'asthme chez les adultes et les enfants d'âge scolaire[7].

Votre nez peut vous alerter immédiatement lorsque vous êtes exposé à des substances toxiques. Par exemple, dès que vous entrez dans un salon de beauté, vos cellules olfactives vous avertiront que des COV toxiques sont présents et à proximité menaçante des cellules de votre cerveau.

enceinte et causer des dommages à un enfant avant sa naissance. L'exposition aux fragrances chimiques que l'on trouve dans beaucoup de cosmétiques peut endommager le système reproductif d'un fœtus mâle humain dès la huitième semaine de grossesse[8].

Certains des produits chimiques que l'on trouve dans les produits parfumés sont potentiellement aussi dangereux par l'intermédiaire de mécanismes secondaires. Par exemple, on considère que l'acétone – dont on se sert dans des centaines de produits – ne pose que des dangers modérés pour la santé lorsqu'on l'utilise seule. Cependant, elle peut fonctionner de façon synergétique avec d'autres matières pour augmenter la toxicité pour le foie dans les produits chimiques comme le tétrachlorure de carbone, le chloroforme et le trichloroéthylène. L'acétone semble aussi nuire au métabolisme et à l'élimination de l'alcool éthylique, ce qui augmente donc sa toxicité[9].

Aujourd'hui, on ajoute des fragrances à des milliers de produits, y compris les produits de santé et de beauté, les savons et conditionneurs à lessive, les produits nettoyants ménagers, les produits de papier, les huiles et les solvants, les médicaments, les bougies, les plastiques et mêmes les aliments.

Les détergents et les assouplisseurs de tissu dont l'étiquette indique « sans parfum » ou « non parfumés » peuvent quand même comprendre des substances chimiques qui produisent des fragrances. Ces étiquettes veulent simplement dire que le produit ne possède pas d'odeur perceptible. Un produit étiqueté « non parfumé » contient souvent une fragrance de masquage introduite au cours du processus de fabrication qui neutralise les odeurs. Les fabricants ne sont pas tenus de faire figurer sur l'étiquette une fragrance si elle est ajoutée à un produit pour masquer ou couvrir l'odeur d'autres ingrédients.

Il est ainsi très difficile pour les consommateurs de savoir exactement ce à quoi ils s'exposent lorsqu'ils utilisent un produit en particulier. Mais vous pouvez réduire vos risques en éliminant lentement les produits de lessive qui contiennent, comme vous le savez, des fragrances chimiques ajoutées. Vous pouvez également vous fier davantage à des marques « écologiques » réputées dont le modèle d'affaires consiste à offrir aux clients des alternatives naturelles plus sures.

L'industrie des fragrances dit aux consommateurs qu'il n'a pas été prouvé que ses substances chimiques sont toxiques. Cependant, il n'est pas nécessaire d'avoir pris des cours à l'université pour reconnaître que les odeurs d'origine chimique sont dangereuses pour ce qui vit. Une écolière californienne a même été capable d'élaborer un projet de foire scientifique qui démontre les effets toxiques de certains parfums et eaux de toilette.

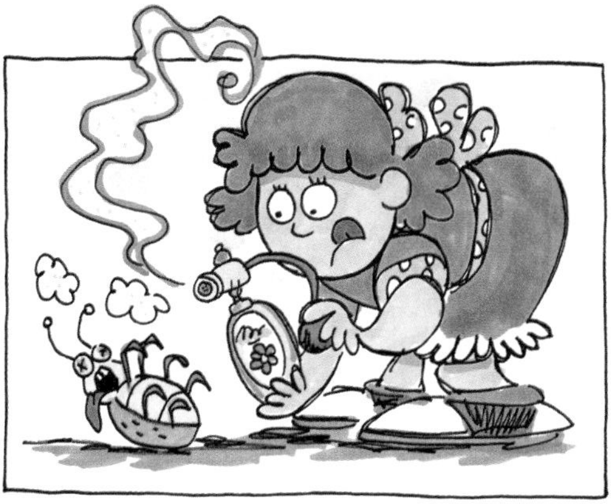

Elle a vaporisé des parfums et des eaux de toilette de marque Calvin Klein, Polo et autres sur des boules de ouate. Elle a ensuite mis les boules de ouate dans des verres dans lesquels elle a aussi mis un grillon; elle a ensuite scellé les verres au moyen de pellicule plastique retenue par un élastique. En chronométrant le temps qu'il a fallu pour que les grillons meurent, elle a déterminé que le parfum de marque Calvin Klein était le parfum le plus toxique – le grillon est mort après quatre-vingt-quatre secondes.

La mention d'eau de toilette la plus toxique est allée à la marque Axe[10].

Posez-vous cette question : Si du parfum ou de l'eau de toilette peut tuer des grillons en quelques secondes seulement, quels dommages peuvent-ils causer à une personne qui en porte toute la journée? Pensez plus particulièrement à la saturation de vos vêtements et de votre literie – et surtout aux vêtements de vos enfants – au moyen de parfums chimiques semblables qui font partie du « processus de nettoyage ».

Pour apprendre comment réduire les parfums dangereux, visitez le site www.myhealthyhome.com/parfums.

La lessive est une des choses quotidiennes pour lesquelles vous pouvez facilement éliminer les produits chimiques inutiles. Les détergents non toxiques et naturels sont faciles à trouver dans de nombreux supermarchés et dans la plupart des magasins d'aliments naturels. Et vous pouvez trouver en ligne des feuilles assouplissantes pour sécheuses en tissu réutilisable ou des balles sans PCV pour sécheuse qui aident à réduire l'électrostatique. Tout au moins, vous pouvez choisir des produits de lessivage courants non parfumés ou légèrement parfumés.

Solution simple :

Utilisez une demi-tasse de vinaigre blanc au lieu d'assouplisseur de tissu dans la laveuse pour réduire le collement électrostatique et assouplir les vêtements. *Remarque importante : ne mélangez jamais du vinaigre et de l'eau de Javel dans la même brassée, à défaut de quoi il pourrait se produire des vapeurs toxiques.*

Nos draps de coton ne devraient pas sentir la lavande et nos jeans ne devraient pas sentir l'air montagnard à moins que nous vivions dans les montagnes. Nous devons rééduquer notre nez pour apprécier la vraie odeur de la propreté – c'est-à-dire aucune odeur. Lorsque vous sentez une odeur de gaz naturel dans votre maison, vous savez qu'il y a danger. Donc lorsque vous sentez ces draps odorants ou cette eau de toilette écœurante vous devriez prendre vos jambes à votre cou comme si votre vie en dépendait.

Parce qu'elle en dépend.

Nous devons rééduquer notre nez pour apprécier la vraie odeur de la propreté – c'est-à-dire aucune odeur.

Les mystères du nettoyage à sec

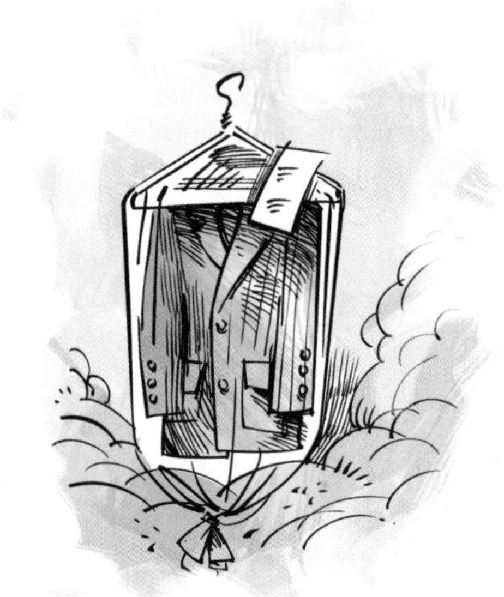

Qu'est-ce que c'est vraiment ce nettoyage à sec?

Le secret sur la façon dont vos vêtements sont traités chez les nettoyeurs à sec est un secret que peu d'entre nous souhaitons découvrir. Après tout, il nous suffit que nos vêtements *aient l'air* propres et frais et que nous n'ayons pas à faire ce travail nous-mêmes. Nous en sommes venus à dépendre de vêtements nettoyés par des professionnels dans notre garde-robe, bien rangés et prêts à être décrochés des cintres. Et en plus, cela coûte relativement peu pour un service si pratique.

Mais le problème est que la plupart d'entre nous n'avons aucune idée de ce qu'implique le processus de nettoyage à sec.

Première ironie : le processus n'est pas sec. Deuxième ironie : le processus ne nettoie pas vos vêtements, il les pollue de produits chimiques. Le « nettoyage à sec » est en fait un processus mouillé par lequel on ajoute des agents qui éliminent les taches dans une machine qui ressemble à une laveuse. On utilise le terme nettoyage « à sec » parce que les agents de nettoyage ne sont pas solubles dans l'eau.

Le perchloroéthylène (perc), solvant et composé organique volatile (COV), est l'agent de nettoyage à forte odeur que l'on utilise le plus puisqu'il sèche rapidement. Il a l'*apparence* de l'eau, mais une consistance semblable à l'essence. Le perc imbibe vos vêtements qui passent par la suite par un processus de lavage pour en éliminer ce que nous croyons être de la saleté.

Et voici comment les choses se corsent : le processus de nettoyage qui enlève la saleté *n'enlève pas* la solution de nettoyage à sec. Vos vêtements sont toujours « sales » – pas en raison de moutarde, de café ou de sueur – mais plutôt en raison des produits chimiques toxiques.

Si, tandis que vous lisez ces lignes, vous portez des vêtements qui ont été nettoyés à sec, vous êtes exposés au perchloroéthylène parce qu'il a été absorbé par le tissu et ne se nettoie pas. Les effets qu'a le perc sur la santé, surtout lorsqu'on l'utilise pendant de longues périodes, sont effrayants. Une exposition à long terme peut causer des dommages aux reins et au foie et on a prouvé en laboratoire que le produit cause le cancer chez les animaux[11]. Même une exposition à court terme présente ses risques, y compris les étourdissements, une fréquence cardiaque rapide, des maux de tête et des irritations cutanées.

Élément dépressif pour le système nerveux central, le perc peut entrer dans le corps par les poumons et la peau. En fait, l'exposition au perc peut se mesurer grâce à un test à l'éthylomètre, tout comme pour l'alcool. Stocké dans la graisse, le perc se dégage lentement dans le courant sanguin et on peut

{ Lorsque l'on prouve qu'un produit chimique est dangereux, notre gouvernement considère d'abord les préoccupations d'ordre économique, puis celles de risques en matière de santé. }

le détecter pendant des semaines après une longue exposition. Une étude sur la qualité de l'air résidentiel au New Jersey a examiné les effets qu'ont des vêtements nettoyés à sec rapportés à la maison. L'étude a démontré que des niveaux élevés de perc étaient présents pendant jusqu'à quarante-huit heures dans la maison. Pendant cette période, les niveaux d'inhalation de perc augmentaient de deux à six fois pour les personnes exposées[12].

En raison de ce danger, la Californie et d'autres états américains ont ordonné de diminuer l'utilisation de perc jusqu'à l'interrompre complètement d'ici l'an 2023. Si l'on considère que beaucoup d'autres états n'ont fait *aucun* effort pour interdire le perc, on se doit d'applaudir la Californie et les états semblables. Pourtant, leurs citoyens font encore face à environ une autre décennie d'empoisonnement. Il est difficile de croire que même lorsque l'on prouve qu'un produit chimique est dangereux, les gouvernements considèrent d'abord les préoccupations d'ordre économique, puis celles de risques en matière de santé.

Aérez

Cela signifie-t-il que vous devez vous résigner à porter des vêtements froissés et tachés?

Non, il est inutile d'avoir une apparence négligée. Vous pouvez faire plusieurs choses pour limiter votre exposition au perc ou l'éliminer de votre vie une fois pour toutes sans que l'allure de vos vêtements et de votre linge en souffre.

Vous pouvez d'abord réduire vos risques en aérant complètement vos vêtements ou autre linge de maison nettoyés à sec. Pour ce faire, accrochez-les à l'extérieur ou dans le garage ou dans une pièce bien aérée et dont l'air circule vers *l'extérieur* pour y transporter les produits chimiques.

Ensuite, sentez vos vêtements – s'ils sentent toujours le nettoyeur, aérez-les pendant encore une journée ou deux.

Vous pouvez également porter une camisole sous vos vestons ou chandails afin de réduire le contact entre la peau et le tissu nettoyé au perc. Et bonus, vous pouvez également porter vos vêtements plus souvent avant de les rapporter chez le nettoyeur. Donc, si votre complet n'est pas sale et ne sent pas, ne le faites pas nettoyer. Aérez-le simplement, puis donnez-y un coup de fer, parce que l'agent de nettoyage s'y trouve toujours.

> **Solution simple :**
> **Déballez et aérez vos vêtements nettoyés à sec pendant au moins deux jours dans une aire extérieure comme le garage et jamais dans une garde-robe ou une chambre à coucher.**

Visitez des nettoyeurs écologiques

Plusieurs alternatives responsables sur le plan environnemental et moins toxiques ont fait dernièrement fait surface, y compris des agents à base de paraffine, des éthers du propylèneglycol et du CO_2 (dioxyde de carbone) liquide. Et avec des états comme la Californie qui imposent des restrictions d'usage de plus en plus strictes sur les COV, il est probable que de plus en plus de nettoyeurs à sec commencent à utiliser ces substituts plus sensés.

Commencez par téléphoner un peu partout ou à chercher en ligne (au moyen de mots clés comme « nettoyeurs à sec écologiques ») pour trouver des nettoyeurs de votre région qui se servent d'agents de nettoyage à base de paraffine comme les agents DF 2000MD, Pure DryMD et EcoSolvMD ou qui se servent des éthers du propylèneglycol de marque RynexMD, ImpressMD, Gen-XMD et SolvairMD. Vous pouvez aussi chercher des nettoyeurs qui ont commencé à utiliser la nouvelle technologie de « nettoyage humide ». Ce processus utilise de l'eau et des détergents biodégradables pour produire un solvant au cours d'un processus contrôlé par ordinateur. Celui-ci préserve l'intégrité du tissu par le séchage à humidité contrôlée.

Et si vous êtes suffisamment chanceux pour trouver dans votre région un nettoyeur qui se sert de CO_2 liquide, ne cherchez pas plus loin. Le CO_2 liquide est efficace, non toxique et écologique, ce qui en fait un excellent choix pour le nettoyage à sec.

Visitez le site www.myhealthyhome.com/nettoyageasec pour obtenir des renseignements sur les options alternatives pour le nettoyage à sec « perc ».

On n'est jamais mieux servi que par soi-même

Les étiquettes mentent parfois.

Par exemple, mes jeans de taille 34 sont en fait de taille 35, mais l'entreprise les a étiquetées ainsi pour que je me sente bien. Et ça marche. Je n'achète pas de marques qui disent « la vérité » et dont les tailles 34 ne me vont pas.

Les étiquettes mentent aussi lorsqu'il s'agit d'instructions d'entretien et de nettoyage. Les vêtements sur lesquels sont apposées des étiquettes qui mentionnent « nettoyage à sec seulement » peuvent souvent être lavés à la maison après n'avoir été nettoyés à sec qu'une seule fois. De plus, on peut laver à la maison de nombreux tissus naturels – même la laine et la soie – sans qu'ils n'aient jamais vu un nettoyeur à sec. Vous pouvez laver ce genre de tissus au moyen d'un détergent doux à l'eau froide, au cycle délicat, puis les accrocher pour les faire sécher ou encore les mettre à la sécheuse à un réglage bas. Quant aux tissus vraiment délicats comme la soie ou le cachemire, vous pouvez les laver à la main à l'eau froide avec un savon doux, puis les faire sécher à l'air.

Il existe toujours des risques de dommages, de rétrécissement ou de décoloration, cependant vous devez vous demandez si vous vous préoccupez davantage d'endommager vos vêtements ou votre santé à long terme.
Le nettoyage à sec est possiblement un des comportements pour lequel nous pouvons faire plus que de simplement réduire notre exposition aux toxines. Nous pouvons possiblement nous en passer totalement.

Vêtements trop serrés

Si vous êtes comme la plupart des gens, vous pensez beaucoup plus à la façon dont vous vous habillez le matin qu'à vous déshabiller le soir. Mais vous êtes-vous arrêté pour regarder votre corps après avoir enlevé vos chaussettes, vous être extirpé de vos pantalons ou avoir dégrafé votre soutien-gorge à la fin de la journée?

Les vilaines lignes rouges que vous voyez sur votre peau après avoir retiré un vêtement trop serré devraient être considérées comme un signe grave.

Les vêtements trop serrés ont le même effet qu'un garrot et nuisent à la circulation lymphatique essentielle. La circulation lymphatique est un processus délicat qui transporte les nutriments, élimine les déchets et combat les germes dans tout le corps. Toutefois, aussi important que puisse être le système lymphatique pour votre santé, il ne possède pas de pompe puissante – comme le cœur – pour le faire fonctionner.

Les vilaines lignes rouges que vous voyez sur votre peau après avoir retiré un vêtement trop serré devraient être considérées comme un signe grave.

De légères contractions des muscles et même la respiration aident plutôt à faire circuler le liquide lymphatique. Le premier massage lymphatique que je me suis fait faire il y a quelques années de cela au Sanoviv Medical Institute, a été révélateur. Le massage se composait de simples touchers légers pour aider à stimuler la fonction de désintoxication de mon système lymphatique. Je me rappelle avoir été surpris par la douceur du massage et j'en suis venu à réaliser que si le processus lymphatique est aussi subtil, les vêtements trop serrés peuvent facilement empêcher notre système lymphatique à faire son travail essentiel.

Donc desserrez vos dessous

VRAI OU FAUX? Les femmes qui viennent de cultures où le port du soutien-gorge constitue une norme sont plus susceptibles de développer le cancer du sein que les femmes d'autres cultures.

La réponse : Vrai.

De nombreux facteurs entrent en jeu, notamment le régime, les niveaux de stress, la masse corporelle, le style de vie et les pratiques de procréation, mais il reste que les femmes d'autres cultures sont plus que simplement « libérées ». Le liquide lymphatique s'écoule le long de la cage thoracique et à travers la région de la poitrine. Le port d'un soutien-gorge serré et mal ajusté correspond à porter un brassard pneumatique qui a été beaucoup pompé et pourrait couper une circulation délicatement entretenue qui est essentielle au système immunitaire.

Cela ne signifie pas qu'il faut jeter les soutien-gorge au bûcher, mais soyez honnête avec vous même à savoir si votre soutien-gorge est trop serré. De nombreux spécialistes en ajustement de soutien-gorge conseillent aux dames de passer à une circonférence inférieure afin d'obtenir un meilleur soutien. Avant de dépenser la moitié d'un chèque de paye pour le modèle en dentelle dernier cri, vérifiez voir si le soutien-gorge laisse des marques rouges sur votre peau ou si vous pouvez insérer confortablement un doigt ou deux entre la bande de votre soutien-gorge et votre dos.

Si vous avez l'impression qu'il est trop serré, il l'est – peu importe ce qu'en dit la spécialiste. Passez à une taille supérieure ou deux et vous vous sentirez mieux à l'égard de votre système lymphatique et votre santé à long terme.

Solution simple :

Réduisez le stress de votre système lymphatique pendant au moins quelques heures supplémentaires par jour en retirant votre soutien-gorge lorsque vous êtes dans le confort de votre foyer.

Du côté des hommes

Messieurs, notre corps a aussi besoin d'une circulation adéquate. Et nous pouvons être à la merci de notre ego lorsqu'il s'agit des vêtements.

Combien d'entre nous avons déjà refusé de changer de taille de pantalons, malgré le fait que nous avions pris quelques livres? Et nous devons aussi composer avec une montre, une ceinture, un collet de chemise et une cravate. Passons à l'étage du dessous. Vos chaussettes sont-elles serrées au point de vous laisser des impressions sur la peau lorsque vous les retirez? Et que dire de vos sous-vêtements?

Nombreux d'entre nous gagnons une livre ou deux chaque année et nous tentons trop souvent de continuer à porter des vêtements qui sont de la même taille que ce que nous portions à l'école secondaire. Un rapport de la Cornell University indique que 67 % des hommes achètent et portent des chemises dont la taille du cou est plus petite que la circonférence réelle de leur cou. Ces mêmes hommes nouent ensuite leur cravate de façon trop serrée afin que la cravate corresponde à la taille du collet de la chemise[13].

Ce n'est pas que notre système lymphatique que nous étranglons. La Dre Susan Watkins, à la tête de l'étude de la Cornelle University, suggère que l'étroitesse autour du cou resserre les artères et réduit l'écoulement de sang oxygéné qui parvient au cerveau et aux organes sensoriels de la tête, c'est-à-dire le nez, les oreilles et les yeux. On a demandé à des sujets de l'étude d'indiquer aux chercheurs quand une lumière qui clignotait à une vitesse croissante paraissait devenir constante. Les hommes dont les collets étaient serrés ont démontré la moins bonne discrimination visuelle.

La pression exercée sur les veines jugulaires du cou peut aussi provoquer une pression accrue de liquide à l'intérieur des yeux. Même si le fait de desserrer la cravate et le collet permet à la pression des yeux de revenir à la normale en à peine quelques minutes, le serrement autour du cou peut certainement provoquer un risque de tension intraoculaire accrue, ce qui représente le facteur de risque le plus important pour le glaucome et les troubles de la vue[14].

Plus bas sur le corps, le problème le plus important vient du fait que nous portons des pantalons trop petits. Un médecin qui a examiné environ deux cents patients mâles qui se plaignaient de problèmes d'estomac non expliqués – comme les brûlements d'estomac, les gonflements et les éructations – a découvert que les symptômes étaient strictement reliés à des pantalons mal ajustés. Ses mesures ont démontré une anomalie d'au moins trois pouces entre la circonférence réelle de la taille des hommes et la taille de leurs pantalons[15].

> Un rapport de la Cornell University indique que 67 % des hommes achètent et portent des chemises dont la taille du cou est plus petite que la circonférence réelle de leur cou.

Beaucoup d'hommes ne *réalisent* même pas que leurs pantalons ne leur vont plus et les portent inconsciemment plus bas sur les hanches pour éviter leur ventre en expansion. Pour beaucoup d'autres, il s'agit d'une question d'ego. Les hommes ne veulent simplement pas s'admettre ou admettre à leur compagne ou compagnon que leur taille est désormais trop grande pour qu'ils puissent porter la taille de pantalons qu'ils portent depuis toujours.

La solution est facile : les hommes doivent essayer et acheter leurs propres pantalons ou alors tout avouer aux dames qui magasinent pour eux. N'oubliez pas que personne ne peut voir l'étiquette fixée à vos vêtements. Ce que l'on *peut* voir par contre est que vos pantalons sont trop petits. Les hommes qui portent la bonne taille sont plus confortables et ont meilleur allure par le fait même.

Solution simple :

Achetez vos vêtements en fonction de la façon dont ils vous vont et non pas de la taille indiquée sur l'étiquette.

Autre cause de constriction chez les athlètes de dimanche, le port de pantalons faits de néoprène dans le but de prévenir les blessures musculaires. Conçus pour stimuler la circulation sanguine par massage et compenser l'enflement par compression, ces « garrots » peuvent causer des caillots veineux profonds qui pourraient être beaucoup plus graves que l'étirement musculaire qu'ils sont supposés prévenir[16].

Dans les faits, il suffit d'être réaliste lorsqu'il s'agit de la taille de vos vêtements puisque cela est important pour votre confort à court terme et votre bien-être à long terme.

Sauter sur un mini-trampoline constitue une autre excellente façon de donner de l'énergie à votre système lymphatique. Pour obtenir de plus amples renseignements, visitez le site www.myhealthyhome.com/minitrampoline.

Que dire des matelas?

Tout comme Boucles d'or à l'occasion de sa visite chez la famille de trois ours, nous cherchons tous un lit qui nous offrira la nuit de sommeil « parfaite ».

Pourtant le confort n'est pas la seule chose à considérer lorsqu'on choisit un matelas. Que vous soyez à la recherche d'un nouveau matelas ou que vous vous contentiez d'une relique reçue en héritage, vous devez comprendre ce à quoi vous faites face lorsque vous vous mettez au lit.

Le magasin de meuble populaire disposera de deux types de matelas en stock :

- Le type à mousse viscoélastique
- Le type à ressorts

Le matériau qui pose les plus grandes préoccupations pour les deux types de matelas est la mousse de polyuréthane, un produit tellement inflammable que l'industrie de l'assurance l'appelle « essence solide ». On applique des produits chimiques d'ignifugation sur la plupart des matelas pour combattre la tendance du polyuréthane à exploser à la moindre petite étincelle.

Jusqu'en 2005, la mousse synthétique que l'on utilisait dans les matelas était en général saturée de produits chimiques d'ignifugation grandement toxiques appelés éthers diphényliques polybromés (EDP). Ces polluants globaux, que l'on utilise toujours dans certains appareils électroniques ménagers, s'accumulent dans le sang et dans les tissus des personnes et des animaux et nuisent au cerveau et au système reproductif [17].Même si l'usage de ce produit chimique dangereux dans les matelas a progressivement été interrompu aux États-Unis, de nombreuses personnes y sont encore exposées en raison de leur vieux matelas. Pendant ce temps, les normes d'inflammabilité fédérales sont devenues de plus en plus strictes, ce qui signifie que les fabricants de matelas ont été forcés de trouver de nouveaux produits d'ignifugation pour éloigner les flammes.

Donc presque tous les matelas que l'on peut acheter aux États-Unis posséderont au moins certaines propriétés ignifugeantes. Les systèmes dont on se sert pour combattre l'inflammabilité varient d'une entreprise à l'autre, et aucune d'elles n'est tenue de nous divulguer les produits chimiques qu'elles ont utilisées dans leurs matelas. De nombreux fabricants utilisent probablement de l'antimoine, un métal lourd dangereux dont nous avons discuté plus tôt, et des agents ignifugeants bromés qui dérangent l'activité hormonale et nuisent à la fonction du cerveau. Des sondages ont démontré que ces produits chimiques s'accumulent de façon constante dans le corps de nos enfants et de nos petits-enfants. Des agents ignifugeants ont aussi été développés à partir de substances comme le sel, l'argile et le Kevlar.

Heureusement, nous disposons de quelques options pour dormir sainement sur nos deux oreilles. Si vous cherchez à acheter bientôt un nouveau matelas, les matelas organiques fabriqués de latex naturel et/ou de laine naturellement ignifugeante constituent une bonne option. Cela étant dit, il peut être difficile de trouver un matelas entièrement organique. Il existe de nombreuses entreprises de matelas qui déclarent fabriquer des matelas naturels qui sont possiblement traités au moyen d'agents ignifugeants chimiques très dangereux. Si vous êtes sur le point d'investir considérablement dans l'achat d'un matelas organique, vous devez vous préparer à poser beaucoup de questions.

Solution simple :

Lorsque vous lavez vos draps, ouvrez une fenêtre et exposez votre matelas afin de lui permettre de aérer pour la journée.

Si vous devez acheter un nouveau matelas synthétique, pensez à le déballer et le laisser aérer dehors pendant quelques jours avant de l'utiliser. Vous pourriez aussi ajouter un couvre-matelas en latex naturel qui vous offrira une barrière plus saine entre votre corps et les matériaux toxiques. N'oubliez pas que vous passerez possiblement un tiers de votre vie étendu sur votre matelas, donc faites tout ce que vous pouvez pour avoir de bonnes nuits de repos sans poser de risques à long terme à votre santé.

Visitez le site www.myhealthyhome.com/matelas pour obtenir de plus amples renseignements au sujet des options plus sécuritaires en matière de votre lit.

Chapitre 2
Il y a de l'électricité dans l'air!

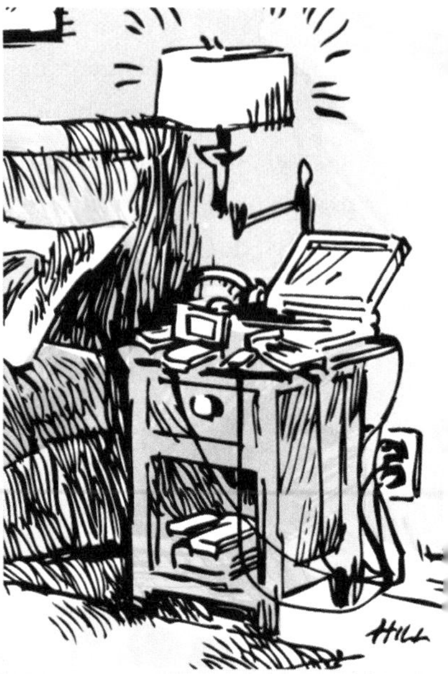

Ils sont invisibles, sans saveur et intouchables, pourtant tous les jours, nous sommes bombardés de rayonnements électromagnétiques émises par de nombreuses commodités du monde moderne. Du réveil-matin sur la table de chevet au récepteur Wi-Fi du bureau, nous ajoutons sans cesse des champs d'énergie invisibles dans notre maison, champs qui sont accompagnés d'un risque accru de conséquences graves pour la santé.

Nous sommes devenus les cobayes d'une très importante expérience de l'industrie de la technologie.

QUESTIONS

Jusqu'à quel point votre maison est-elle toxique?

Questions	Pointages
1. Combien de gadgets sont branchés à quatre pieds près de votre tête de lit? Assurez-vous de considérer les réveils-matin, les stations d'accueil de lecteur de MP3, les chargeurs de téléphone mobile, les interphones pour bébé, les lampes, etc. (3 points chacun)	
2. Pendant que vous dormez, où se trouve votre téléphone mobile? (Sélectionnez une option) ☐ Sous votre oreiller (8 points) ☐ À côté de votre lit (6 points) ☐ Dans la chambre, mais sans que vous puissiez y toucher (4 points) ☐ Dans une autre pièce (0 point)	
3. Combien d'appareils électriques importants sont près de votre lit? Songez aux boîtes de fusibles, aux calorifères électriques, aux chauffe-eau électriques, aux climatiseurs d'air, aux téléviseurs, etc. N'oubliez pas ce qui se trouve de l'autre côté du mur. (6 points chacun)	
4. Vous servez-vous d'une couverture électrique? 0 point — 3 points — 7 points — 12 points	
Votre pointage de danger « électrique »	

1-8	9-16	17-24	25+
Écoénergétique	Légèrement chargé	Haute tension	Survolté

Le ying et le yang des champs électromagnétiques

Qu'est-ce qu'un champ électromagnétique?

Comme beaucoup d'entre vous, je ne me rappelle pas avoir appris ce qu'étaient les champs électromagnétiques quand j'avais quatorze ans, mais supposons que je l'ai fait, je suis certain de ne pas avoir apprécié leur beauté et le danger potentiel qu'ils posent comme j'en suis conscient aujourd'hui.

Toute la matière se compose d'atomes qui se composent d'électrons à charge négative qui volent autour d'un noyau à charge positive composé de protons et de neutrons. Disons que le soleil est le noyau et que les planètes sont les électrons qui restent en orbite grâce à la force d'attraction. Ces particules chargées produisent des champs électriques et magnétiques. À l'échelle la plus grande, l'univers même n'existerait pas sans ces forces et ces champs. L'électromagnétisme de la vie ne fait pas que nous entourer, il nous *traverse* aussi.

Tout ce qui existe le fait en raison de l'équilibre entre les particules chargées – négatives et positives, c'est-à-dire attraction et répulsion. Chaque goutte d'eau de l'océan, chaque grain de sable du désert, chaque brin d'herbe de la prairie, tout fait partie d'une danse délicate de choses opposées[1].

Avec le progrès de la technologie humaine, une grande gamme de champs électromagnétiques ont été introduits sur la surface de la planète. Chaque gadget électronique, ligne de transport électrique, appareil électroménager, ordinateur et prise de courant crée un champ électromagnétique bien à lui. Nombre de ces champs électromagnétiques artificiels d'une magnitude plus élevée se trouvent dans la nature et sont suffisamment différents pour avoir des effets nouveaux sur nos systèmes biologiques.

Notre monde est balayé de champs électromagnétiques fabriqués par l'homme et les formes de vie terrestres – tout comme l'air, l'eau et le sol – souffrent possiblement de leurs effets positifs et négatifs, excusez le jeu de mots. Nier la puissance des champs électromagnétiques équivaut à nier la puissance de la gravité – il s'agit de deux forces invisibles qui ont des effets très réels, même s'ils sont subtils, sur la vie même. Même si nous ne faisons que commencer à comprendre ce que la pollution électromagnétique haute technologie peut faire pour changer notre santé, regardons de plus près plusieurs gammes de champs électromagnétiques que nous trouvons dans notre maison, déterminons-en les risques potentiels et apprenons comment nous pouvons les minimiser.

Vous vous sentez *électrisé?*

Si vous êtes un membre typique de la société moderne, votre table de chevet est extrêmement branchée. Réveil-matin, lampe, interphone pour bébé, chargeur de téléphone cellulaire – toutes les choses dont nous avons fait mention dans le questionnaire du chapitre – se trouvent à côté de votre lit, branchés à quelques pieds de votre cerveau pendant les heures que vous passez à dormir. Et chaque gadget crée son propre champ électromagnétique avec lequel votre corps – et toutes ses cellules distinctes – doit composer.

Les champs électromagnétiques dont nous parlons sont semblables à ceux que l'on trouve sous les importantes lignes de transport électriques qui sont liées aux groupes de cancer et ont dominé les nouvelles jusqu'à ce que nous soyons fatigués d'en entendre parler[2].Les nouvelles ne sont intéressantes que lorsqu'elles sont nouvelles. Pourtant, il n'est pas nécessaire de vivre sous une ligne de transport électrique à haute tension pour être à la merci tous les jours de rayonnements de champs électromagnétiques qui pourraient avoir des effets négatifs sur notre humeur et notre métabolisme.

Alors, en quoi cela pose-t-il un problème?

Le corps humain est alimenté et régulé par un système chimique et électromagnétique bien à lui et extrêmement complexe. Les champs électromagnétiques peuvent sérieusement interrompre les énergies électromagnétiques normales du corps.

Les champs électromagnétiques créés par les gadgets ménagers – comme les réveil-matin, les lampes et les calorifères électriques – sont des exemples de champs de très basse fréquence dont les fréquences varient entre 3 et 300 cycles par seconde ou 300 Hertz (Hz). D'autres technologies, comme les écrans d'ordinateur, les alarmes de sécurité et les dispositifs antivol, créent des champs de fréquences intermédiaires qui varient entre 300 Hz et 10 millions Hz (ou 10 MHz). Selon leur force et leur emplacement ces champs peuvent induire des courants dans le corps humain qui produisent toute une gamme d'effets biologiques[3].

On peut trouver les champs électromagnétiques partout dans la maison, notamment dans le câblage et les prises de courant ainsi que toutes les choses branchées sur ces prises – que ces choses soient sous tension ou pas. Le consensus précoce disait que les champs de très basses fréquences associés à la vie de tous les jours ne constituent pas de danger à court ou à long terme pour la santé[4].Cependant, ces opinions sont basées sur de vieilles limites d'exposition conçues pour réduire les chances d'effets thermiques – en d'autres mots réduire les chances que les rayonnements chauffent (ou brûlent) les tissus du corps.

Cependant, les recherches précoces n'ont pas examiné si les limites étaient suffisamment conservatrices pour protéger contre les effets *non thermiques* qui sont les effets moins évidents mais possiblement significatifs comme les changements que subissent les fonctions des cellules et qui pourraient causer des dommages à long terme. C'est comme si l'on disait que les gens qui ne sont pas immédiatement tués par une explosion nucléaire n'ont pas à se soucier des effets à long terme de la catastrophe.

Plusieurs études récentes appuient l'existence d'effets non thermiques nuisibles générés par les champs de très basses fréquences[5], et d'autres ont révélé une association avec le cancer chez les enfants[6]. On a d'abord associé le cancer à l'exposition aux champs électromagnétiques en 1979, lorsque des enquêtes ont révélé que des enfants particuliers qui étaient morts du cancer avaient résidé dans des maisons qui avaient été exposées à des champs de très basses fréquences plus élevés que des enfants en bonne santé, selon les chercheurs[7]. Une autre recherche a associé l'exposition à des champs de très basses fréquences avec toute une gamme d'effets nocifs allant du mélanome chez les adultes[8] aux maladies neurodégénératives[9] et aux fausses couches[10].

Tout revient à une question simple : pourquoi s'exposer à un risque potentiel si ce n'est pas nécessaire?

Bien que vous ne puissiez défaire tout le câblage de votre maison, vous *pouvez* apporter des changements faciles à vos habitudes afin de réduire votre

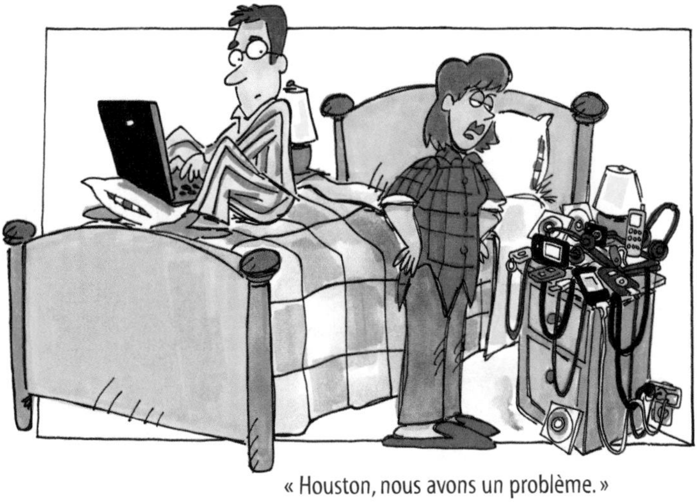

« Houston, nous avons un problème. »

exposition aux champs de très basses fréquences. D'abord, vous pouvez faire de votre mieux pour retirer les appareils électroniques de la pièce où vous passez jusqu'au tiers de votre temps – la chambre à coucher. Cela signifie de dégager votre table de chevet des gadgets non nécessaires, donc trouvez un autre endroit pour charger votre iPod et votre téléphone cellulaire. Mettre de la distance entre votre tête de lit et les lampes constitue également une bonne idée, même si cela pourrait ne pas être pratique pour beaucoup de gens. Si vous ne pouvez vivre sans votre couverture électrique en hiver, faites-la chauffer avant de vous mettre au lit, puis débranchez-la.

Solution simple :
Débranchez vos gadgets et appareils électroniques lorsque vous ne les utilisez pas.

Finalement, déplacez votre lit à un tout autre endroit s'il se trouve au-dessus ou près d'un générateur de champ de très basse fréquence comme une boîte de fusibles ou un calorifère électrique ou un appareil de refroidissement.

Il serait peut-être bon que vous vous procuriez un autre gadget cependant, un gaussmètre qui détecte et

Visitez le site www.myhealthyhome.com/gaussmetre pour obtenir de plus amples renseignements sur où acheter un gaussmètre et la façon de l'utiliser.

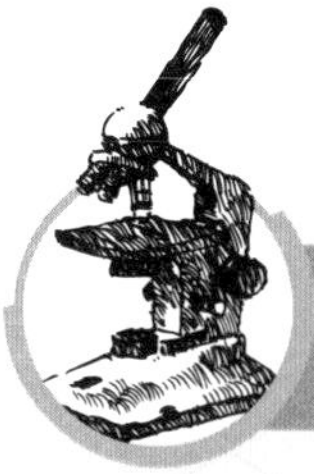

La vérité sur les cellules

Fréquences électromagnétiques et cellules

Les forces d'attraction et de répulsion entre les particules élémentaires – ainsi que dans les champs qu'elles utilisent pour communiquer entre elles – peuvent nous donner des indices au sujet des effets que les fréquences électromagnétiques ont sur les cellules.

À vrai dire, la médecine conventionnelle d'aujourd'hui ne dispose pas de modèle biologique accepté pour le mécanisme selon lequel la radiation électromagnétique pourrait causer des dommages au corps humain. Pourtant, il existe de très bons candidats[11].

1. Nous savons que les ions de calcium, et possiblement les ions de magnésium, peuvent être éliminés des membranes cellulaires par les champs électromagnétiques. Ainsi, les membranes sont davantage poreuses aux autres matières et plus susceptibles de se déchirer et de laisser passer les fuites.
2. La fragmentation de l'ADN, que l'on constate chez les cellules exposées aux fréquences électromagnétiques à des fréquences qu'utilisent les téléphones mobiles, peut être causée par une fuite d'enzymes importants depuis les lysosomes qui se trouvent à l'intérieur des cellules. Lorsque cela se produit chez les cellules reproductives, on constatera une réduction de fertilité et une augmentation des troubles génétiques pour les générations futures.

mesure les champs de très basses fréquences. Ce dispositif relativement peu coûteux vous aide à déterminer les zones à plus grands problèmes dans la maison de façon à ce que vous puissiez y réduire les champs de très basses fréquences ou encore les éliminer.

Une grande puissance

Puisque la technologie avance à la vitesse de l'éclair, la société doit maintenant composer avec une source plus forte d'exposition aux champs de très basses fréquences – les téléphones cellulaires et les transmetteurs de Wi-Fi (réseau sans fil). Ces technologies, tout comme les fours à micro-ondes, les radios et les téléviseurs, sont des générateurs de champs de fréquences radio qui varient de 30 MHz à 300 milliards de Hz (ou 300 GHz).

C'est l'armée allemande qui a d'abord élaboré la technologie des micro-ondes pendant la Deuxième Guerre mondiale. On a par la suite découvert que les soldats qui s'étaient rassemblés autour d'unités de radar pour se réchauffer avaient développé des maladies, y compris le cancer. Aujourd'hui, avec la popularité croissante des technologies sans fil comme les téléphones cellulaires et les réseaux Wi-Fi, notre exposition aux champs de micro-ondes est presque constante.

3. Le calcium est possiblement la molécule de signalisation la plus importante de la cellule. Si les ions de calcium fuient dans le cytosol, ils agissent comme stimulant métabolique. On pourrait alors s'attendre à des résultats comme une accélération de la prolifération cellulaire et une croissance de tumeurs cancéreuses

Toutes les cellules vivantes se servent de l'électromagnétisme pour les fonctions les plus élémentaires du métabolisme et de la croissance. Cependant, des changements importants d'intensité de champs et de fréquences de radiation – que l'on constate dans notre ère technologique – peuvent gravement nuire aux fonctions cellulaires, surtout dans les tissus actifs au niveau métabolique et les organes en croissance chez les enfants.

On ne doit pas se demander si les fréquences électromagnétiques ont un impact sur les cellules. On doit plutôt se demander ***jusqu'à quel point*** elles ont un impact et jusqu'à quel point ces effets sont dangereux pour la santé des cellules et du corps.

Si cela vous paraît légèrement effrayant, c'est parce que *c'est effrayant.*

Presque vingt ans après l'introduction des communications cellulaires sur le marché mondial, nous arrivons à la fin de la période de latence à la suite de laquelle le cancer apparaît et les preuves scientifiques montrent que l'utilisation du téléphone cellulaire *est* associée au développement de graves effets secondaires sur la santé. Nous aborderons de nouveau l'impact de la technologie moderne sur notre santé, cette fois plus en détail, au chapitre 11, « Haute technologie, haut risque ». Nous nous pencherons également au chapitre 8 sur les dangers de l'exposition aux fours micro-ondes.

Chapitre 3
L'heure du dodo

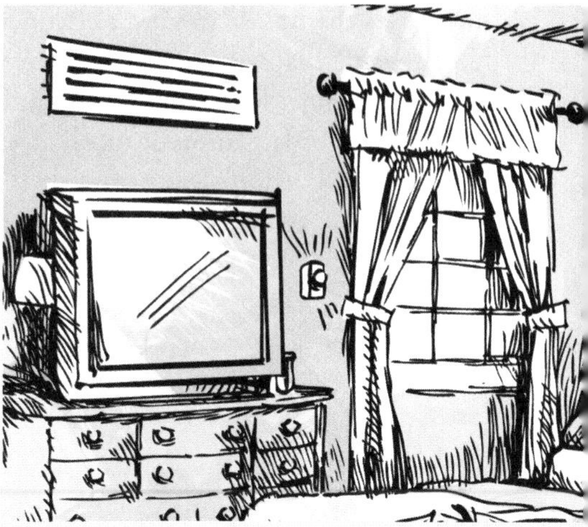

Il est essentiel de dormir adéquatement pour conserver une bonne santé, pourtant, le sommeil est souvent la première chose que nous délaissons lorsque la vie prend le dessus. Le chien sait à quelle heure se coucher – même s'il en est autrement pour le chien du voisin – pourtant nous, les humains, agissons comme si nous étions plus fins que notre besoin de dormir.

La plupart d'entre nous faisons une demi-tentative d'aller au lit, mais seulement lorsque nous sommes trop épuisés pour faire autre chose. Le fait d'être étendu ne produit pas automatiquement un sommeil réparateur. Tandis que nous mettre au lit à l'heure peut poser un défi, une fois rendu, plusieurs facteurs importants détermineront si nous sommes en mesure d'avoir le sommeil de *qualité* et en *quantité* nécessaire. Et tout comme le travail demande bien plus que de poinçonner aux heures nécessaires, le sommeil touche notre être entier – et non pas seulement le corps.

QUESTIONS

Niveau de toxicité de votre foyer

Pointages

1. Comment dormez-vous généralement? (Sélectionnez une option)
   - ☐ Je me réveille rarement (0 point)
   - ☐ Je me réveille une ou deux fois par nuit (2 points)
   - ☐ Je me réveille plusieurs fois par nuit (4 points)
   - ☐ Je bouge beaucoup (8 points)
   - ☐ Je suis plus éveillé qu'endormi (10 points)

2. Combien de lumière y a-t-il dans votre chambre pendant que vous dormez?

   Noirceur totale — Assez lumineux pour lire

   0 point | 2 points | 4 points | 6 points | 8 points | 10 points

3. Avez-vous besoin d'un réveil strident pour vous réveiller en semaine? Oui_____ (5 points)

4. Avez-vous besoin d'un stimulant comme de la caféine pour fonctionner le matin? Oui_____ (6 points)

Votre pointage de danger du « sommeil »

1-7	8-14	15-21	22+
Sommeil profond	Reposé mais pas revitalisé	Réveil presque fâcheux	Cauchemar total

Je dormirai quand je serai mort

Je l'admets, je suis coupable lorsqu'il s'agit de me reposer.

Ma carrière est exigeante, je veux passer du temps avec ma famille et mes amis et j'aime beaucoup le sport et mes passe-temps, y compris des parties de soccer en salle qui sont souvent prévues pour 23 h. Et je ne veux rien manquer du plaisir! J'ai comme philosophie de ne jamais manquer une occasion d'essayer quelque chose de nouveau.

J'ai donc crainte de possiblement manquer quelque chose de fantastique quand je dors. Que je tente de terminer un rapport important au travail ou que je passe du temps tard en soirée avec des amis, il est facile de renoncer à une heure ou deux de sommeil afin d'avoir le temps de faire plus de choses.

Mais même si dormir moins ne nous tue pas tout de suite, sans sommeil optimal, nous ne pouvons pas être au mieux de notre forme, physique ou mentale. La nature a donné à notre corps un signal intégré qui lui indique quand commencer à ralentir pour se préparer au repos total. Pensez à ceci comme à un « temps mort » forcé sans laquelle nous nous épuiserions ou tomberions malades.

> Pour un adulte normal, même le fait de ne pas dormir pendant deux ou trois heures de moins que la période recommandée par jour nuit gravement à l'humeur, à la vivacité d'esprit et au rendement.

Le sommeil tient les rênes lorsqu'il s'agit de la température du corps, la pression sanguine, la sécrétion d'hormones, l'activité cérébrale et beaucoup d'autres fonctions. Le corps a besoin de sommeil ou de périodes de méditation pour traiter l'information, mettre de l'ordre dans ce qui nous a bombardés pendant la journée et tout stocker dans la mémoire. Pour un adulte normal, même le fait de ne pas dormir pendant deux ou trois heures de moins que la période recommandée par jour mine gravement l'humeur, la vivacité d'esprit et le rendement.

Si le cerveau n'a pas le temps de se réinitialiser, nous ferons rapidement face à de graves problèmes de mémoire. Une perte de sommeil à long terme représente de la pure torture pour le corps. Cela pourrait accélérer un début de diabète, d'hypertension artérielle et de perte de mémoire ou encore empirer ces conditions si elles existent déjà.

La fonction la plus importante du sommeil est possiblement le temps qu'il donne à notre corps pour réparer les cellules. C'est pourquoi il est si important de prendre une multivitamine et des suppléments minéraux deux fois par jour, avec une plus grande concentration de minéraux dans le supplément que vous prenez avec votre repas du soir. Même le *Journal of the American Medical Association* a signalé que tout le monde devrait prendre quotidiennement une vitamine et un supplément de minéraux[1].

Pour accroître l'efficacité, prenez un produit qui sépare les vitamines et les minéraux et qui offre des doses beaucoup plus élevées que la quantité quotidienne recommandée dépassée. Un produit vitamine de haute qualité fournira d'importants antioxydants, donc prenez la majorité des vitamines le matin afin de vous offrir une meilleure protection pendant la journée lorsque votre corps est exposé aux plus grandes exigences et aux plus grands stress. Les minéraux sont essentiels pendant la construction et la réparation des cellules, donc vous voudrez les prendre davantage en soirée afin qu'ils soient disponibles pendant le sommeil. Par coïncidence, certains minéraux, comme le magnésium, ont aussi un effet calmant.

Solution simple :
Prenez un supplément minéral pour accompagner votre repas du soir afin d'aider à la réparation des cellules pendant le sommeil.

Les prévisions pour votre chambre à coucher

Les périodes de sommeil, qui alternent avec des périodes d'activité, sont importantes parce chacune des presque 100 milliards de cellules qui se trouvent dans votre corps possède sa propre « horloge interne » dont les cycles correspondent au défilement du cycle de vingt-quatre heures. Mais le bon fonctionnement de cette horloge intérieure peut dépendre de la qualité de votre environnement de sommeil. Pour obtenir une nuit de sommeil tout à fait reposante et restauratrice, on ne peut ignorer l'éclairage et la température de la chambre à coucher.

Ne laissez pas **entrer la lumière**

Pendant la plus grande partie de l'existence du monde, les humains ont été des créatures de jour, rarement actifs pendant la nuit en raison des dangers inhérents qui rôdent dans la noirceur. Aujourd'hui, avec notre accès à des sources d'éclairage peu coûteuses, nous sommes des créatures de jour comme de nuit et nous travaillons, jouons, voyageons et mangeons à toute heure du jour et de la nuit. Mais notre corps se prépare quand même naturellement à l'état semi-conscient ou inconscient que nous appelons le « sommeil ».

Et nous avons encore besoin de noirceur pour bien dormir.

Pour être conscient de la lumière, nous possédons des cellules ganglionnaires de la rétine sensibles à la lumière et ces cellules n'ont rien à voir avec la vue. Lorsque la lumière du jour baisse, ces cellules envoient un message au cerveau pour lui indiquer qu'il est temps de se préparer au sommeil, ce qui veut dire qu'il est temps que la glande pinéale commence à produire l'hormone appelée *mélatonine*. On appelle la mélatonine « l'hormone de la noirceur » parce qu'elle régule le cycle sommeil-éveil des humains, provoque la somnolence, abaisse la température du corps, ralentit les fonctions métaboliques et met donc notre corps en mode sommeil.

Le soutien au réglage des cycles de sommeil et d'éveil constitue peut-être une fonction principale de la mélatonine, cependant celle-ci sert aussi à autre chose. Elle est un antioxydant puissant qui traverse la barrière hémato-encéphalique et d'autres membranes cellulaires pour aider à protéger contre les radicaux libres. Ces molécules organiques non stables peuvent endommager nos cellules et créer du stress oxidatif, c'est-à-dire des réactions en chaîne qui sont liées au vieillissement et aux maladies dégénératives. La mélatonine influence aussi le système immunitaire et aide à protéger contre les maladies infectieuses.

Solution simple :

Prenez un supplément de mélatonine avant de vous mettre au lit afin d'encourager les processus naturels du corps pendant le sommeil.

Il semble même que la production de mélatonine puisse avoir un effet sur le risque de cancer du sein chez la femme. Les chercheurs ont trouvé que les femmes qui étaient totalement aveugles avaient 36 pour cent moins de risque de contracter le cancer du sein que les femmes qui voient[2]. En raison du fait qu'elles ne peuvent percevoir la lumière, les femmes aveugles produisent généralement des niveaux plus élevés de mélatonine que leurs homologues qui voient. La production inférieure de mélatonine pourrait possiblement aussi

> Un simple éclat de lumière au milieu de la nuit est suffisant pour signaler à la glande pinéale que la nuit se termine et qu'il est temps de se lever... la production de mélatonine commence dès lors à baisser.

être la raison pour laquelle on a découvert que les femmes qui travaillent selon des quarts de nuit ont un taux plus élevé d'incidence de cancer et d'autres maladies[3].

Un simple éclat de lumière au milieu de la nuit est suffisant pour signaler à la glande pinéale que la nuit se termine et qu'il est temps de se lever... qu'il le soit ou non. La production de mélatonine commence dès lors à baisser. Donc si vous devez vous rendre à la toilette, évitez d'allumer la lumière.

Des études récentes indiquent que la mélatonine est plus sensible à la lumière du spectre bleu qui est malheureusement la couleur de lumière que l'on retrouve dans de nombreux gadgets électroniques comme les réveil-matin, les radios, les téléphones cellulaires, les lecteurs DVD, les modems câblés et les consoles de jeu. Si vous voulez une bonne nuit de sommeil reposante, il vous faut proscrire tous ces appareils de votre chambre, ou du moins les tourner pour qu'ils ne soient pas face à votre lit.

Solution simple :

Achetez des veilleuses, des réveil-matin et autres appareils électroniques pour la chambre à coucher qui sont illuminés par de la lumière rouge qui dérange moins la production de mélatonine que la lumière blanche ou bleue.

N'oubliez pas la lumière qui pénètre de l'extérieur de votre chambre à coucher. Les lampadaires, les phares de voiture, la lumière de galerie de votre voisin et même la lumière de la lune peuvent déranger votre sommeil lorsqu'elles pénètrent par les fenêtres de votre chambre. C'est pourquoi les stores et rideaux servent à beaucoup plus que décorer l'intérieur de votre maison. Que vous installiez des stores, des rideaux ou des draperies, assurez-vous que les fenêtres de votre chambre à coucher sont entièrement couvertes pour bien bloquer toute pollution par la lumière.

Votre thermostat intérieur

Quelle est la meilleure température pour votre sommeil?

Plutôt que de préciser une gamme particulière, les spécialistes s'entendent pour dire que peu importe la température que le dormeur trouve confortable, elle aura un effet positif sur la qualité et la quantité de sommeil du dormeur. Lorsque votre corps n'est plus confortable, qu'il a trop chaud ou trop froid, le cerveau lance un signal de réveil.

Mais pour la plupart des gens, il est préférable que la température soit un peu plus froide.

Pourquoi?

« Lorsque vous vous endormez, le seuil de température de votre corps – la température que votre corps tente d'atteindre – baisse », écrit H. Craig Heller, Ph.D., professeur de biologie à la Stanford University. « Pensez qu'il s'agit du thermostat interne. » Une légère chute de température du corps aide à inciter au sommeil. S'il fait trop chaud, le corps doit travailler pour atteindre ce seuil; et lorsque le corps travaille, il ne se repose pas[4].

Ralph Downey III, Ph.D., chef de la médecine du sommeil à la Loma Linda University, a aussi découvert que le niveau de confort de la température de votre chambre à coucher a aussi un effet sur la qualité du sommeil à mouvements oculaires rapides, c'est-à-dire la période pendant laquelle vous rêvez[5].

Solution simple :

Prenez un bain tiède avant de vous mettre au lit. La chute naturelle de température de votre corps vous aidera par la suite à vous endormir.

Le Dr Wentz recommande de dormir dans une chambre suffisamment froide pour que vous vouliez vous recouvrir la plus grande partie du corps avec au moins un drap, ce qui empêche aussi les neurotransmetteurs de votre peau d'être stimulés par la lumière.

À la recherche d'air propre

La vieille tradition qui fait que nous disions « À vos souhaits » quand une autre personne éternue provient en fait d'une vieille légende qui dit que votre esprit quitte temporairement votre corps pendant l'explosion involontaire. Le vrai danger cependant ne se trouve pas dans l'éternuement ou l'expiration. En fait, dans certaines pièces, c'est chaque fois que nous *inspirons* qu'il faudrait recevoir des souhaits!

- Vous sentez-vous souvent sans entrain le matin, incapable de vous concentrer parce que votre cerveau semble ne pas fonctionner?
- Souffrez-vous de maux de tête, d'asthme, d'allergies ou de congestion?

Le coupable pourrait être l'air. L'air de nombreuses pièces des maisons modernes est vicié, stagnant et rempli de polluants chimiques. Cela est surtout inquiétant dans la chambre à coucher, où vous inspirez du mauvais air à pleins poumons toutes les nuits.

Vous vous rappelez peut-être avoir entendu parler des lourdes couches de brume orange-gris qui recouvraient les villes comme Los Angeles avant 1970. Grâce à la Clean Air Act, nous entendons de moins en moins parler aujourd'hui de ce genre de pollution atmosphérique. Pourtant, nous avons encore tendance à ne penser à la pollution que lorsqu'elle se trouve à l'extérieur et suffisamment loin pour qu'on puisse la voir. Nous nous inquiétons de respirer des gaz d'échappement lorsque nous voyons de gros nuages de fumée qui sortent de nos cheminées ou lorsque nous sommes coincés dans un bouchon de circulation. Mais la principale source de pollution atmosphérique est bien plus proche de la maison.

Elle se trouve en fait *dans* nos maisons.

> Nous avons encore tendance à ne penser à la pollution que lorsqu'elle se trouve à l'extérieur et suffisamment loin pour qu'on puisse la voir... mais la principale source de pollution atmosphérique est bien plus proche de la maison.

Selon la Environmental Protection Agency (EPA), les Américains passent 90 pour cent de leur temps à l'intérieur – à la maison ou au bureau[6]. Et tandis que nous y sommes, nous respirons de l'air qui est généralement de deux à cinq fois plus pollué par des polluants organiques que l'air extérieur[7]. Et inutile de demander d'où ils proviennent. Nous peignons, nous aspergeons et nous vaporisons ces polluants, que l'on appelle aussi composés organiques volatiles (COV) partout dans nos maisons.

Il nous faut maintenant les mettre à la porte.

Les médecins commencent à reconnaître que notre sensibilité aux COV provoque des symptômes qui ressemblent au rhume ou au rhume des foins. La congestion, l'irritation de la gorge ou des yeux, les maux de têtes, les étourdissements et la fatigue tourmentent les membres les plus vulnérables de la famille – nos enfants et les aînés. Certains souffrent de symptômes aussi graves que des attaques d'asthme et d'autres de maladies respiratoires, avec lesquelles nous tentons de composer grâce à des médicaments.

Plutôt que d'ajouter indéfiniment plusieurs médicaments d'ordonnance au budget de votre famille, essayez donc d'éliminer les causes possibles?

Créer de l'air frais

Malgré la gravité de la situation de l'air intérieur, nous n'avons vraiment que trois remèdes pour améliorer la qualité de l'air.

1. Éliminer les sources de pollution.
2. Diluer la pollution au moyen d'air plus propre qui provient d'une fenêtre ouverte.
3. Nettoyer l'air pollué existant au moyen d'un filtre.

Ce que nous essayons d'éliminer de l'air se compose généralement de matière particulaire et de polluants gazeux. Les particules comprennent notamment de la poussière, de la fumée, du pollen et des particules générées par les appareils à combustion; on y trouve aussi des particules biologiques associées à de minuscules organismes comme les acariens détriticoles, les bactéries et les moisissures. Les polluants gazeux peuvent provenir des processus de combustion, mais ils proviennent aussi de l'usage de produits comme les adhésifs, les peintures, les produits de nettoyage et les pesticides.

Vous rappelez-vous des parfums et des produits de nettoyage à sec dont nous avons parlés plus tôt?

La meilleure façon de réduire le risque de pollution intérieure *ne consiste pas* à filtrer ou purifier l'air, mais plutôt à contrôler ou éliminer les sources de polluants, c'est-à-dire les produits qui polluent inutilement l'air. Autant que vous le puissiez, abandonnez les adhésifs, les produits de nettoyage et tout autre article de la sorte. En les réduisant, vous améliorerez remarquablement l'environnement qui règne autour de vous à la maison.

Vous assurer que votre maison dispose d'une ventilation adéquate qui comprend de l'air extérieur constitue la deuxième façon la plus efficace d'éviter que ne s'accumulent des particules et des gaz nocifs. Nous nous inquiétons souvent de l'environnement extérieur et cherchons à savoir si la ville aura droit à une journée rouge ou verte sur l'échelle de qualité de l'air. En réalité, notre air intérieur *provient de* l'air extérieur et lorsqu'il est à l'intérieur, il se pollue davantage et d'une façon bien plus concentrée.

C'est pour cela que l'air qui se trouve à l'extérieur de notre maison est constamment plus propre que l'air qui se trouve à l'intérieur.

Solution simple :
Ouvrez une fenêtre chaque fois que c'est possible pour faire entrer de l'air frais purificateur. L'air extérieur est plus propre.

Une des principales préoccupations à avoir avec une chambre à coucher ayant accès direct à une salle de bains est le fait qu'il existe également un écoulement d'air direct entre les deux pièces. Sans écoulement d'air substantiel par l'intermédiaire de fenêtres ouvertes ou de ventilateurs d'extraction efficaces, les produits dont on se sert dans la salle de bains, comme les parfums, les vernis à ongles, les dissolvants à vernis à ongles et les fixatifs à cheveux, s'accumulent dans un nuage invisible qui flotte au-dessus du lit pour y rester.

Vous respirez ces gaz pendant que vous dormez.

Donc assurez-vous de disposer d'un ventilateur d'extraction dans votre salle de bains et servez-vous en autant que possible. Cela garantira une pression négative dans la salle de bains de façon à ce que les produits toxiques que vous utilisez soient attirés vers l'extérieur plutôt qu'introduits là où vous dormez.

Solution simple :
Utilisez un ventilateur d'extraction dans la salle de bains et tenez la porte de la salle de bains fermée pour améliorer la qualité de l'air de votre chambre à coucher.

Comme dernière option pour nettoyer les polluants de votre air, utilisez un purificateur d'air. Il en existe de nombreux styles de différentes qualités sur le marché, chacun conçu pour contrôler et éliminer les allergènes qui provoquent les allergies, l'asthme et tout autre problème respiratoire ou immunitaire. Ces dispositifs sont conçus pour éliminer certains types de polluants, mais *aucun* d'eux ne peut éliminer efficacement toutes les particules et les gaz.

Les systèmes de filtrage à haute efficacité pour les particules de l'air (HEPA) se servent d'une excellente technologie, mais pour fonctionner efficacement, ils nécessitent souvent un ventilateur plus gros ou une capacité motrice plus importante que ce que l'on retrouve généralement dans la plupart des systèmes de ventilation résidentiels. Si vous optez pour un purificateur à filtre HEPA pour votre chambre à coucher, assurez-vous de considérer le bruit que fait le moteur, le taux d'échange d'air et le coût de remplacement à vie des filtres. Un filtre HEPA de qualité devrait être en mesure de nettoyer et d'échanger l'air jusqu'à quinze fois par heure dans une chambre à coucher de taille moyenne.

N'oubliez pas que les filtres HEPA standard captent les particules et non pas les gaz. Cherchez donc un purificateur d'air HEPA qui dispose aussi d'un filtre au charbon actif qui éliminera aussi certains des polluants gazeux qui se trouvent dans l'air.

Pour en apprendre davantage sur les purificateurs d'air, visitez le site www.myhealthyhome.com/air.

Votre quantité de sommeil réelle

On vous dit depuis votre enfance que vous avez besoin de huit heures de sommeil pour être au mieux de votre forme à votre réveil.

Nous semblons tous vouloir atteindre ce nombre magique et la plupart d'entre nous échouons. Lorsqu'il s'agit de la quantité de sommeil dont nous avons réellement besoin, chaque personne est unique. Beaucoup d'entre nous avons besoin de neuf heures de sommeil pour bien fonctionner, tandis que d'autres sont performants après tout juste six heures et demie.

Une expérience de fin de semaine toute simple vous aidera à déterminer de combien d'heures de sommeil votre corps a besoin. Faites attention au nombre d'heures pendant lesquelles vous dormez après vous être couché le vendredi soir. Assurez-vous qu'il s'agit de sommeil *naturel*, c'est-à-dire sans aide au sommeil, caféine, stress ou alcool. Et n'utilisez pas de réveil-matin ou autre appareil de la sorte pour vous réveiller le samedi matin.

La première fois que vous vous réveillez le samedi, de votre propre chef, remarquez l'heure qu'il est, même si vous décidez de dormir encore un peu par la suite. Recommencez le samedi soir. Dimanche matin, vous devriez être en mesure de déterminer ce qu'exige naturellement votre corps.

Donc, par exemple, si votre heure de réveil naturelle est survenue après sept heures de sommeil, c'est donc ce dont a besoin votre corps.

Pendant la semaine, décidez de l'heure à laquelle vous souhaitez vous lever et comptez à reculons tout en vous assurant de réserver une demi-heure de relaxation au lit avant que vous deviez vous endormir. En suivant l'exemple de sept heures de sommeil, pour vous lever à 6 h 00, il faut vous mettre au lit à 22 h 30. Ne mangez pas trois heures avant cette heure et évitez les stimulants comme la caféine, l'exercice vigoureux, le stress excessif ou toute autre chose qui pourrait vous faire tourner et tourner et manquer l'heure à laquelle vous devriez commencer à dormir.

Lorsque vous commencez à dormir suffisamment et de façon saine, vous n'aurez plus besoin de réveil-matin et vous vous sentirez alerte sans avoir besoin d'avoir recours aux drogues matinales stimulantes comme le café ou le cola.

Il est cependant évident que la vie ne nous permet pas toujours de suivre une routine stable, donc nous aurons occasionnellement besoin d'aide pour nous réveiller lorsque notre horaire change. Un réveil-matin discret peut vous sortir du sommeil qui précède l'aube, mais si vous vous fiez tous les matins à une alarme stridente et plusieurs rappels, vous devez sérieusement reconsidérer la quantité de sommeil nécessaire à votre corps.

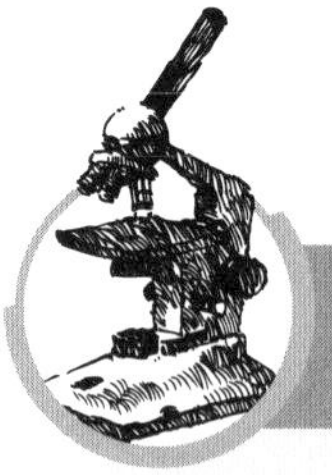

La vérité sur les cellules

Le rôle essentiel du sommeil pour la réparation des cellules

Le pouvoir du sommeil pour reconstruire votre corps va bien au-delà de lui permettre de se reposer. Le sommeil déclenche les modèles de réponse des hormones qui stimulent les cellules afin qu'elles réparent les dommages causés par les activités de la journée.

L'hormone la plus importante est probablement l'hormone de croissance humaine (HCH) qui stimule la croissance des cellules en facilitant le métabolisme de protéines, de matières grasses et de glucides. L'HCH influence aussi le contrôle du poids en indiquant aux cellules adipeuses de dégager de l'énergie dans les lipides qu'elles entreposent et de réduire les stocks supplémentaires.

Votre corps semble savoir quand il est opportun de faire venir le personnel d'entretien, c'est-à-dire quand vous n'êtes pas en train de vaquer à vos activités quotidiennes comme le travail et le jeu. Ainsi, presque 70 pour cent des hormones de croissance humaine produites dans une période de vingt-quatre heures sont sécrétées pendant que vous dormez.

Le temps que vous mettez de côté pour dormir est important. Vous appréciez peut-être les activités de soirée comme les spectacles et les concerts, mais votre corps se prépare au sommeil dès que le soleil se couche, plus spécialement en sécrétant de la mélatonine. La sécrétion d'hormones de croissance humaine débute peu de temps après, et plus

Travailler fort pour dormir profondément

Nous connaissons tous le sentiment que nous ressentons après une bonne nuit de sommeil, surtout après une longue journée de dur travail ou de jeu. C'est tout comme si l'on nous avait donné une nouvelle vie. Le lien entre les deux ne relève cependant pas de la coïncidence La vraie activité physique, du genre qui nous épuise totalement, nous aide à mieux nous reposer.

Par contre, ce qui représente du « travail » pour vous, pourrait vous empêcher de dormir comme un bébé. Vous vous rappelez peut-être de cette équation : le travail égale la force fois la distance. Donc le fait d'être assis à un bureau ne compte pas comme du vrai travail. Votre cerveau se fatigue, mais c'est tout. Votre derrière devient paralysé, vos jambes sont agitées, vous avez le cou raide et les muscles de votre ventre sont relâchés. Les emplois de bureau ne nécessitent pas que vous vous exerciez les muscles et les articulations. Non seulement vos poumons et votre cœur s'enlisent, mais après une journée de telle inactivité, nous ne pouvons pas non plus dormir.

d'HCH se dégagent pendant les heures précoces de la nuit que pendant les heures plus tardives.

Le résultat? Une nuit de sommeil de huit heures entre 22 h et 6 h produit un niveau plus élevé de HCH qu'il ne se produirait pendant une même nuit de sommeil, mais de minuit à 8 h. La sécrétion atteint son niveau le plus élevé pendant les périodes de sommeil profond et ces périodes surviennent généralement plus tôt au cours de la nuit et très tôt le matin.

En général, le taux de production d'hormones de croissance humaine diminue en vieillissant et cette réduction peut débuter dès l'âge de vingt ans. L'utilisation d'HCH à production artificielle comme thérapie est grandement controversée, donc il est préférable de vous procurer votre quantité maximale d'hormones de croissance de façon naturelle –c'est-à-dire en dormant sainement pendant des périodes adéquates au bon moment de la nuit.

En laissant notre esprit naviguer passivement Internet pendant la journée et la nuit puis en restant toujours engagés avec la technologie et les machines, beaucoup d'entre nous passons la majorité de notre temps à ne pas vraiment travailler. Et inévitablement, cela est suivi d'une nuit pendant laquelle nous ne nous reposons pas vraiment.

Lancer un Frisbee et courir après notre chien au parc – choses que nous définirions définitivement comme du « jeu » – sont des exemples de « travail » plus vrais que ce que nombreux d'entre nous faisons chaque jour. Il en est ainsi parce que quand vous montez de nouveau à bord de votre voiture avec votre chien haletant et malodorant, vous avez l'impression d'avoir accompli quelque chose de tangible et vous avez eu une bonne session d'exercice, meilleure en tout cas que ce que vous auriez eu à naviguer le Web.

> Beaucoup d'entre nous passons la majorité de notre temps à ne pas vraiment travailler suivi par une nuit pendant laquelle nous ne nous reposons pas vraiment.

Les personnes qui travaillent dans un bureau peuvent et doivent chercher des façons créatives pour faire de la bonne activité ardue. J'ai découvert la mienne à jouer au soccer en salle et au volley-ball de plage et je dors profondément après une soirée passée à chasser un ballon pendant une heure. La tension des muscles, accompagnée de la circulation d'oxygène et de sang accrue, est ce qui permet d'avoir l'esprit clair après du travail physique ardu.

Sans travail physique ou jeu – et oui, le sexe compte pour du « jeu » – les cellules ne possèdent plus d'énergie et commencent à mal fonctionner.

La qualité du sommeil peut également être touchée par ce qui se produit juste avant que vous vous mettiez au lit. Un appel téléphonique stressant ou encore un film ou jeu vidéo stimulant peut faire en sorte que vous pensiez trop quand le moment est venu de vous endormir.

Pour éviter que cela ne se produise, donnez vous du temps pour décompresser avant de vous mettre au lit. Pensez à comment les enfants s'endorment le soir. Ils possèdent généralement des habitudes et vous devriez en faire de même. Quand Andrew n'avait que quelques mois, il a voyagé avec Reneé et moi pendant presque un mois. Ce voyage, combiné à des activités sociales de soirée, lui ont imposé un horaire fou, ou devrais-je dire un *manque* d'horaire. Reneé a finalement tranché et avec moins de voyages et une vraie routine, il est passé de se réveiller de quatre à cinq fois par nuit à dormir toute la nuit.

Solution simple :

Si vous avez un travail de bureau ou un style de vie inactif, trouvez un passe-temps ou une activité physique qui permet à votre corps de travailler vraiment pour obtenir son repos.

Ne vous méprenez pas à penser que d'avoir un horaire de sommeil régulier est réservé aux enfants. Trouvez une routine régulière de soirée qui vous permet de ralentir, de vous organiser et de vous préparer pour le lendemain. Au moins une heure avant de vous coucher, éteignez toutes les distractions qui vous stimulent l'esprit, comme le téléviseur, les ordinateurs et la lumière artificielle. Et laissez les conversations stressantes à propos du travail ou des problèmes de famille hors de la chambre à coucher ou du moins ayez-les quelques heures avant d'essayer de vous endormir.

Menu pour dormir sainement

- Mangez trois heures ou plus avant de vous coucher. Le sommeil est réservé à la réparation des cellules et non pas à la digestion du steak que vous avez mangé à 21 h 00. Si votre système digestif – auquel participe la plus grande partie de votre corps – travaille pour digérer votre collation ou souper tardif, de la précieuse énergie se dépense plutôt que de s'accumuler en vue des activités du lendemain. (Et n'oubliez pas les brûlements d'estomac qui vous tiennent éveillé.)
- Limitez votre consommation de caféine. Ne consommez pas plus de 200 mg de caféine, c'est-à-dire la quantité que l'on trouve dans environ deux tasses de café, par jour. Si vous en consommez plus, vous pourriez devenir irritable, subir des irrégularités cardiaques et avoir de la difficulté à vous endormir ou à dormir profondément. Engagez-vous à la réduire graduellement, surtout tard au cours de la journée. Sachez aussi qu'il y a de la caféine dans les thés verts et les boissons gazeuses.
- Tenez un compte précis de vos boissons alcoolisées. Abstenez-vous de boire des boissons alcooliques une heure ou une heure et demie avant de vous coucher.

Coup de pouce pour la libido

Mis à part le sommeil, la deuxième activité la plus importante à avoir lieu dans la chambre à coucher est le sexe. Malheureusement, seuls quelques couples ont une meilleure note dans ce domaine que pour le sommeil. Dans une étude récente qui comptaient plus de 12 000 hommes et femmes dans vingt-sept pays, la moitié des adultes ont indiqué ne pas être satisfaits de leur vie sexuelle et un tiers ont indiqué ne pas faire l'amour autant qu'ils le devraient[8].

Même s'il existe beaucoup de raisons pour lesquelles nous ne nous adonnons pas autant que nous le devrions au sexe, on peut résoudre certaines des plus communes en faisant les changements dont nous avons déjà parlé dans le présent chapitre.

- Dormez. Une des raisons les plus communes que donnent les adultes pour ne pas faire l'amour est qu'ils sont tout simplement fatigués. Cela confirme ce que les scientifiques savent déjà : l'adoption de meilleures habitudes de sommeil peut avoir un impact positif sur notre libido.
- Éliminez les distractions. Regarder la télévision ou naviguer le Web au lit n'a pas seulement des effets sur le sommeil, les couples indiquent aussi que cela crée une grave distraction en matière de sexe. Pourquoi ne pas vous débarrasser de votre téléviseur et créer vos propres divertissements?
- Désencombrez et déstressez. Une escapade dans un hôtel cinq étoiles en incite beaucoup à être plus amoureux. Pourquoi? Pour beaucoup, c'est ce qui *n'est pas* dans la chambre d'hôtel qui nous donne le goût. Oubliées les brassées de lavage, les piles de comptes et les conversations stressantes qui nous attendent souvent dans notre chambre à coucher à la maison. Gardez donc votre chambre à coucher propre et confortable. Faites-en un endroit de refuge ou les tâches accablantes et les disputes stressantes ne sont pas permises.
- Faites travailler vos muscles. L'effort physique, qu'il s'agisse de marcher deux milles ou de faire une descente de ski difficile, peut donner un regain à votre satisfaction sexuelle, et ce n'est pas à cause des cuisses plus élancées ou abdominaux à mourir. Ce sentiment d'exaltation que nous ressentons après un entraînement est en fait un dégagement d'endorphines dans le cerveau, les mêmes produits chimiques qui sont liés à la production des hormones qui augmentent la pulsion sexuelle.

Résumé des solutions simples

Dans le classique pour enfants *Max et les Maximonstres* de Maurice Sendak, Max, le jeune héros du livre, s'endort un soir et voyage au pays des « Maximonstres » qu'il doit conquérir.

Les choses qui s'animent la nuit et les fantômes imaginaires relèvent peut-être des livres de notre enfance, pourtant, comme l'a révélé cette section, les choses dont il faut avoir peur ne se cachent pas nécessairement sous le lit, elles peuvent se dissimuler dans le matelas ou les draps ou même survoler les oreillers. Et si vous réussissons à dormir suffisamment, nous imposons peut-être quand même à notre corps des dangers invisibles qui ont des effets néfastes cumulatifs au fil du temps. Nombreux d'entre nous dormons avec l'ennemi – de l'air rempli de vapeurs, des draps qui émanent des fragrances chimiques et des dispositifs électroniques qui génèrent des champs électromagnétiques dans chaque coin de la chambre.

Lorsque vous évaluez votre environnement de sommeil et d'amour, le nettoyage du fouillis constitue un bon endroit où commencer. Et pensez sérieusement à ce que vous pouvez faire pour dormir avec le moins de distractions possibles. Vous pouvez faire de nombreuses choses pour améliorer votre environnement de sommeil et pour maximiser la capacité de votre corps à guérir pendant ces heures critiques de réparation des cellules.

Égaliser les points

Vous avez probablement accumulé des points de danger aux questionnaires des chapitres, mais ne vous découragez pas. Vous trouverez plus bas une vaste gamme de changements que vous pouvez apporter pour améliorer votre chambre à coucher ; chaque changement est accompagné de son propre pointage. Votre but devrait être de faire suffisamment de changements pour que le pointage de « bonne hygiène de votre chambre à coucher » soit supérieur à zéro.

Assurez-vous d'obtenir votre code Web à l'arrière de ce livre et de vous joindre à nous en ligne à l'adresse www.myhealthyhome.com pour obtenir davantage de solutions, voir ce que d'autres font et participer à faire une différence positive en matière de santé de votre maison. Vous pourriez même gagner des prix pour vos efforts!

RÉSUMÉ DES SOLUTIONS

Quelles solutions simples ajouterez-vous dans votre chambre à coucher?

	Pointages
1. Je vais : (sélectionnez une option) ☐ remplacer mon pyjama par un pyjama en tissu naturel (4 points) et/ou encore mes draps (4 points) ☐ remplacer mon pyjama par un pyjama en coton organique (6 points) et/ou encore mes draps (6 points)	
2. Je vais : (sélectionnez toutes les options pertinentes) ☐ utiliser un détergent à lessive écologique et non toxique (6 points) ☐ remplacer mon détergent actuel par un détergent populaire non parfumé (3 points) ☐ cesser d'utiliser des feuilles d'assouplisseur dans la sécheuse (6 points)	
3. Je vais : (sélectionnez toutes les options pertinentes) ☐ cesser complètement d'envoyer mes vêtements chez le nettoyeur (12 points) ☐ réduire mon nettoyage à sec « perc » pour ce qui est vraiment nécessaire (4 points) ☐ aérer mes vêtements nettoyés à sec avant de les faire entrer dans la maison (2 points) ☐ changer de nettoyeur à sec et en utiliser un qui est écologique (8 points) ☐ porter une camisole faite de fibres naturelles sous mes vêtements nettoyés à sec (2 points)	
4. Je vais : (sélectionnez toutes les options pertinentes) ☐ éliminer tous les vêtements trop serrés (10 points) ☐ retirer les vêtements serrés, comme les soutien-gorge et les chemises à collet serré, lorsque je suis à la maison (4 points) ☐ évaluer honnêtement ma garde-robe et donner les vêtements qui sont trop petits (8 points)	
5. Je vais : (sélectionnez toutes les options pertinentes) ☐ remplacer mon matelas par un matelas de caoutchouc organique ou naturel (15 points) ☐ aérer mon matelas quand je lave la literie (3 points) ☐ utiliser une enveloppe de matelas en caoutchouc naturel ou en laine organique (6 points)	

6. Je vais : (sélectionnez toutes les options pertinentes) ☐ déplacer les appareils électroniques à l'écart du lit (3 points pour chaque appareil déplacé d'au moins quatre pieds) ☐ débrancher régulièrement les appareils et les gadgets inutilisés (5 points) ☐ cesser d'utiliser la couverture électrique ou la débrancher avant de me mettre au lit (10 points)	
7. Je vais : (sélectionnez toutes les options pertinentes) ☐ éteindre la lumière de la chambre quand je dors (7 points) ☐ déplacer ou remplacer les appareils électroniques de la chambre par des appareils qui donnent de la lumière blanche ou bleue (4 points)	
8. Je vais : (sélectionnez une option) ☐ prendre un supplément de mélatonine avant de me mettre au lit afin d'appuyer les processus naturels du corps pendant le sommeil (4 pts) ☐ chauffer ou refroidir suffisamment la pièce pour m'assurer de ne pas me réveiller en ayant trop chaud ou trop froid (3 points)	
9. Je vais : (sélectionnez toutes les options pertinentes) ☐ faire l'expérience de sommeil de fin de semaine qui se trouve aux pages 56 à 57 pour voir de combien de repos mon corps a vraiment besoin (4 points) ☐ déterminer une heure raisonnable pour me mettre au lit et la respecter – la semaine et les fins de semaine (6 points) ☐ ajuster mon horaire de sommeil afin de me mettre au lit avant 22 h 30 dans le but de maximiser la production de mélatonine et de HCH (6 points)	
10. Je vais : (sélectionnez toutes les options pertinentes) ☐ faire de l'activité physique – un « vrai effort » comme il est question dans le texte – tous les jours (5 points) ☐ ne pas consommer de caféine, d'aliment ou d'alcool trois heures avant de me mettre au lit (5 points) ☐ concevoir une routine de réduction des activités et la respecter tous les soirs (3 points) ☐ éviter la stimulation comme les jeux vidéo et la télévision au moins trente minutes avant de me mettre au lit (3 points)	

Votre pointage de solutions simples :	
Votre pointage de danger de « synthétiques » :	-
Votre pointage de danger « électrique » :	-
Votre pointage de danger du « sommeil » :	-
Total pour la bonne hygiène de votre chambre à coucher :	

Faites-vous une différence positive? Continuez à réaliser une ou deux solutions simples à la fois jusqu'à ce que votre pointage se situe du côté positif. Il n'est pas nécessaire que ce soit difficile – vous n'avez qu'à faire de « petits pas » réguliers. De nombreux petits pas au cours d'une vie s'accumuleront et vous permettront d'avoir une meilleure santé.

Vous pouvez effectuer le suivi du pointage de vos questionnaires sur le site Web *La santé chez soi* à l'adresse www.myhealthyhome.com/questions.

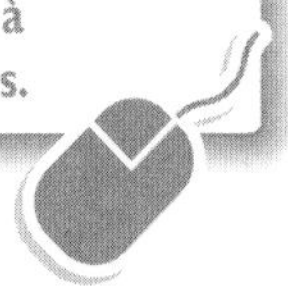

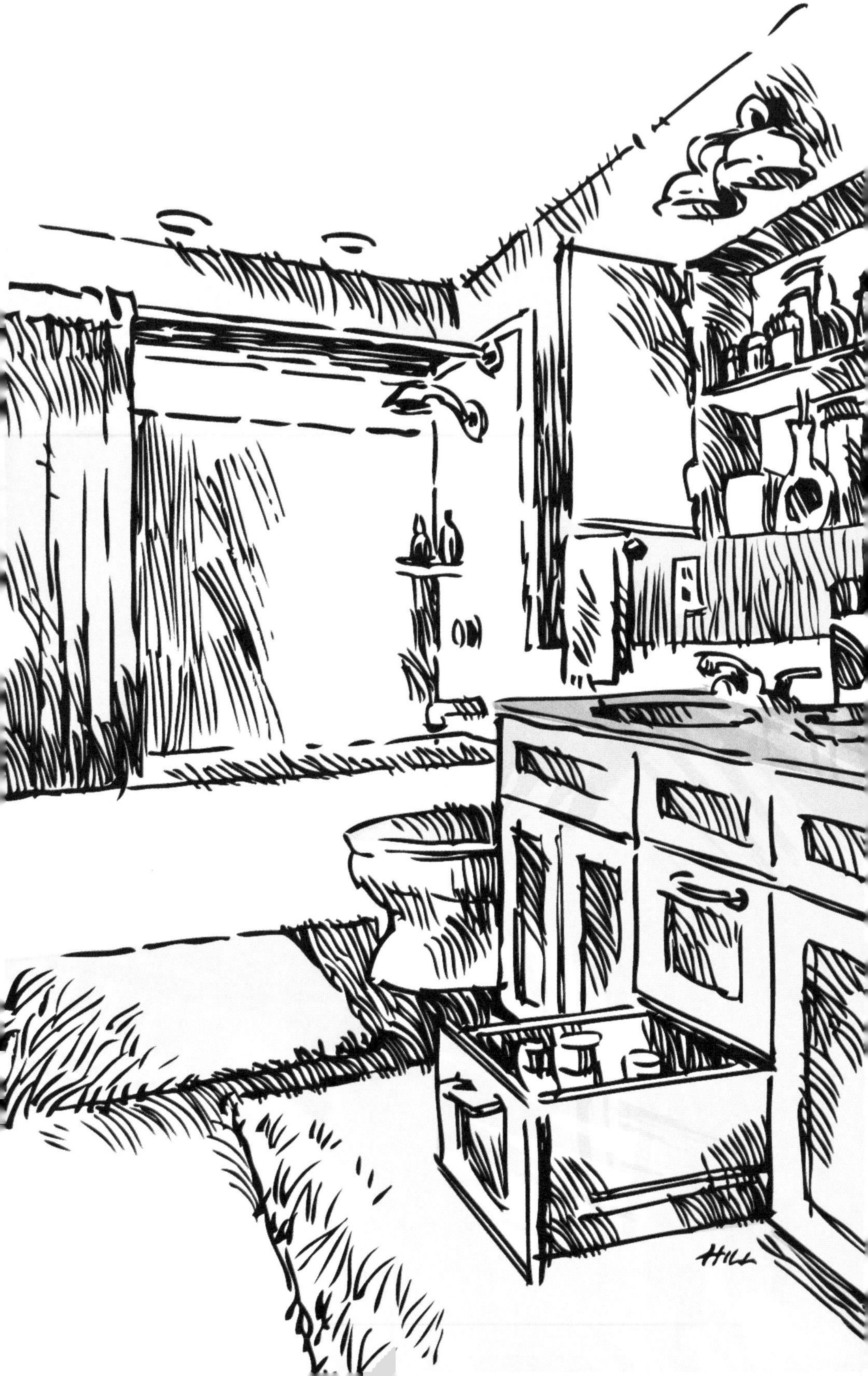
Hill

3

La salle de bains

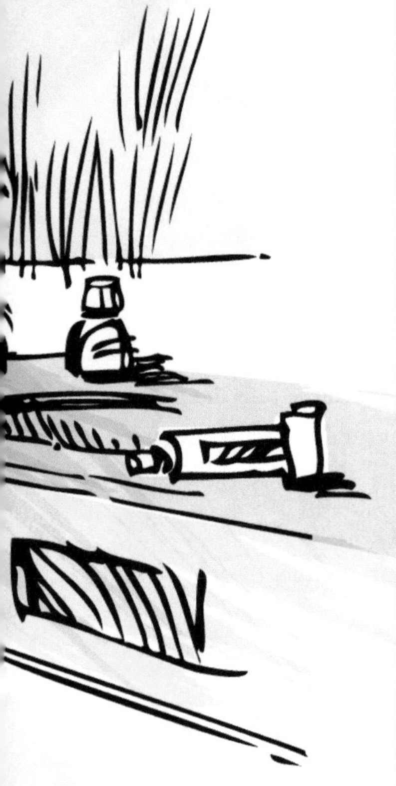

Les yeux à moitié ouverts, nous nous avançons tous les jours dans la salle de bains, grandement inconscients de notre environnement matinal. Nous nous sentons en sécurité dans notre chez soi douillet, pourtant on devrait probablement trouver un symbole de tête de mort sur deux tibias sur la porte de nos salles de bains.

De nombreuses salles de bains contiennent plus de produits chimiques toxiques que le garage. Plus de bouteilles et de tubes se trouvent sur le comptoir, s'alignent dans l'armoire à pharmacie, s'entassent dans les tiroirs et se trouvent dans la douche, plus vous êtes susceptibles d'accumuler du poison dans votre corps. Cette section vous indiquera ce dont vous devriez vous préoccuper davantage, ce que vous devriez éviter et quelles sont les solutions simples que vous pouvez facilement adopter pour vous protéger la santé sans sacrifier le but universel d'être au meilleur de votre forme.

Après avoir terminé la visite de la chambre à coucher nouvellement rénovée de Dave, le Dr Wentz se rend dans la salle de bains attenante. De grand style, elle comporte de la pierre naturelle, des lignes contemporaines, des couleurs terre chaleureuses, des serviettes épaisses et une douche de style spa : l'escapade parfaite après une journée des plus stressantes.

En quoi cette pièce pourrait-elle être dangereuse?

Dave : Papa, tu ne devrais peut-être pas ouvrir ça.

Dr Wentz : *[qui sourit en ouvrant l'armoire adjacente à l'évier]* La salle de bains a un énorme impact sur notre santé. Elle fait concurrence à la cuisine lorsqu'il s'agit de l'importance à déterminer notre qualité de vie.

Donna : Et comment?

Dave : Quand nous pensons à changer nos habitudes pour améliorer notre santé, nous pensons généralement à changer nos habitudes alimentaires. Mais parce que la salle de bains est petite, souvent mal aérée et grandement contaminée, elle représente un des endroits les plus dangereux de la maison lorsqu'il s'agit des métaux lourds, des perturbateurs endocriniens et des COV... et l'endroit le plus dangereux pour moi si je ne sors pas mon père d'ici avant qu'il ne commence à jeter les produits pour cheveux de ma femme.

Dr Wentz : *[qui tient une bouteille de fixatif pour cheveux afin de l'inspecter de plus près]* En fait, je suis assez impressionné. Jusqu'à présent, je n'ai trouvé que sept choses que tu dois jeter.

Donna : Parce qu'elles sont périmées?

Dave : Non, ce n'est pas pour ça. Le problème, c'est que la plupart des gens sous-estiment les produits chimiques présents dans leurs produits de soins personnels.

Dr Wentz : J'insiste toujours pour que les gens regardent l'étiquette de leurs produits. Ils trouveront possiblement trente à quarante ingrédients qu'une personne ordinaire ne peut généralement pas reconnaître. Mais nous nous les étendons sur le visage, les cheveux et la peau sans même douter de leur sécurité. C'est quoi ça? Dave, dis-moi que tu n'utilises pas d'antisudorifique...

Dave : Bien, c'est nécessaire, des fois, comme tu peux l'imaginer. Cependant, tu vois ce déodorant juste à côté? C'est ce que j'utilise la fin de semaine et les autres fois où je ne me préoccupe pas de savoir si les gens voient que je sue.

Dr Wentz : Ouais, tu sais ce que je pense de l'aluminium dans les produits de soins personnels. *[il ouvre un tiroir]* Je vois que tu te sers de dentifrice sans fluorure. Bravo. Mais je vois aussi du rince-bouche...

Dave : Pardon. La bouteille est là depuis quelques années. J'ai cessé depuis longtemps de me servir de rince-bouche. Je ne sais pas pourquoi, mais je pense que nous sommes tous fautifs de ne pas jeter ce que nous n'avons pas utilisé.

Dr Wentz : Surtout les choses qui, pour nous, ont de la valeur. Même s'il s'agit d'une pratique très dangereuse, c'est pour cela que les gens ne se débarrassent pas de médicaments sous ordonnance non utilisés. Ils ont l'impression qu'ils auront peut-être besoin un jour d'un antibiotique ou d'un anti-douleur. Mais on dirait que le plus dangereux ici est l'acétaminophène.

Chapitre 4
C'est personnel

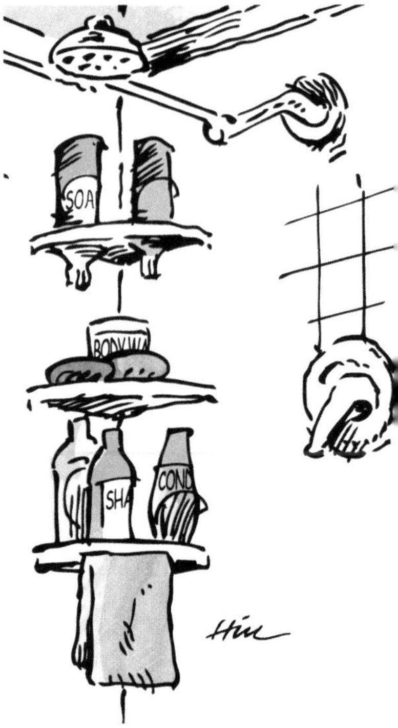

Lorsqu'on songe aux dangers qui pourraient se cacher dans la salle de bains, les premiers auxquels on pense sont les produits de nettoyage, les brosses à toilette, les agents javellisants et tout autre produit de nettoyage qui laissent des odeurs toxiques flotter dans les airs pour nous étouffer jusqu'à ce que nous ayons terminé notre tâche et nous nous soyons évadés.

Pourtant les produits nettoyants ne représentent qu'une petite partie de la liste effrayante de produits chimiques sur lesquels nous devons nous pencher. Beaucoup d'autres, que l'on trouve dans les produits de soins personnels comme les lotions, les antisudorifiques, les nettoyants, le maquillage et les fixatifs à cheveux, peuvent faire tout autant de dommages. Et peut-être même plus puisque nous ne prenons pas de précautions comme nous le faisons quand nous utilisons du javellisant ou un déboucheur de tuyaux.

En fait, nous laissons ces produits dangereux sur notre peau toute la journée.

QUESTIONS

Jusqu'à quel point votre maison est-elle toxique?

Pointages

1. Quelle quantité d'eau de toilette ou de parfum portez-vous en général? (sélectionnez une option)
   - Rien (0 point)
   - Un petit peu (2 points)
   - Une bonne vaporisation (4 points)
   - Je m'asperge beaucoup (6 points)
2. Combien de produits aérosol utilisez-vous? Pensez aux antisudorifiques, aux fixatifs à cheveux et autres. (7 points chacun)
3. Utilisez-vous un déodorant antisudorifique? (Vérifiez l'étiquette du produit si vous ne savez pas.) Oui_________ (7 points).
4. Combien de produits de beauté utilisez-vous chaque jour? Pensez aux produits énumérés plus haut ainsi que les cosmétiques, les produits pour le rasage et les produits de soins de la peau. (2 points chacun)

Votre pointage de danger « personnel »

1-8	9-16	17-24	25+
Beauté naturelle	Temps de se rafraîchir	Certaines mauvaises habitudes	Teint chimique

Lotions et potions

La peau est constituée de mailles compliquées qui offrent une barrière partielle contre les éléments environnementaux, bons et mauvais, pourtant elle en laisse passer beaucoup plus que nous le croyons. Pensez à tous les médicaments et les thérapies maintenant offerts sous forme de timbre transdermique afin de traiter les conditions comme le mal de mer, le manque de nicotine, les maladies cardiaques et la douleur. Ces timbres délivrent des médicaments par la peau, directement dans la circulation sanguine.

Bien que la peau soit efficace pour absorber les choses, elle excrète aussi des toxines du corps par les pores. Étant donné les rôles essentiels que joue la peau, la protéger est aussi primordial que de surveiller ce que l'on mange et boit.

Mon père dit souvent: « Si tu n'es pas prêt à manger quelque chose, tu ne devrais pas te le mettre sur la peau ». Et il a raison. Si vous craignons de nous vaporiser cet antisudorifique sur la langue ou de nous presser une goutte de crème pour les yeux dans la bouche, nous ne devrions pas nous les mettre sur la peau. Après tout, les mêmes produits chimiques toxiques que nous refusons d'ingérer entrent quand même dans notre corps et circulent vers nos cellules. Lorsque notre entreprise a lancé une gamme de produits pour la peau sans agents de conservation au parabène, le Dr Wentz était sur la scène devant des milliers de personnes et s'est mis une petite quantité de lotion sur la langue pour prouver ses dires. Les produits de soin de la peau devraient être fabriqués au moyen d'ingrédients naturels et sains; il n'est pas nécessaire qu'ils soient bons au goût, mais ils ne devraient pas nous nuire.

Affaire toxique à étouffer?

Qui ne pense pas à des lendemains plus fermes et moins ridés comme nous le promettent les annonces séduisantes et les photos retouchées? On pourrait même penser que nous sommes des accros à la poursuite de la beauté. Dans notre culture, beauté égale succès, et nous espérons tous un jour que le miracle de peau vibrante, de lèvres onctueuses et de cheveux brillants se réalisera pour nous.

Les hommes tout comme les femmes aiment essayer de nouveaux produits et admettent ouvertement se faire convaincre lorsque les fabricants mettent sur le marché de nouvelles potions qui prétendent modifier le processus de vieillissement ou de nouveaux produits pour les cheveux qui promettent une texture plus épaisse. Ces produits nous tiennent intéressés et rendent la vie plus amusante, et nous voulons toujours quelque chose qui promet de ralentir le temps.

Lorsque vous avez répondu au questionnaire au début du chapitre, vous avez peut-être été surpris de voir le nombre de produits de beauté différents dont vous vous servez tous les jours. Vous n'êtes pas seul. En 2004, un sondage effectué auprès de 2 300 Américains et Américaines a démontré que l'adulte moyen utilise tous les jours neuf produits, qui contiennent environ 126 ingrédients distincts[1].

Neuf produits ou plus par jour? Cela représente beaucoup de fragrances, d'agents de conservation et d'autres produits chimiques qui recouvrent le plus gros organe de votre corps.

Nous supposons que ces produits sont sans danger puisqu'ils se retrouvent sur les étagères des magasins. Si votre armoire de salle de bains ressemble cependant à la plupart des autres armoires, vous faites face à une pile de produits chimiques qui devraient vous faire grisonner. Vous n'avez qu'à lire la liste d'ingrédients de votre démaquillant, de votre gel de douche, de votre mousse à raser, de votre shampooing, de votre revitalisant, de votre antisudorifique, de votre lotion hydratante, de votre rouge à lèvres, de votre fond de teint, de votre poudre, de votre ligneur liquide pour les yeux, de vos crayons, de votre gel coiffant, de votre mousse, de votre vaporisateur, de votre dentifrice, de votre rince-bouche, de votre blanchiment dentaire, de votre parfum, de votre vernis à ongles, de votre écran solaire, de votre vaporisateur de bronzage, de votre lotion anti-moustiques – le papier de toilette, les tampons hygiénique et les bandages contiennent eux aussi des produits chimiques.

Neuf produits ou plus par jour? Cela représente beaucoup de fragrances, d'agents de conservation et d'autres produits chimiques qui recouvrent le plus gros organe de votre corps.

Vous êtes vous déjà demandé combien de produits chimiques sont absorbés par votre peau qui les laisse entrer dans votre corps lorsque vous utilisez ces produits? Ne vous interrogez plus. Une étude récente a trouvé plus de deux cents produits chimiques présents dans le cordon ombilical de nouveaux-nés[2]. Lorsque nos enfants quittent la sécurité relative de notre sein, à combien de composés chimiques odorants supplémentaires les soumettons-nous intentionnellement.

N'oubliez pas que les produits de soins personnels comme ceux énumérés plus haut ne sont généralement testés que sur les adultes. On estime que 10 500 produits chimiques différents sont utilisés dans les cosmétiques, les traitements pour la peau et autres produits personnels. Parmi ces produits chimiques, on trouve les nitrosamines, le plomb et autres métaux lourds ainsi que les parabènes, les phthalates, l'hydroquinone et la 1,4-dioxan, tous très mauvais pour la santé[3].

En fait, la 1,4-dioxan est un carcinogène probable que l'on trouve dans presque un quart de tous les produits cosmétiques, pas comme ingrédient, mais plutôt comme contaminant[4].

Quand beaucoup de toxines en sont trop?

En sachant que ces produits comprennent des ingrédients si dangereux, la prochaine question à se poser est la suivante : « Comment se fait-il qu'il est légal de vendre des produits toxiques à des consommateurs sans méfiance? »

Le gouvernement utilise maintenant l'expression « niveau de sécurité maximal » pour vous indiquer la quantité d'un ingrédient chimique auquel votre corps devrait être en mesure de résister. Il s'agit là de la façon tout usage du gouvernement de dire qu'un scientifique l'a informé que, selon des études faites sur des animaux, cinq parties par million d'un ingrédient particulier ne causent pas de problèmes de santé que l'on puisse déceler. Cependant, à un niveau plus élevé, ce même ingrédient pourrait provoquer des signes allant de l'urticaire au cancer.

Le fait que l'on ait procédé à de telles études peut sembler rassurant, mais les groupes qui effectuent généralement les études de toxicité pour les ingrédients de produits de soins de la peau sont les fabricants mêmes qui souhaitent que leurs produits se rendent sur le marché. Et pourtant, lorsqu'on parle d'études cliniques, je pourrais en concevoir une qui prouverait que le cyanure est sécuritaire pour les souris. Il me suffirait d'évaluer les souris deux secondes après qu'elles ont ingéré le cyanure et de conclure qu'elles étaient correctes. Pourtant, si j'attendais une minute pour inscrire les résultats, toutes les souris seraient mortes.

Même si cet exemple semble extrême, il montre les dangers très réels possibles lorsqu'on effectue des études à long terme sur des ingrédients qui pourraient avoir des effets cumulatifs à long terme. Il faut des années pour que se développent le cancer et d'autres maladies dégénératives. De plus, il existe simplement trop de variables à examiner dans une seule étude. Pourtant, en ce qui concerne les fabricants, la sécurité est secondaire. On déclare que les nouveaux produits chimiques sont considérés sécuritaires tant que l'on n'a pas *prouvé* qu'ils étaient dangereux, et pour certains clients, cette attente pourrait être trop longue.

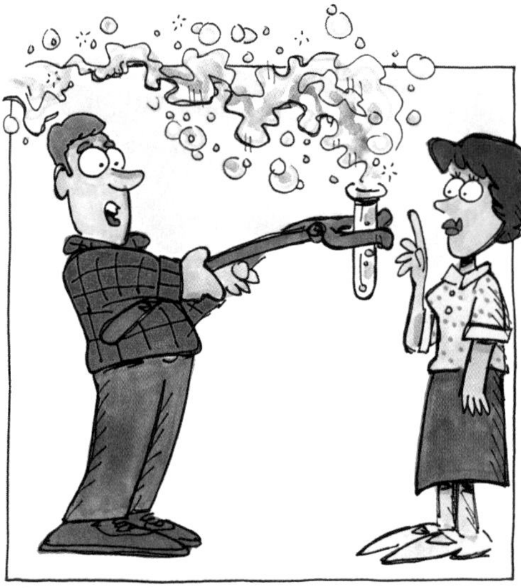
« C'est toxique, donc n'en prends qu'une petite gorgée. »

Les spécialistes de l'industrie des soins personnels déclarent souvent que les études incriminantes, comme celles qui montrent des risques de cancer, ne sont pas réalistes. Après tout, disent-ils, les études ont possiblement utilisé dix fois la « dose normale » ou le « niveau de sécurité maximal » d'un ingrédient recommandé dans l'usage de ce produit. Et que se produirait-il si vous utilisiez dix produits qui contiennent le niveau de sécurité maximal du même ingrédient ou si vous les utilisiez pendant dix fois plus longtemps que la période de l'étude? Quelqu'un a-t-il réellement décidé qu'un dixième du poison qui vous tue constitue une dose sécuritaire? Si je ne peux pas découvrir des signes de cancer du pancréas chez des sujets qui ont fumé une cigarette par jour, puis-je conclure qu'il est sécuritaire de fumer une cigarette par jour?

Et les personnes qui effectuent ces études supposent-elles que vous disposez d'un système immunitaire, d'un foie, de reins et d'un système de drainage lymphatique parfaitement sains, que vous respirez de l'air et buvez de l'eau de la meilleure qualité? Bien au contraire, il est beaucoup plus réaliste de supposer que votre corps combat une centaine d'autres attaques cellulaires à tout moment donné.

Bien que nous ne puissions aborder *tous* les dangers cachés des produits de soins personnels, nous pouvons discuter des dangers les plus communs et découvrir des façons de les éviter.

La beauté « éternelle »

Les fabricants savent ce que veulent les consommateurs et ils le leur donnent. Ils savent aussi qu'une des pires choses qui puissent arriver aux consommateurs est d'ouvrir un pot de cosmétique et de découvrir que le produit a moisi. En même temps, ils souhaitent être en mesure d'expédier leurs produits vers des endroits lointains et les stocker dans des entrepôts pendant des mois afin que leur distribution soit efficace. C'est pourquoi presque tous les cosmétiques contiennent des produits chimiques de conservation.

Les agents de conservation, de par leur nature, sont conçus pour être cytotoxiques, c'est-à-dire pour tuer les cellules. Plus particulièrement, ils fonctionnent en empêchant la croissance de bactéries et de champignons, notamment ceux-ci : *candida albicans, pseudomonas aeruginosa, escherichia coli, aspergillus niger* et *staphylococcus aureus*, qui peuvent possiblement provoquer des infections sur la peau et dans le corps.

Les agents de conservation, de par leur nature, sont conçus pour être cytotoxiques, c'est-à-dire pour tuer les cellules.

Mais la peau humaine est également faite de cellules, donc les agents de conservation, même utilisés en petites quantités, posent un risque pour l'intégrité des cellules de la peau. Lorsqu'ils sont absorbés dans la circulation sanguine, les agents de conservation représentent alors aussi un danger pour le reste du corps. C'est pourquoi les niveaux d'agent de conservation sont limités à un petit pourcentage de la formule totale.

Une toute petite quantité de poison.

Nous sommes exposés à une quantité effarante de produits chimiques tous les jours et nous pensons rarement aux effets cumulatifs qu'ils pourraient avoir sur notre santé. Lorsque nous nous arrêtons pour penser à la liste d'ingrédients d'un produit en particulier, la plupart d'entre nous haussons les épaules et supposons que « le produit est sécuritaire, sinon, ils ne le vendraient pas ».

Ce que vous préférez le plus au sujet de vos produits est souvent créé par l'ajout d'ingrédients particulier au « niveau de sécurité maximal ». Mais que représentent ces niveaux pour vous et votre corps lorsque vous :

- vous lavez le visage, le tonifiez et l'exfoliez?
- appliquez un masque, de la lotion hydratante et de la crème pour les yeux?
- ajoutez un fond de teint, du mascara, du rouge à lèvres, du ligneur pour les yeux et du fard à joues?
- utilisez du shampooing, du revitalisant et du fixatif à cheveux?

Vous voyez ce que je veux dire?

Disons donc que le gouvernement a conclu qu'il ne peut trouver de problèmes de santé liés aux agents de conservation que l'on trouve dans les produits de soins de la peau lorsque la quantité d'agent de conservation ne dépasse pas un certain niveau. Quelle bonne nouvelle pour le fabricant de crème pour le visage, que nous appellerons Entreprise A, qui souhaite créer un produit qui dispose de la plus longue durée de conservation possible tout en tuant les bestioles qui ont tendance à se développer dans un tel environnement humide riche en nutriments. L'Entreprise A met donc dans son produit la quantité maximale que permet le gouvernement et tout le monde est heureux.

Mais bien sûr, l'Entreprise B possède le même plan pour sa crème pour les yeux qui empêche efficacement les rides. Et l'Entreprise C doit être concurrentielle pour son masque. Pour que leurs produits ne pourrissent pas avant qu'elles ne puissent les vendre, les entreprises B et C ajoutent aussi la quantité maximale du même agent de conservation à chacun de *leurs* produits.

On considère donc que tous ces produits sont sécuritaires et conformes aux règlements gouvernementaux qui supposent que vous vivez dans un vide. Malheureusement, lorsque vous vous appliquez de la crème pour le visage, de la crème pour les yeux et un masque, votre visage reçoit *trois fois* le niveau de sécurité maximal de cet agent de conservation particulier lorsque ces trois produits font partie de votre régime quotidien de soins, et cela ne tient pas compte du maquillage est des produits pour les cheveux.

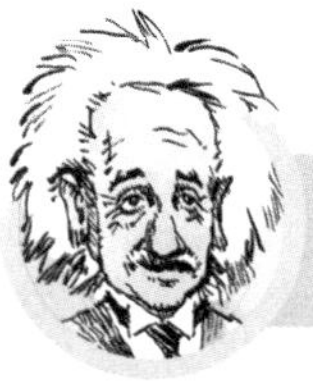

Interrogez le scientifique

« Dr Wentz, pourquoi les parabènes vous préoccupent-ils tant? »

Les parabènes sont des agents de conservation chimiques toxiques et sont l'ingrédient le plus commun de tout ce que l'on trouve dans les produits de soins de la peau. On estime que les femmes sont exposées à jusqu'à 50 mg de parabènes tous les jours en raison des cosmétiques et des produits de soins personnels[5]. Les parabènes présentent de l'activité oestrogénique et on croit qu'ils sont carcinogènes.

Les preuves actuelles démontrent que les parabènes sont des mimiques hormonales faibles, mais chez les adolescentes qui subissent une attaque d'activité hormonale pendant qu'elles se développent en femmes adultes, il faut peut pour nuire à la transformation normale d'enfant à adulte.

Il se produit des changements troublants chez nos jeunes femmes d'aujourd'hui. Les filles commencent à avoir des seins de un à deux ans plus tôt qu'il y a quarante ans. Environ la moitié des filles américaines présentent des signes de développement des seins à leur dixième anniversaire de naissance et 14 % commencent leur développement mammaire entre leur huitième et neuvième anniversaire. Elles perdent une partie importante de leur enfance.

Ces toxines resteront sur votre visage et votre peau pendant toute la journée. Vous en réappliquerez peut-être même au cours de la journée. En utilisant tous ces produits vous endommagez inévitablement les cellules auxquelles vous tentez de donner une apparence éclatante et saine.

Et que dire de votre crème à raser, de votre eau de toilette, de votre antisudorifique, de votre gel de douche, de votre shampooing et de votre écran solaire? Si vous appliquez sur votre corps six produits qui contiennent le niveau de sécurité maximal, voilà qu'une quantité égale à *six fois* la dose sécuritaire de ces produits chimiques est en route vers votre circulation sanguine.

En moyenne, les femmes adultes utilisent douze produits de soins personnels par jour, tandis que les adolescentes utilisent dix-sept cosmétiques et produits de soins personnels par jour[6]. Cela signifie qu'elles appliquent des ***centaines*** de produits chimiques sur leur peau et leurs cheveux, dont nombreux ont des effets ou une protection inconnus. Une étude effectuée auprès d'adolescents a trouvé en moyenne treize produits chimiques modificateurs d'hormone différents dans leurs corps.

Avec ce niveau d'exposition toxique, on ne peut se surprendre que les jeunes femmes d'aujourd'hui subissent un développement sexuel anormal et précoce.

Les enfants grandissent

VRAI OU FAUX? Certains agents de conservation aux parabènes que l'on trouve dans les produits de beauté peuvent s'accumuler et nuire au développement sexuel des enfants.

Vrai.

Nous nous soucions de la saine alimentation de nos enfants tout comme du fait qu'ils doivent se reposer et faire de l'exercice, puis nous donnons à nos filles des parfums ou eaux de cologne, du maquillage, des lotions pour le corps et des vaporisateurs toxiques qu'elles portent toute la journée. Tandis qu'elles rêvent de devenir adulte, nos jeunes filles absorbent des toxines et respirent des vapeurs chimiques qui, selon le gouvernement, ne sont pas suffisamment dangereuses pour les tuer. Pourtant, on a prouvé que ces produits chimiques ont des répercussions suffisamment graves sur les systèmes hormonaux pour faire mûrir des jeunes de dix ans et leur faire atteindre la maturité sexuelle.

Nous commençons enfin à constater une inquiétude grandissante envers les effets cumulatifs des parabènes et des phthalates qui se trouvent dans les agents de conservation, et il est grand temps. Qu'envisagez-vous pour votre fille, petite-fille ou nièce adolescente? Les idoles de jeunesse ne sont pas les seules à avoir une mauvaise influence sur elles. Les autorités de réglementation de l'industrie disent que les parabènes sont sécuritaires, mais les scientifiques qui examinent leurs effets chez les animaux de laboratoire et la faune marine découvrent que ces toxines sont des perturbateurs hormonaux.

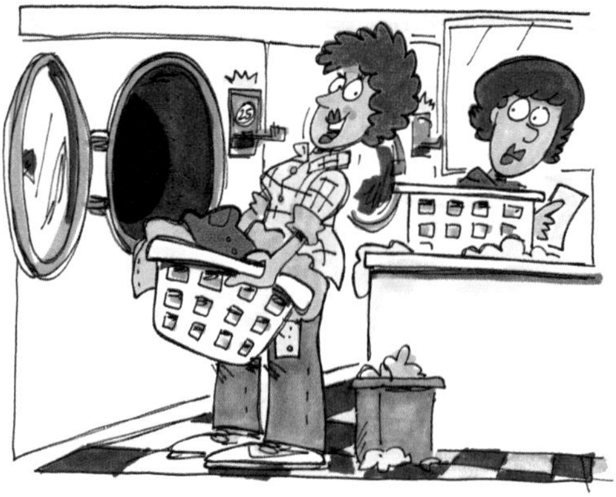

« Finalement, je n'ai plus besoin de ma thérapie à l'œstrogène. Je lave simplement mes vêtements avec des détergents qui contiennent des phthalates et j'utilise beaucoup de lotion aux parabènes. »

Pour l'instant, mieux vaut être prudent. On ne devrait pas permettre aux préadolescentes de porter du maquillage ni tout autre produit cosmétique pour adultes, même si elles vous supplient jusqu'à la fin des temps. Il est préférable d'encourager les adolescents à faire un usage minimum de tous leurs produits de soins personnels.

Agents de dégagement de formaldéhyde

Le formaldéhyde, qui, vous vous en rappelez peut-être, est la solution nauséabonde dont vous vous serviez en classe de biologie pour conserver les grenouilles mortes, est toxique pour les cellules et peut causer le cancer. Mais il est également efficace pour tuer les microbes, ce qui en fait un bon agent de conservation.

Pour contourner certains des risques que le formaldéhyde pose pour la santé, les fabricants ont créé une classe de composés que l'on appelle agents de dégagement de formaldéhyde en raison du fait qu'ils dégagent de petites quantités de formaldéhyde dans les produits pour en éliminer les contaminants. Heureusement, de nombreuses personnes sont allergiques à ces plus petites doses de solution puissante et évitent donc ces produits.

Solution simple :

Réduisez les agents de conservation comme le parabène, les pthalates et le formaldéhyde en remplaçant d'abord les produits qui recouvrent votre peau toute la journée, comme les crèmes hydratantes, par une alternative plus naturelle qui ne contient pas d'agent de conservation.

Malheureusement, les personnes qui n'y sont pas allergiques ne présentent aucune réaction visible qui les avertisse d'éviter ces produits. Il ne nous reste donc qu'à découvrir difficilement la quantité de formaldéhyde que peut combattre notre corps. Le Japon, à l'échelle nationale, a pris position contre ce composé potentiellement dangereux et l'a banni complètement des produits de soins personnels.

Voyez vous-même combien de vos produits contiennent des agents de dégagement de formaldéhyde. Sur l'étiquette, vous verrez possiblement ces mentions[8] :

- Quaternium-15
- 2-bromo-2-nitropropane-1,3-diol
- Diazolidinylurée
- Imidazolidinylurée
- Diméthyloldiméthylhydantoïne

« Ayez une apparence plus vieille avec usage prolongé! »

Ce slogan ne serait pas très efficace pour un produit de soins de la peau.

Pourtant, de nombreux produits « anti-vieillissement » contiennent des produits chimiques cytotoxiques pour les cellules de votre peau, ils les endommagent donc avec le temps. Quel modèle d'entreprise que de convaincre les gens qu'un produit leur donnera une meilleure apparence tout en leur endommageant en même temps la peau pour qu'ils achètent davantage du produit.

On peut comparer l'utilisation de maquillage ou de remèdes temporaires pour la peau qui masquent la peau endommagée à l'utilisation de peinture sur de la rouille. À moins d'éliminer d'abord la rouille, les dommages sous-jacents continueront de nuire à la beauté de la surface. Si vous vous souciez de cacher de la peau sèche, des taches, de l'acné ou autre, concentrez-vous d'abord sur votre alimentation, votre protection contre le soleil, votre système immunitaire et votre santé générale pour résoudre le problème sous-jacent.

Solution simple :

Concentrez-vous à éliminer la cause de vos problèmes de peau et non pas à cacher les symptômes.

Par exemple, demandez-vous si vous buvez suffisamment d'eau pour vous hydrater la peau, si vous consommez suffisamment d'acides gras, de vitamines, de minéraux et d'autres nutriments essentiels pour vous nourrir la peau et si vous tenez les produits chimiques et les polluants à l'écart de votre peau.

Sensibilité

Êtes-vous déjà entré dans un ascenseur et avez eu de la difficulté à respirer tellement l'eau de cologne ou le parfum d'un autre occupant était fort? Je suis prêt à gager beaucoup que la personne qui portait cette odeur ne la sentait pas du tout. Notre corps possède une capacité incroyable pour se désensibiliser des odeurs familières et cesser d'envoyer des signaux d'avertissement à notre cerveau. On remarque particulièrement ce phénomène lorsqu'on visite une ferme, lorsque l'odeur du fumier est d'abord accablante puis finalement presque absente quelques heures plus tard.

Comme nous l'avons appris au chapitre 1, les fragrances de la plupart des produits de lavage et de soins personnels sont créées en laboratoire et non pas dans des champs de fleurs. Bien qu'il soit relativement simple de trouver un détergent non parfumé, il est beaucoup plus difficile d'éviter les fragrances des produits de soins de la peau. Les lotions hydratantes, les crèmes et les exfoliants pour la peau contiennent souvent des lipides, des humectants et d'autres ingrédients odorants que vous n'aimeriez certainement pas vous frotter sur le visage tous les matins. C'est pour cela qu'on ajoute généralement une sorte de fragrance, ou plutôt d'ingrédient masquant qui fait que le produit est « non parfumé », aux produits de soins de la peau pour que ces ingrédients soient plus agréables pour notre fin nez.

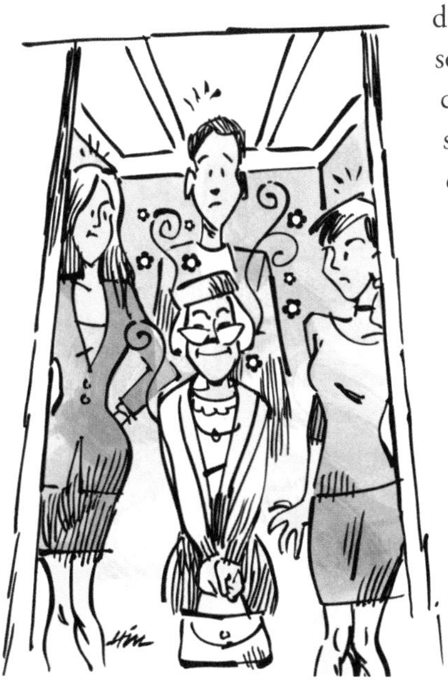

On pourrait utiliser des huiles naturelles comme fragrance, mais elles sont souvent non stables et se détériorent rapidement. C'est pourquoi vous trouverez des fragrances ou des ingrédients masquants artificiels dans presque tous les produits de soins de la peau d'aujourd'hui, surtout ceux dont la durée de conservation est plus longue.

Même si les fragrances sont possiblement nécessaires dans les produits de soins de la peau plus complexes, nous pouvons réduire notre exposition en utilisant plutôt des produits moins odorants. Après tout, nous faut-il réellement porter cinq ou six fragrances qui se font concurrence?

- Une lotion hydratante qui sent la lavande
- Un antisudorifique qui sent la pêche
- Un shampooing et revitalisant qui sentent le miel
- Un gel douche qui sent la poire

Beaucoup d'entre nous sentons la salade de fruits en raison de tous ces produits chimiques qui entourent notre corps. En achetant des produits légèrement parfumés ou *réellement* non parfumés pour la plupart des produits de notre régime de soins personnels et en nous permettant de n'utiliser qu'un produit dont l'odeur est plus forte, nous réduirons les produits chimiques et épargnerons les personnes qui partagent notre espace.

Nuage aérosol

Nous savons maintenant que nos produits de soins de la peau contiennent des ingrédients toxiques et que notre corps les absorbe principalement par la peau. Nous savons aussi qu'ils dégagent lentement des émanations dans l'air qui nous entoure puisque nous pouvons les sentir. Alors pourquoi donc empirerions-nous les choses en nous servant d'un vaporisateur aérosol qui rejette la moitié du produit directement dans l'air?

Solution simple :
Évitez les produits aérosol pour lesquels il existe une alternative. S'il faut absolument que vous utilisiez des aérosols, ouvrez une fenêtre et faites fonctionner votre ventilateur de salle de bains.

Ces produits chimiques s'absorbent beaucoup plus rapidement par la bouche et les poumons. De plus, les vaporisateurs aérosol exposent les membres de votre famille aux toxines que vous venez d'appliquer. Éliminez ce nuage toxique de votre salle de bains et de vos poumons.

Existe-t-il donc des produits sécuritaires?

Tandis que les consommateurs sont de plus en plus informés au sujet de ce qui se trouve dans les produits qu'ils utilisent, les fabricants deviennent de plus en plus créatifs lorsqu'il s'agit de la façon de présenter les ingrédients. Ils créent souvent des formules « naturelles » en ajoutant des ingrédients qui donnent une touche naturelle comme le miel, des herbes ou de l'aloe sans, en fait, retirer les ingrédients non sains et non naturels.

Prenez le temps de lire l'étiquette de vos produits; vous verrez qu'il existe beaucoup de bonnes alternatives non toxiques sur le marché qui évitent l'usage de produits chimiques dont nous venons de discuter. Pour commencer, tenez-vous loin des produits qui mentionnent les ingrédients suivants sur leur étiquette, surtout si des enfants utilisent le produit :

- Parabènes (méthyle, propyle, butyle et éthyle)
- Mercure (thimérosal)
- Acétate de plomb
- Diéthanolamine (DEA)
- Pigments de couleur synthétiques
- Propylèneglycol (PG)
- Goudron de houille
- Toluène
- Phénylènediamine (PPD)
- Pétrolatum

Réduisez également toute utilisation de produits si vous êtes enceinte parce que votre bébé à naître sera soumis aux mêmes produits que vous utilisez sur votre personne. Et tandis que vous y êtes, assurez-vous de jeter tous les produits périmés.

Concentrez-vous d'abord et avant tout sur les produits qui restent sur votre peau toute la journée et toute la nuit avant d'attaquer ceux que vous rincez.

Solution simple :
Enlevez les produits qui vous recouvrent le visage en vous le lavant dès que vous rentrez à la maison au lieu de le faire juste avant de vous mettre au lit. Quelques heures supplémentaires par jour sans produits chimiques pourraient représenter jusqu'à six ans de votre vie.

Si vous vous sentez écrasé par tout cela, n'oubliez pas que de simples petits changements aideront à réduire les effets cumulatifs des substances toxiques sur votre peau. Sachez que si vous cessez simplement d'utiliser deux produits sur dix que vous utilisez tous les jours, vous réduisez votre fardeau de 20 %. Multipliez ce résultat par 365 jours par année, année après année. Ce petit changement aura un énorme impact cumulatif sur votre santé à long terme. Faites attention aux dangers et choisissez des alternatives lorsque c'est possible, cela pourrait faire une différence à long terme lorsque vous devez choisir de vivre sans cancer ou sans rides.

Quelle option a plus d'importance à vos yeux?

> Si vous cessez simplement d'utiliser deux produits sur dix que vous utilisez tous les jours, vous réduisez votre fardeau de 20 %. Multipliez ce résultat par 365 jours par année, année après année.

Les antisudorifiques, une histoire qui pue à plein nez

L'école intermédiare représente une tranche de vie étrange. Beaucoup de souvenirs embarrassants de ma jeune adolescence me hantent encore aujourd'hui. Nous avons été en mesure de survivre à la nourriture de la cafétéria, aux premières tentatives gauches de fréquentations et aux odeurs de pieds du cours de gym. Pourtant, seules quelques années plus tard, la plupart des adultes entretiennent encore certaines des craintes sociales qui leur font revivre ce sentiment paralysant d'insécurité.

Parmi ces craintes, celles d'avoir l'air de suer ou encore de sentir la sueur. Étudiants, nous pointions du doigt et riions si quelqu'un se soulevait le bras et avait des marques de sueur aux aisselles. Nous nous mettions donc de l'antisudorifique autant que nous le pouvions. Et beaucoup d'entre nous le faisons encore aujourd'hui. Sauf que ce faisant, nous empêchons un des processus naturels du corps.

L'aluminium : ingrédient mortel

Bien que les antisudorifiques et les déodorants soient souvent mélangés pour créer un seul produit et qu'ils partagent les mêmes étagères à la pharmacie ou à l'épicerie, il s'agit de deux produits bien différents qui fonctionnent de façons nettement différentes.

Les *antisudorifiques* fonctionnent sur le principe suivant : si vous ne suez pas, vous ne puerez pas. Comment éviter de suer? Facile : vous bouchez et désactivez les glandes et les pores sudoripares. Presque tous les antisudorifiques y parviennent grâce à des composés d'aluminium, en général du chlorhydrate d'aluminium ou du zirconium d'aluminium.

Les *déodorants* ne vous empêchent pas de suer. L'alcool ou les autres produits chimiques qu'ils contiennent tuent plutôt des bactéries et l'éclat de fragrance couvre les odeurs causées par toute bactérie qui reste. Les déodorants non antisudorifiques ne contiennent généralement pas de composés d'aluminium.

Comme dirigeant de société, j'ai prononcé des allocutions à plusieurs événements auxquels assistaient des milliers de personnes, événements qui étaient suivis d'une heure ou plus de rencontres face à face et de serrage de mains.

Au cours de mes premières années à titre de conférencier, j'avais les mains moites en raison de mes nerfs et je croyais que cela était un suicide social. Plutôt que de risquer d'être embarrassé en offrant une main moite à un collègue ou un associé, je me frottais les mains d'antisudorifique de force clinique pendant plusieurs soirées avant un événement, malgré le fait que la peau me brûlait pendant des heures après l'application. Mais encore pire, je prenais consciemment la décision de donner priorité au fait de ne pas être embarrassé plutôt qu'à la menace des problèmes de santé qui surviendraient à long terme.

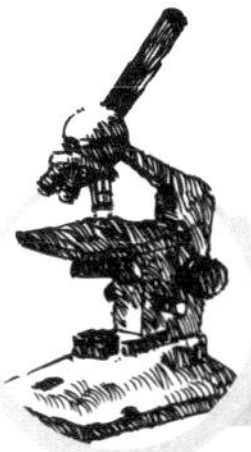

La vérité sur les cellules

Effets toxiques de l'aluminium sur les cellules

Même si l'aluminium est l'élément qui se classe au troisième rang en abondance sur la terre, il n'a aucune fonction pratique dans le corps humain. Sa présence ne provoque que de la toxicité et un mauvais fonctionnement des structures cellulaires et des systèmes biologiques.

Les organes cibles de la toxicité de l'aluminium sont principalement les poumons, les os et le système nerveux central. Des études faites sur des animaux démontrent que la présence d'aluminium dans le système nerveux provoque une expression génétique cytosquelettique modifiée et des dommages aux protéines structurales qui se trouvent dans les cellules du cerveau, notamment la formation de filaments de protéines riches en phosphate. On voit ces protéines dans plusieurs maladies neurologiques, y compris la démence, la sclérose en plaques et la maladie d'Alzheimer.

En général, on trouve la plus importante accumulation d'aluminium dans les grosses cellules indivisibles de longue vie comme les neurones. L'aluminium se lie irréversiblement aux molécules qui se trouvent dans le noyau, réticule l'ADN et bloque la réplication de l'ADN. Si la réticulation n'est pas réparée, il en découle l'arrêt de la réplication et la mort de la cellule.

Et je savais même à ce moment-là qu'il existait des liens possibles entre les composés d'aluminium et les maladies comme le cancer du sein, l'insuffisance rénale, la maladie d'Alzheimer et la maladie de Parkinson. Heureusement, j'ai surmonté ma phobie de parler en public et j'ai abandonné cette pratique bizarre m'appliquer de l'antisudorifique sur les mains.

Toutefois, de nombreuses personnes continuent d'utiliser des antisudorifiques et courent le risque de subir de graves problèmes plus tard au cours de leur vie. Nos craintes sociales continuent de prendre priorité sur notre instinct de survie fondamental.

L'aluminium s'accumule dans les lysosomes des cellules, le noyau et la chromatine, où il réagit fortement avec de nombreuses molécules importantes. L'aluminium fait concurrence au niveau moléculaire à des minéraux importants pour les systèmes biologiques, surtout le magnésium, mais aussi le calcium. L'aluminium fait concurrence au fer pour la transferrine et est ainsi distribué à tous les organes et les tissus du corps.

Finalement, l'aluminium peut provoquer du stress oxydatif, ce qui nuit à la fonction des membranes cellulaires essentielles. Le stress oxydatif provoqué par l'aluminium sur la gaine de myéline riche en lipides, qui rend possible la fonction nerveuse, a été associé à la maladie de Parkinson et à la sclérose latérale amyotrophique (maladie de Lou Gehrig).

Toxicité de l'aluminium

On s'inquiète au sujet de l'aluminium parce que ses effets sont cumulatifs. La menace que pose l'aluminium pour notre santé vient du fait qu'on l'utilise dans tant de produits, littéralement des milliers, qui vont des escabeaux aux antisudorifiques.

En fait, les médicaments en vente libre peuvent représenter une des sources les plus fréquentes de contact personnel avec l'aluminium.

- Les utilisateurs d'aspirine tamponnée, comme les personnes qui font de l'arthrite, peuvent prendre jusqu'à 500 mg d'aluminium tous les jours.
- Une dose typique d'antiacide qui contient de l'aluminium peut en contenir jusqu'à 400 mg et la dose totale d'une journée entière peut fournir un apport de 800 à 5 000 mg d'aluminium.

Les aides à la digestion comme les remèdes contre la diarrhée et les hémorroïdes peuvent aussi contenir de l'aluminium[9]. Les aliments cuits ou entreposés dans des chaudrons d'aluminium et dans le papier d'aluminium peuvent représenter d'autres sources. Des sels d'aluminium sont utilisés comme additifs dans les préparations pour gâteau, la pâte congelée, les préparation à crêpes, les farines à levure, les fromages transformés et les aliments au fromage.

Même si l'on ne connaît aucune raison pour laquelle le corps humain, ou même animal, aurait besoin d'aluminium, on en trouve dans la plupart des tissus humains et végétaux. L'aluminium cause des problèmes pour le corps en grande partie parce qu'il fait concurrence à plusieurs autres éléments qui ont des caractéristiques semblables. Si vous avez une carence en minéraux comme le magnésium, le calcium ou le fer, l'aluminium est toujours là pour prendre leur place dans vos cellules. C'est comme si au cours de la construction d'un pont en acier, un travailleur installait des poutres en aluminium lorsqu'il ne peut en trouver en acier. Votre pont possédera toujours des endroits vulnérables qui ne fonctionneront pas correctement et le pont s'effondrera très possiblement.

Tout comme le feront vos cellules.

Même si le corps tente d'excréter la plus grande partie de l'aluminium qu'il ingère, tout excès est déposé dans divers tissus, notamment les os, le cerveau, le foie, le cœur, la rate et les muscles. Dans certains tissus qui se régénèrent lentement, comme le cerveau, il est difficile d'éliminer l'aluminium lorsqu'il est en place, ce qui provoque des dommages à long terme.

En bout de ligne, il faut connaître les dangers de toxicité de l'aluminium et évaluer les risques. N'oubliez pas que même si les Nord-Américains se sentent gênés par la perspiration, le corps a conçu cette méthode pour se refroidir et se nettoyer quotidiennement. L'utilisation d'un déodorant qui ne contient pas d'antisudorifique constitue une bonne option, surtout lorsque vous savez que vous ne suerez pas autant.

Une camisole peut aussi aider à cacher la perspiration des aisselles.

Solution simple :

N'utilisez pas de déodorant antisudorifique pendant les mois plus froids ou la fin de semaine lorsqu'il ne déplaît à personne que vous transpiriez un peu.

Bien sûr, vous possédez peut-être des glandes sudoripares hyperactives ou vivez dans un climat humide et donc décidez peut-être que l'antisudorifique est nécessaire l'année durant. Si c'est le cas, attaquez-vous à l'aluminium d'un autre angle.

Solution simple :
Si vous portez de l'antisudorifique, enlevez-le le soir en vous lavant. Vous n'en avez pas besoin pendant que vous dormez.

Vous pouvez éviter les autres sources d'aluminium, comme les antiacides. Pensez aussi à un régime de désintoxication qui vous aidera à appuyer la capacité de votre corps à éliminer cet aluminium, surtout pour le faire sortir de votre cerveau. Parmi les façons naturelles de se désintoxiquer, notons l'ingestion de pectine de pomme, de jus de citron, de laminaire ou de curcuma ainsi que prendre un bon vieux bain aux sels d'Epsom.

Et lorsque vous le pouvez, allez-y et suez un peu.

Pour obtenir de plus amples renseignements sur les régimes de désintoxication, visitez le site www.myhealthyhome.com/desintoxication.

Chapitre 5
Des dents blanches et éclatantes

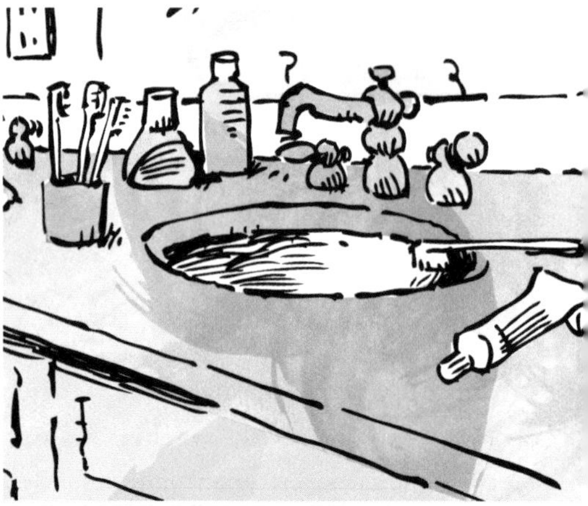

Combien d'ascenseurs se sont vidés, combien d'histoires d'amour naissantes tuées à cause de la mauvaise haleine? Les cas doivent se chiffrer en millions, dans les publicités du moins.

Oh, et quelle misère si vos dents ne sont pas blanches et éclatantes.

Le rayon du supermarché ou de la pharmacie consacré à l'hygiène dentaire peut intimider par sa sélection impressionnante : ultra-blanchissant, réducteur de sensibilité, purificateur d'haleine, anti-caries et anti-tartre. Rafraîchissant, non?

Le soin des dents et des gencives fait partie intégrante de la santé générale. Cependant, nombre d'entre nous introduisons sans le savoir des toxines directement dans notre bouche dans le but d'obtenir un sourire « sain ».

QUESTIONS

Jusqu'à quel point votre maison est-elle toxique?

Pointages

1. Utilisez-vous un dentifrice au fluorure? Oui______ (8 points)
2. Inventoriez vos dents. Combien de plombages argentés avez-vous? (10 points chacun)
3. Si vous n'avez pas de plombages argentés, saisissez zéro pour cette question. Si vous avez des plombages argentés, quelles sont vos habitudes parmi celles de la liste suivante? (sélectionnez toutes les options pertinentes)
   - ☐ Mâcher de la gomme (4 points)
   - ☐ Mâcher de la glace (3 points)
   - ☐ Consommer des boissons chaudes (café, thé, etc.) (4 points)
4. Qu'utilisez-vous contre la mauvaise haleine? (sélectionnez toutes les options pertinentes)
   - ☐ Gomme à mâcher (6 points)
   - ☐ Rince-bouche (4 points)
   - ☐ Brosse à langue (0 point)

Votre pointage de danger « sourire éclatant »

1-12	13-24	25-36	37+
Sourire fendu jusqu'aux oreilles	Neutre	Boudeur	Renfrogné

Bouche toxique

« À conserver hors de portée des enfants de moins de 6 ans. Si une quantité de produit excédant la quantité nécessaire au brossage est avalée, consultez votre médecin ou communiquez immédiatement avec un centre antipoison »

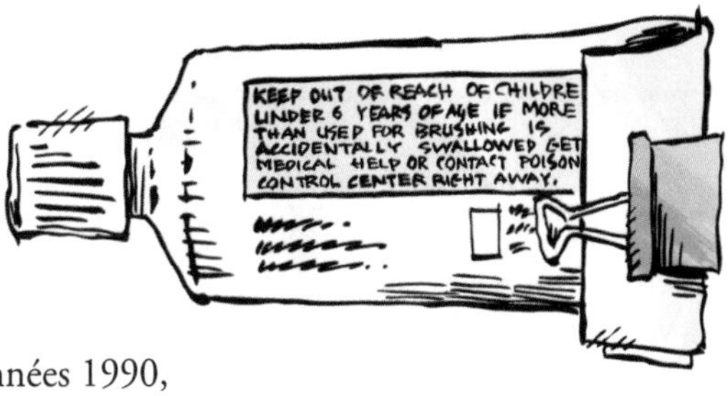

Vous manipulez des produits arborant ces mots une ou deux fois par jour depuis plus de dix ans. Il s'agit d'une mise en garde obligatoire sur tous les tubes de dentifrice au fluorure fabriqués aux États-Unis. La FDA a exigé cette mise en garde vers la fin des années 1990, lorsqu'il a été manifeste que de jeunes enfants pouvaient tomber gravement malades, et même mourir des suites d'un empoisonnement au fluorure.

Attendez! Donc : avaler du dentifrice au fluorure *peut entraîner la mort?*

C'est vrai, cependant de nombreux gouvernements locaux aux États-Unis ont légiféré en faveur de la fluoration des réserves en eau.

L'ironie, c'est que l'ingestion de quantités excessives de fluorure, que ce soit par l'intermédiaire de dentifrice, d'eau fluorée ou d'une combinaison de sources, peut en fait endommager l'émail des dents des jeunes enfants. Cette affection, appelée émail fluorotique, peut provoquer une décoloration crayeuse ou brune de l'émail et son érosion. La raison pour laquelle nous prenons du fluorure (et nous en donnons à nos enfants) est manifestement dans le but de renforcer les dents, cependant cette pratique peut entraîner l'effet tout à fait opposé!

Nous aurait-on menti? Ou devrais-je me montrer plus politiquement correct et dire que nous sommes « mal informés »?

Absolument.

Le fluorure est essentiellement constitué de déchets industriels remarquablement reconditionnés et vendus efficacement au fil des années dans des produits à administration topique tels que le dentifrice, ainsi que dans le traitement massif de nos réserves en eau.

Mais gardons le sourire : nous n'avons pas à choisir entre nous brosser les dents avec du poison et avoir des dents blanches et saines. Tout d'abord, c'est l'action physique de la brosse à dents qui nettoie *vraiment* les dents, et non le dentifrice. Et il existe d'excellents dentifrices sans fluorure, disponibles dans les magasins spécialisés dans la santé, des chaînes d'épiceries plus importantes ou en ligne, qui procurent cette sensation mentholée et mousseuse que nous associons au brossage des dents. Un brossage deux fois par jour, sans oublier la langue, l'utilisation de soie dentaire et des visites régulières chez le dentiste : voilà tout ce dont nous avons besoin pour un beau sourire.

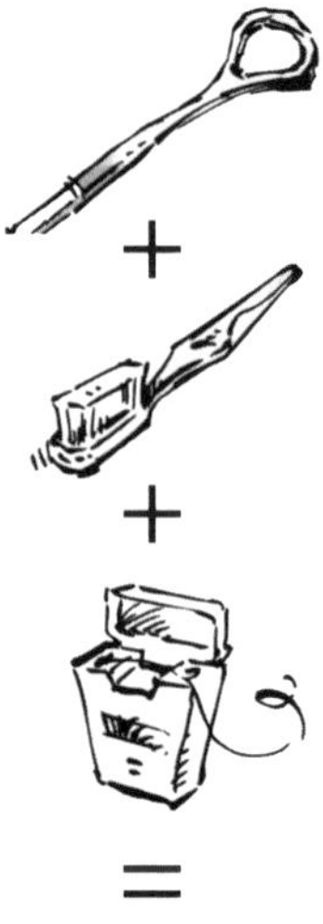

Solution simple :

Prenez un supplément de calcium, de magnésium et de vitamine D tous les jours pour garder des dents en bonne santé.

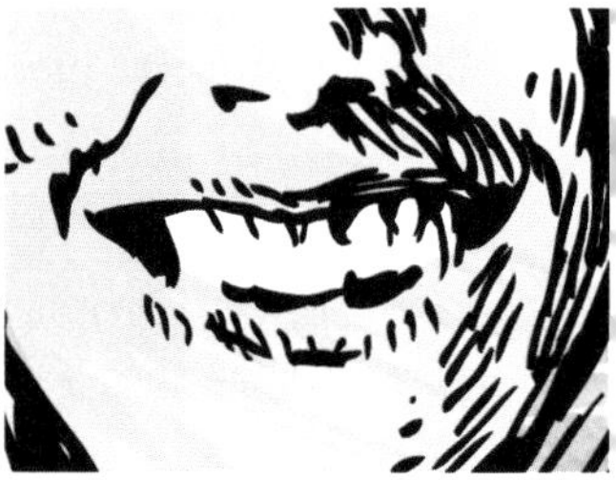

Et si vous refusez de discontinuer l'utilisation de dentifrice au fluorure, appliquez-en la plus petite quantité possible sur votre brosse à dents et surveillez étroitement les enfants pour éviter qu'ils n'en avalent.

VRAI OU FAUX? La plupart des rince-bouche contiennent des ingrédients tels que le formaldéhyde qui peuvent être dangereux s'ils sont avalés.

Vrai.

Une dose de savon a pu vous dissuader de sacrer lorsque votre mère vous lavait la bouche étant enfant, mais certains rince-bouche sur le marché aujourd'hui peuvent constituer une bonne raison de lâcher un flot de sacres.

Tout comme pour les autres produits que nous appliquons sur notre peau, nous ne devons pas supposer qu'il est sans danger d'utiliser des produits dentaires parce qu'ils sont fabriqués pour un usage buccal. Les éradicateurs de bactéries comme le phénol, le crésol et l'éthanol, qui sont utilisés dans les désinfectants pour salles de bains sont aussi compris, en concentration moindre toutefois, dans les produits destinés à l'usage buccal, qui peuvent être avalés et seront absorbés par les tissus mous de la bouche. Parmi les autres ingrédients que l'on trouve dans les rince-bouche, notons le formaldéhyde et l'ammoniaque. Mais ce n'est pas une surprise. Sinon pourquoi l'étiquette mettrait-elle en garde contre l'ingestion du produit?

C'est tout bête!

Nous connaissons les aliments qui donnent mauvaise haleine. L'ail et l'oignon, par exemple, sont absorbés dans le sang et exhalés par les poumons, un processus qui peut continuer pendant plusieurs jours. Le tabac bien sûr donne mauvaise haleine, mais la sécheresse de la bouche aussi car la salive permet de nettoyer la bouche. Et lorsque les bactéries décomposent les particules alimentaires logées entre les dents, il peut en résulter une mauvaise haleine.

Le brossage et l'utilisation de soie dentaire tous les jours, et le fait de boire beaucoup d'eau pure, doit suffire à la santé des gencives et à éviter la mauvaise haleine. Mais si vous souffrez toujours d'halitose, vous pouvez vous brosser la langue, à l'aide d'un instrument disponible au rayon dentaire de la plupart des pharmacies. Cet outil simple résoudra vos problèmes de mauvaise haleine beaucoup plus efficacement qu'un rince-bouche chimique.

Solution simple :

Pensez à vous rincer la bouche au moyen d'eau aromatisée de quelques gouttes d'extrait de cannelle, de menthe poivrée ou d'anis.

Du poison plein la bouche

Approchez-vous du miroir et ouvrez grand la bouche.

Observez vos dents de près. Que voyez-vous?

Ce n'est pas le moment d'y voir un plombage argenté. Ces plombages de couleur argent sont constitués de mercure. Chaque fois que vous mastiquez ou buvez des liquides chauds, vos plombages argentés exhalent des vapeurs de mercure, le métal non radioactif le plus toxique sur terre, qui sont libérées et absorbées par votre bouche.

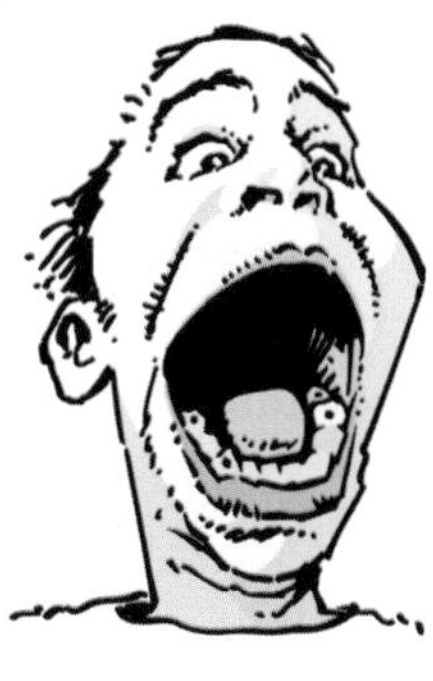

« L'argent liquide »

Le mercure est le seul métal qui se présente sous forme liquide dans son état élémentaire. Son symbole chimique, Hg, vient du mot grec *hydrargyrias*, qui signifie « argent liquide ». À température ambiante, le métal liquide libère des vapeurs gazeuses empoisonnées, inodores et incolores. Les quantités libérées augmentent avec la température.

Une fois inhalée, la vapeur de mercure passe directement dans les poumons et entre immédiatement dans le courant sanguin. Ce qui n'est pas stocké dans les cellules sanguines se diffuse rapidement dans les autres cellules et tissus du corps. Le mercure peut empoisonner et tuer pratiquement toutes les cellules. Peu importe son emplacement dans le corps, ce métal particulièrement lourd est nocif du moment qu'il est présent[1].

Vous vous rappelez probablement le chapelier fou dans le livre, et les nombreux films, *Alice au pays des merveilles*. Dans mon enfance, je savais que le chapelier était fou, mais ce n'est que plus tard que j'ai appris la véritable origine de son nom. Au dix-neuvième siècle, le mercure était utilisé dans le processus de fabrication des chapeaux. Après des années d'inhalation de ce métal lourd dangereux, les fabricants de chapeau, ou chapeliers, souffraient souvent de maladies du système nerveux qui les faisaient trembler, si bien qu'ils semblaient fous.

D'où le terme « chapelier fou ».

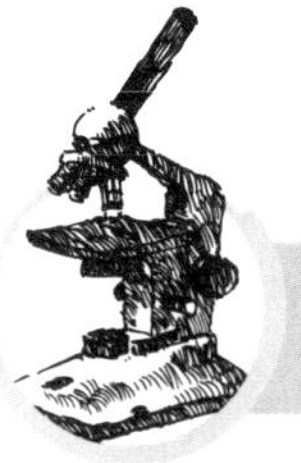

La vérité sur les cellules

Métaux toxiques et régénération de l'ADN

Le pire sort que puissent connaître les cellules vivantes est l'exposition aux métaux lourds tels que le plomb, le cadmium ou le mercure. La simple pensée de dégâts, de handicap et d'impossibilité de réparation cellulaire fait froid dans le dos.

Ces métaux toxiques attaquent sur plusieurs fronts, en détruisant les entités et les systèmes biologiques des cellules. Le mercure est le pire car le plus meurtrier. Leur première vague d'assaut consiste à administrer la gamme complète des espèces réactives à l'oxygène (ROS) pour endommager et détruire les cellules : radicaux hydroxyles, radicaux superoxydes et peroxyde d'hydrogène, ainsi que de l'oxyde nitrique. Ensuite, les défenses antioxydantes des cellules sont attaquées lorsque le mercure se lie directement aux sites sulfhydryles actifs, ce qui paralyse même la glutathion-peroxydase, l'enzyme antioxydante la plus puissante du corps. Chaque atome de mercure détruit irrémédiablement jusqu'à deux molécules de glutathion, ce qui augmente le risque d'endommagement des cellules et de maladie dégénérative.

Ces ROS ont jusqu'à présent réussi à handicaper pratiquement tous les autres composants cellulaires. Ils peuvent également détruire l'intégrité de membranes cytoplasmiques importantes.

Le mercure n'est qu'un des métaux lourds poisons qui perturbent votre santé, et pourtant il est beaucoup plus toxique que l'arsenic, le plomb ou le cadmium. La plus petite quantité de mercure, lorsqu'elle est absorbée par le corps, peut infliger des dommages répandus aux cellules, aux tissus et aux organes. Le mercure a une grande affinité pour les cellules nerveuses et entre facilement dans le cerveau. Lorsqu'il se trouve à l'intérieur du cerveau, il a un effet particulièrement destructifs sur les cellules nerveuses.

Heureusement, certains symptômes associés à la toxicité du mercure diminueront ou disparaîtront complètement lorsque les sources de mercure sont éliminées. L'amélioration est encore meilleure lorsque l'élimination de la source est combinée à un programme de désintoxication conçu pour retirer le mercure stocké dans votre corps [2].

Le coup de grâce des ROS est de provoquer le cancer des cellules ou leur suicide.

Le mercure neutralise également des enzymes clés de la mitochondrie cellulaire productrice d'adénosine triphosphate, source de l'énergie cellulaire. Si les cellules ne disposent pas d'un niveau d'adénosine triphosphate suffisant, ce qui reste de l'intégrité de leur membrane disparaît et le calcium qui pénètre sonne le glas des cellules. Au microscope, ce processus est presque douloureux à observer : le gonflement cytoplasmique, l'agglutination chromatinienne, l'apparition de cloques sur la membrane et l'engorgement mitochondrial sont horribles à contempler.

On ne peut pas se tromper sur le stade final de la mort des cellules : elles se rompent et leur contenu se répand dans l'espace intercellulaire.

Parmi les côtés sombres du mercure, notons qu'il peut être inséré dans n'importe quel produit que nous trouvons aujourd'hui sur le marché. Les consommateurs ne savent simplement pas qu'il s'y cache. On trouve du mercure dans les antiseptiques, les piles, les cosmétiques, les produits de couche, les interrupteurs et commutateurs électriques, les ampoules écoénergétiques, les assouplisseurs de tissu, les cires et polis à plancher, les peintures, les parfums, les fournitures photographiques, les encres pour tatouage, les agents de conservation du bois, etc [3].

La liste semble infinie.

Danger biologique dentaire

Des millions de personnes sont exposées au mercure à leur lieu de travail ainsi que par l'intermédiaire des produits qu'elles utilisent et de leur régime. Mais ce qui semble *vraiment* fâchant est que l'on se met le métal lourd le plus toxique et non radioactif de la planète dans la bouche à l'occasion d'une procédure médicale. En fait, la source la plus commune d'exposition au mercure provient des plombages dentaires.

Lorsque j'étais enfant, j'ai joué avec une boule de mercure que j'avais pris d'un thermomètre qui s'était brisé au laboratoire de mon père. Nous savions à ce moment-là que le mercure était toxique, donc nous avions utilisé une feuille de papier pour ramasser la boule de métal liquide et la faire rouler. Les dentistes savent que la même chose est vraie lorsqu'ils manipulent le matériau qu'ils utilisent pour faire les plombages et traitent le matériau dangereux comme le danger biologique qu'il est vraiment.

Pourtant, ils nous en mettent quand même dans la bouche.

Si vous avez la bouche pleine de plombages au mercure, vous créez suffisamment de vapeurs de mercure, lorsque vous mâchez, pour que l'environnement de votre bouche dépasse les normes de l'OSHA.

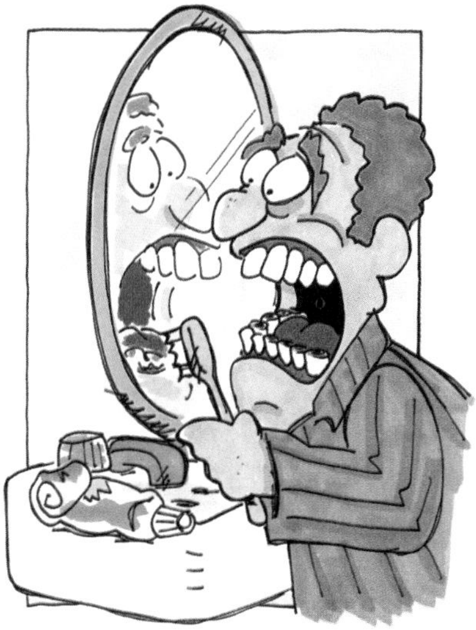

On ment lorsqu'on dit que le mercure se stabilise lorsqu'on le place dans un plombage. Si vous avez la bouche plein de plombages au mercure, vous créez suffisamment de vapeurs de mercure, lorsque vous mâchez, pour que l'environnement de votre bouche dépasse les normes de l'Occupational Safety and Health Administration (OSHA) américaine. On ne vous laisserait pas travailler dans une pièce qui contient autant de vapeurs de mercure. Et pourtant, nous dégageons ces vapeurs et les absorbons de façon sublinguale, et elles entrent dans notre sang par les tissus de la bouche, ou nous les inspirons dans nos poumons et elles se déplacent jusqu'à notre cerveau.

L'American Dental Association (ADA) a maintenant diffusé des avertissements au sujet du retrait de plombages parce que la chaleur des perceuses des dentistes dégagent des vapeurs de mercure et que des morceaux de plombages au mercure peuvent être avalés. Si le réchauffement des plombages au mercure pose un problème, nous devrions également nous inquiéter du réchauffement de ces plombages à la suite de la friction de la mastication ou lorsqu'on boit une tasse de café ou de thé chaud. Et parce que la durée d'un plombage au mercure est d'environ de sept à quinze ans, les plombages tombent éventuellement et peuvent facilement être avalés.

Votre dentiste traite les plombages retirés comme s'il s'agissait de déchets nucléaires. Alors pourquoi avez-vous de ce matériau dans la bouche?

La FDA admet que les plombages au mercure posent de graves risques

Après des années de négociations et de pertes de temps, la Food and Drug Administration (FDA) américaine a finalement admis, en 2009, que le mercure des plombages dentaires en amalgame pouvaient être toxique pour les enfants et les fœtus en développement. L'admission a eu lieu lorsque la FDA a réglé une poursuite déposée par l'organisme Moms Against Mercury et d'autres personnes préoccupées par l'exposition au mercure. Dans le règlement de cour, la FDA a accepté d'alerter les consommateurs sur son site Web au sujet des risques potentiels pour la santé[4].

RÉGLEMENTATION

Paradoxe de sécurité du mercure

Organisme	Opinion
FDA	
OSHA	
ADA (pour les dentistes)	
ADA (pour vous)	
OMS	

Cette décision de cour était nécessaire comme premier pas pour bannir complètement l'utilisation de mercure pour toutes les procédures médicales et dentaires. Mais l'utilisation d'amalgame au mercure dans les plombages dentaires continue, malgré une réduction stable en raison de la sensibilisation du public.

Le mercure est un poison et n'a pas de place dans la bouche des humains. Pourtant, l'ADA nie historiquement que l'utilisation de mercure dans les plombages dentaires pose des dangers, et ce malgré toute une gamme de preuves du contraire. Mais quand vous y pensez, comment pourrait-elle admettre que les plombages au mercure causent des maladies comme la maladie d'Alzheimer, la maladie de Parkinson et de nombreuses autres? Si elle l'admet, elle pourrait perdre toute crédibilité et les poursuites seraient sans fin.

De son point de vue, il faut mieux continuer de mentir et ce jusqu'à tous les amalgames de mercure aient lentement disparu.

Comment pouvons-nous nous défaire du mercure?

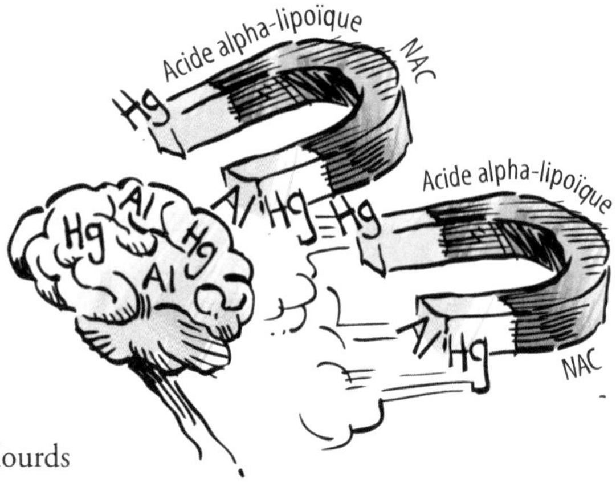

Les métaux lourds représentent une grande préoccupation non seulement en raison de leurs effets dévastateurs sur le corps, mais aussi en raison de leur *persistance* dans le corps. Si vous bloquez toutes les sources d'exposition actuelle aux métaux lourds comme le mercure mais que vous ne faites rien pour appuyer la capacité de votre corps à les éliminer, il faudra des années, possiblement toute une vie, pour éliminer l'accumulation.

Le fait est que le mercure s'élimine atome par atome par l'action des systèmes de désintoxication naturelle du corps, notamment plusieurs antioxydants puissants, substances que fabriquent nos cellules ou que l'on consomme dans nos aliments, qui réduisent les dommages oxydatifs. Certains antioxydants peuvent chélater, ou se lier, avec le poison afin de l'éliminer des cellules et l'évacuer du corps. Cependant, si vous avez une carence en antioxydants, si les systèmes de désintoxication de vos cellules ne fonctionnent pas bien ou si simplement trop de mercure entre dans votre corps, ce processus d'élimination peut être surchargé et s'arrêter.

Heureusement, si l'on élimine les sources de contamination et que nos systèmes de désintoxication sont appuyés par un soutien nutritionnel optimal, on peut accélérer la désintoxication.

Solution simple :
Si vous avez été exposé au mercure, pensez à prendre un supplément qui contient du N-acétyl-L-cystéine et de l'acide alpha-lipoïque pour aider à la désintoxication.

Si vous n'étiez pas au courant de cette information, nous espérons avoir suscité un intérêt envers les dangers du mercure et les répercussions des plombages en amalgame sur votre santé et la santé des membres de votre famille qui en possèdent.

Toute personne qui connaît le Dr Wentz, même s'il n'est qu'une connaissance, sait qu'il se passionne pour l'interdiction d'utiliser les amalgames au mercure dans les plombages dentaires. En 2004, il a écrit le livre *Du poison plein la bouche*, à la suite de beaucoup de recherches, afin de sensibiliser davantage au sujet de cette pratique médicale dangereuse et ses impacts sur notre santé.

Lorsqu'il a appris à quel point les plombages au mercure sont dangereux, nous nous sommes tous fait enlever nos plombages argentés dans la famille pour les remplacer par des alternatives biocompatibles plus sécuritaires. Nous avons par la suite suivi un programme de désintoxication du mercure en prenant aussi des suppléments nutritifs qui nous aideraient à éliminer le mercure qui s'était accumulé dans notre corps.

Que vous ayez la bouche pleine de plombages argentés ou que vous n'en ayez qu'un tout petit à l'arrière, vous pouvez aussi réduire votre exposition. Travaillez avec un dentiste biologique afin de remplacer sécuritairement vos plombages au mercure par des plombages biocompatibles. Si vous avez des problèmes d'argent ou de temps, demandez à votre dentiste de surveiller de près vos plombages au mercure et de les remplacer de façon sécuritaire, un à la fois, lorsque le temps est venu.

{ Travaillez avec un dentiste biologique afin de remplacer sécuritairement vos plombages au mercure par des plombages biocompatibles. }

Vous pouvez aussi réduire votre exposition au mercure à la table. Même si vous adorez le sushi, essayez de cesser de manger les poissons qui contiennent la plus grande quantité de mercure, notamment le thon et l'espadon. Procurez-vous plutôt vos acides gras essentiels auprès de sources comme des suppléments oméga-3 purifiés comme l'huile de poisson ou l'huile de lin.

Pour en apprendre davantage sur le mercure et évaluer votre exposition, visitez le site www.myhealthyhome.com/mercure et lisez le livre du Dr Wentz intitulé *Du poison plein la bouche.*

Chapitre 6
Ne partez pas dans les vaps

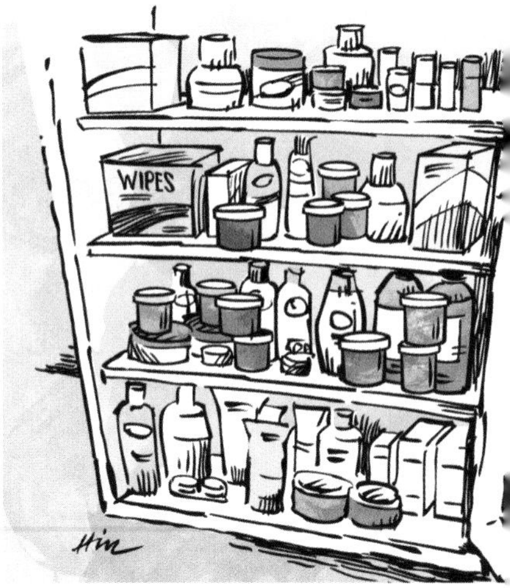

Tous les matins, peu importe ce qui nécessite notre pleine attention au cours des heures à venir, nous devons considérer que nous sommes le PDG de notre corps.

Nous faisons face à des décisions quotidiennes qui ont des ramifications à long terme. Comment traiter ou prévenir nos maux? Avec des antibiotiques, des vaccins, des produits antibactériens, des médicaments sous ordonnance, des antidouleurs en vente libre et des antiacides? Or en faisant preuve de bon sens et en nous fiant à notre système immunitaire?

Comme tout bon conseiller en stratégies commerciales, nous devons regarder plus loin que les remèdes temporaires faciles et faire des investissements solides dans notre santé, investissements qui offriront des récompenses durables à long terme.

QUESTIONS

Jusqu'à quel point votre maison est-elle toxique?

Pointages

1. Parmi les produits suivants, lesquels utilisez-vous qui contiennent du triclosan d'autres ingrédients antibactériens? (sélectionnez toutes les options pertinentes)
   - ☐ Désinfectant pour les mains (6 points)
   - ☐ Savon antibactérien (3 points)
   - ☐ Serviettes antibactériennes (4 points)
   - ☐ Vaporisateur antibactérien (6 points)
   - ☐ Brosse à dents antibactérienne (3 points)
2. Vous faites-vous vacciner contre la grippe tous les ans? Oui________ (8 points)
3. Combien de médicaments d'ordonnance périmés conservez-vous dans votre armoire à pharmacie au cas où? (5 points chacun)
4. Quand prenez-vous un antidouleur comme de l'aspirine, de l'acétaminophène ou de l'ibuprofène? (sélectionnez une option)
   - ☐ Lorsque j'anticipe de la douleur (12 points)
   - ☐ Au premier signe d'inconfort (8 points)
   - ☐ Si la douleur me distrait (3 points)
   - ☐ Si la douleur est insoutenable (0 point)
5. Combien de médicaments en vente libre ou d'ordonnance (sirop contre la toux, antihistaminiques, vaporisateurs nasaux, etc.) prenez-vous normalement lorsque vous avez un rhume? (3 points chacun)

Votre pointage de danger « médicaments »

1-8	9-16	17-24	25+
Propre	Usager récréatif	Proche de l'usage abusif	Accro

Combattre les germes

Avec la découverte et l'utilisation répandue des antibiotiques et des vaccins au cours du siècle dernier, nous sommes rapidement devenus une société qui cherche à combattre chaque petite bestiole qui croise notre chemin. Même si les avancements médicaux et des normes d'hygiène beaucoup plus élevées nous ont aidés à faire de grands progrès dans la lutte contre les maladies infectieuses, nous devons considérer les compromis de notre guerre non naturelle contre les germes, guerre que nous ne pouvons pas espérer gagner en stérilisant la planète vous dira mon père microbiologiste.

Antibiotiques

La plupart d'entre nous attrapons un rhume trois ou quatre fois par année et nos enfants encore plus souvent. Les symptômes varient : nez bouché, gorge qui pique ou douloureuse, maux d'oreilles, toux, éternuements, écoulements nasaux. Mais ce qui ne varie pas est que nous sommes dans un état déplorable et nous voulons nous remettre *immédiatement*.

Un grand nombre de personnes pensent qu'il est inacceptable de se cacher pendant une semaine ou plus pendant que l'on compose avec des symptômes viraux incommodants. Donc ces personnes se rendent chez le médecin, où elles arrivent à se faire donner une ordonnance pour antibiotiques. Ou bien elles ouvrent leur armoire à pharmacie où les attend une vieille bouteille d'amoxicilline.

« Enfin », pense l'enrhumé, « je vais me sentir mieux ». Quelques jours plus tard, lorsque le virus du rhume a fait son cours normal, l'enrhumé se sent vraiment mieux, ce qui renforce sa croyance mal fondée que les antibiotiques constituent une cure merveilleuse pour tout. La vérité est triste et simple : les antibiotiques n'ont rien fait pour aider. Ils ont possiblement plutôt mis les abuseurs, et le reste d'entre nous, à risque.

Développer la bactérie Frankenstein

Les antibiotiques combattent les infections *bactérielles* et ne font rien pour guérir les infections *virales* comme le rhume, la grippe et la plupart des maladies des voies respiratoires supérieures. Beaucoup d'entre nous préférons ne pas nous aventurer et prenons un antibiotique « au cas où » il aiderait. En agissant de la sorte, nous nous sommes transformés en collaborateurs involontaires à la création d'une bactérie qui résiste aux antibiotiques.

La bactérie est une créature qui peut remarquablement bien s'adapter lorsqu'il s'agit de survivre dans la nature, et dans notre corps. La bactérie, comme la plupart des choses vivantes, comprend naturellement des variants qui lui permettent de survivre dans des conditions environnementales changeantes. Lorsqu'une personne prend un antibiotique, le médicament tue la plupart des bactéries sans défense, mais peut laisser derrière lui une petite quantité de microbes qui ont une résistance naturelle au médicament. Ces bactéries rebelles se multiplient alors rapidement, et leur nombre augmente par milliers tous les jours pour ainsi devenir le micro-organisme prédominant.

En raison de l'utilisation irresponsable des antibiotiques, presque tous les principaux types d'infection bactérielle réagissent moins au traitement antibiotique lorsqu'il est nécessaire. Vous avez probablement entendu parler aux nouvelles de formes de tuberculose et d'infections staphylococciques qui résistent maintenant aux médicaments, ce qui en fait des maladies beaucoup plus dangereuses et coûteuses à traiter. Ces bactéries peuvent rapidement se répandre parmi les patients à l'hôpital et dans les centres d'hébergement et de soins de longue durée ainsi que parmi les membres de la famille et les collègues en santé.

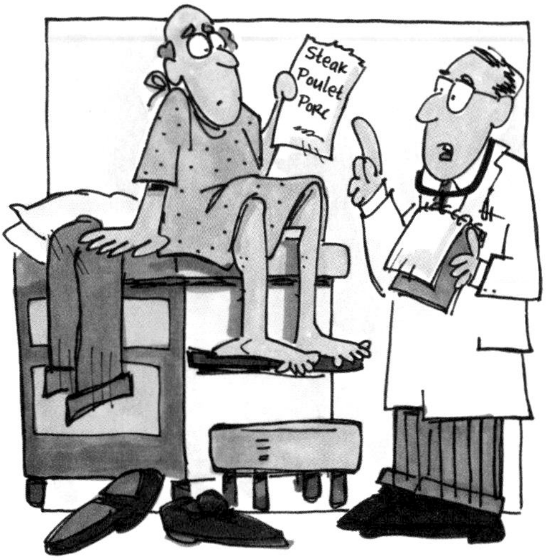

« Il s'agit de la nouvelle ordonnance d'antibiotiques. »

Même si la formation de bactéries résistantes est un processus naturel, nous pouvons la ralentir en réduisant notre ingestion d'antibiotiques. Cela signifie qu'il ne faut prendre des antibiotiques *que* lorsqu'ils sont vraiment nécessaires. Nous devons également les prendre correctement lorsqu'on nous en ordonne. Nous ne devons pas cesser de prendre nos médicaments quelques jours plus tôt parce que nous allons mieux, puisqu'il est alors presque certain que les bactéries les plus fortes et les plus résistantes survivront et se multiplieront. Nous serons alors très probablement malades de nouveau et cette fois nous aurons besoin d'un médicament plus puissant et plus coûteux.

Donc ne prenez des antibiotiques *que* lorsqu'on vous les prescrit, lorsqu'ils sont absolument nécessaires, et prenez-les *correctement.*

Médicaments dans nos aliments

Même si vous êtes une personne qui n'utilise pas incorrectement les antibiotiques, vous en ingérez possiblement une dose quotidienne sans le savoir.

Selon un rapport spécial récemment publié par la Associated Press, en 2008, les États-Unis ont utilisé environ trente-cinq millions de livres d'antibiotiques et 70 % de ces médicaments ont été ingérés par des vaches, des poulets et des cochons que nous mangeons tous les jours[1]. On ne donne pas des antibiotiques qu'à des animaux malades, on en donne aussi aux animaux en bonne santé pour aider à accélérer leur croissance. Les animaux destinés à l'alimentation reçoivent généralement les mêmes types de médicaments que prennent les humains, ce qui signifie que le bétail est un important contributeur au problème de la bactérie qui résiste aux antibiotiques.

{ Toutes les fois que vous mangez de la viande, vous vous droguez possiblement aux antibiotiques. }

Toutes les fois que vous mangez de la viande, vous vous droguez possiblement aux antibiotiques.

Mais attendez, les antibiotiques ne se retrouvent pas que dans votre assiette. Ils se trouvent également dans l'eau potable en raison des eaux de ruissellement qui proviennent des activités agricoles.

Les puissants groupes de pression qui défendent l'agriculture et les médicaments exercent une énorme influence sur nos législateurs et nos agences de réglementation gouvernementales, ce qui signifie qu'il incombe aux consommateurs de se protéger. Vous pouvez commencer par n'acheter que de la viande biologique qui ne contient ni antibiotiques ni hormones. Elle sera plus coûteuse, mais ce sera l'occasion de vous demander ce que vous obtenez *réellement* lorsque vous achetez un rôti de porc ou des poitrines de poulet à un prix ridiculement bas.

L'expression « aubaine du tonnerre » prend une toute nouvelle signification.

Solution simple :

Donnez un coup de pouce à votre système immunitaire en prenant un supplément probiotique qui contient des bactéries avantageuses. À la pharmacie ou à l'épicerie, cherchez simplement un produit qui contient des cultures « vivantes et actives ».

Et si vous trouvez que la dépense vous fait réduire votre consommation de viande, et bien ce n'est pas une mauvaise chose non plus. N'oubliez pas que les épiceries et leurs fournisseurs suivront l'argent. Vous pouvez devenir un important défenseur de la qualité des aliments en n'achetant que de la viande saine qui ne contient pas d'antibiotiques.

Produits antibactériens

Lorsque les postes d'informations nous présentent des nouvelles fraîches de la minute au sujet des plus récents rapports de grippe et des annonces d'agent de nettoyage qui nous montrent que des bactéries microscopiques se cachent partout dans nos maisons, il est évident que nous sommes devenus de plus en plus paranoïaques au sujet des germes. Pourtant, il n'est pas nécessaire d'allumer la télé pour vous en rendre compte. Regardez autour de vous à l'aéroport, à l'école, au travail, dans les édifices publics et dans les magasins et vous trouverez des produits antibactériens à base de triclosan partout!

Le triclosan est un agent antibactérien synthétique que l'on trouve désormais dans toute une gamme de produits de consommation comme les déodorants, les cosmétiques, les tissus acryliques, les plastiques, près de la moitié de tous les savons commerciaux et même les dentifrices. Cependant, une analyse récente effectuée à l'école de santé publique de l'University of Michigan a démontré que l'utilisation de savon qui contient du triclosan n'est pas plus efficace pour prévenir les maladies infectieuses que le lavage de mains avec du savon ordinaire[2].

On a également soulevé des questions au sujet des risques possibles pour la santé que pose le triclosan.

Premièrement, la combinaison du triclosan avec les produits chimiques que l'on trouve communément dans l'eau du robinet, tels que le chlore, peut former des substances toxiques dangereuses comme les dioxines et le chloroforme. Le triclosan a aussi été associé à la toxicité du foie et par inhalation et il peut perturber le fonctionnement de la thyroïde. La Environmental Protection Agency (EPA) américaine classe le triclosan parmi les pesticides et lorsque le produit chimique a fait ses débuts en 1972, son usage était limité aux environnements de soins de la santé, comme le nettoyage des mains avant les opérations chirurgicales. Aujourd'hui, cependant, on trouve le triclosan partout dans les foyers et les lieux de travail américains.

Deuxièmement, une utilisation si répandue d'un agent antibactérien comme le triclosan est susceptible d'encourager la résistance dont les bactéries font preuve face aux antibiotiques. Au lieu d'éliminer les bactéries au hasard comme le font les savons réguliers et les produits à base d'alcool, le triclosan peut empêcher la croissance de bactéries d'une façon qui laisse derrière elle une proportion plus importante de bactéries résistantes.

Troisièmement, les produits antibactériens peuvent en fait nuire au fonctionnement du système immunitaire, surtout chez les jeunes enfants. Notre corps fabrique naturellement des anticorps et il le fait pour réagir à l'exposition aux bactéries et aux virus. Ces anticorps restent dans notre corps et empêchent que nous tombions malades de nouveau en raison du même virus.

Lorsque les enfants sont gardés dans des environnement presque stériles, ils n'ont pas la chance d'accumuler ces anticorps de grande valeur dont ils auront besoin plus tard pour combattre les maladies.

Avec seuls quelques avantages prouvés et de nombreux dangers graves pour la santé, les produits antibactériens de tous les jours perdent de leur lustre. Vous n'avez pas besoin d'une brosse à dents antibactérienne et il n'est pas nécessaire que vos enfants jouent dans un environnement d'une stérilité équivalente à celle d'une salle d'opération.

En fait, cela pourrait leur nuire.

Vaccins

Solution simple :

Évitez d'acheter des produits qui contiennent du triclosan et son cousin chimique le triclocarban. Lavez-vous simplement les mains avec du savon régulier et de l'eau pour éliminer les germes.

Ce sujet ne fait pas nécessairement partie de la maison, mais il est associé aux médicaments que l'on trouve dans votre armoire à pharmacie. Il est tout aussi important pour votre santé et votre bien-être et *surtout* pour la santé de vos enfants.

La naissance de notre premier enfant a été une grande célébration pour Reneé et moi. Pourtant, l'arrivée d'Andrew a également représenté le point culminant de plusieurs mois de recherche et d'introspection.

Les longues délibérations que nous avons eues ne portaient pas sur la couleur de la peinture de la chambre ni même sur les choix de prénom de notre fils. Nous nous sommes plutôt posé des questions et inquiétés au sujet de la vaccination et de la non-vaccination. De plus en plus de parents commencent à poser cette question controversée et nombreux d'entre eux en sont venus à la même conclusion que nous.

Pas de vaccination.

Il s'agit d'un enjeu qui présente des craintes des deux côtés, c'est pourquoi il est important que les parents soient informés. En sachant quels sont les risques et les avantages de la vaccination, vous pouvez prendre la décision qui convient le mieux à votre famille.

VRAI OU FAUX? Une loi édictée par le congrès américain a donné aux fabricants de vaccins protection contre la plupart des revendications de responsabilité et les poursuites au civil pour les blessures ou les décès causés par les vaccins.

Vrai. (Vous décelez peut-être une suite d'idées dans ces questions « vrai ou faux ».)

La plupart des personnes présument aujourd'hui que les vaccins sont testés en profondeur lorsqu'il s'agit de la sécurité et l'efficacité avant d'être injectés au public.

Ils ne l'ont pas été.

Il n'existe aucune étude pour démontrer que les vaccins sont sécuritaires à long terme et aucune étude exhaustive n'a été réalisée sur les effets cumulatifs des doses multiples de vaccins[3]. Et maintenant que le gouvernement américain a assuré une « immunité » financière aux fabricants, ceux-ci ne sont pas motivés à dépenser de l'argent ou à passer du temps à réaliser des études de sécurité.

Bien que la question à savoir si divers vaccins sont efficaces fasse toujours partie de l'actualité, les preuves de *dangers* qui découlent de la vaccination s'accumulent. Il existe de nombreux exemples d'enfants qui ont contracté une maladie à la suite d'un vaccin qui était destiné à la prévenir. Beaucoup de preuves écrasantes démontrent aussi que certains vaccins peuvent être extrêmement

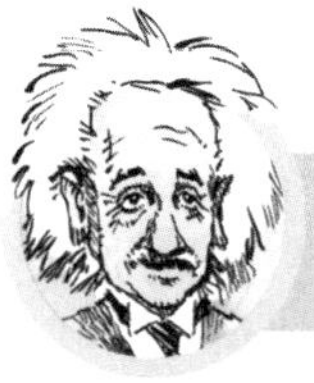

Interrogez le scientifique

« Dr Wentz, comme scientifique et comme grand-père, que pensez vous de la vaccination? »

Je me suis fait critiquer après avoir verbalisé mon opposition aux campagnes récentes de vaccination. Il s'agit là d'un sujet complexe et controversé.

Le système immunitaire humain est un système incroyablement puissant qui protège le corps contre toutes sortes de menaces qui proviennent de l'intérieur et de l'extérieur. Il est logique de penser que l'introduction d'un antigène étranger dans le système immunitaire pour stimuler la production d'anticorps pourrait améliorer sa puissance naturelle. Malheureusement, les stratégies employées pour mettre en œuvre ce concept ont été mal formulées et administrées de façon irresponsable.

Comme immunologue, je dois dire qu'il s'agit d'une bonne idée qui a mal tourné.

Au lieu de prendre position contre la vaccination, j'aime croire que ma position est de vacciner, mais de façon sécuritaire et efficace. Il n'est pas nécessaire que les mots et concepts « vaccin » et « vaccination » impliquent injection. Si nous espérons qu'un vaccin soutiendra efficacement le système immunitaire sans lui nuire ou l'endommager, le vaccin doit être donné par voie naturelle, presque toujours oralement ou nasalement. De plus, l'ajout de matières toxiques et non sécuritaires à un vaccin pour en faciliter la fabrication et en augmenter la durée de conservation n'a aucun sens à mes yeux.

dangereux, causer des handicaps et même la mort[4]. Et les vaccins n'empêchent pas nécessairement que les gens attrapent la maladie plus tard au cours de leur vie. Ce n'est pas parce que vous vous êtes fait vacciner contre la rougeole que vous ne l'attraperez pas. Les vaccins ne peuvent offrir qu'une immunité temporaire contrairement à l'immunité à vie qui se développe si le système immunitaire du corps combat lui-même une maladie.

Cependant, la plus grande préoccupation pour moi à ce sujet est le programme de vaccination peu judicieux pour enfants des États-Unis. L'assaut qu'on fait subir au système immunitaire des nouveaux-nés avant que ne se soit formée la barrière hémato-encéphalique (à environ deux mois) et avant que le système immunitaire ne soit arrivé à maturité (à deux ans) – qui provoque une inflammation du cerveau et des dommages à long terme au système immunitaire – est abusif à mes yeux.

Si vous attrapez une maladie et que vous la combattez, le résultat est beaucoup plus efficace que tout vaccin.

La plus grande préoccupation lorsqu'on parle de vaccination est le risque à long terme que posent les nombreux additifs que l'on trouve dans les vaccins. Les vaccins contiennent des virus ou des bactéries, bien sûr, mais ils peuvent aussi transférer une dose de détergents et d'agents de conservation toxiques comme le formaldéhyde, l'aluminium et le mercure.

Parmi les agents de conservation de vaccin dont vous avez possiblement entendu parler, notons le thimérosal qui contient près de 50 % d'éthylmercure par poids. Nous avons déjà discuté dans la présente section des dangers que pose le mercure pour nos dents, donc vous ne devriez pas être surpris d'apprendre que les vaccins qui contiennent du mercure sont extrêmement dangereux et qu'ils ont été associés à une très grande augmentation de troubles neurologiques comme l'autisme. En fait, c'est en 1943 qu'on a d'abord identifié l'autisme comme trouble chez les enfants, seulement quelques années après l'ajout d'un agent de conservation à base de mercure dans les vaccins.

Il existe beaucoup plus de raisons de s'inquiéter à propos de l'autisme qu'à propos de la rougeole ou des oreillons. Je le répète, la meilleure défense et le meilleur traitement contre les maladies infectieuses restent encore un système immunitaire solide.

Il y a cinquante ans, l'autisme touchait moins de 1 famille sur 10 000. Aujourd'hui, la maladie s'attaque à 1 enfant sur 100[5]. Qu'est-ce qui a changé en cinquante ans?

Bien que les autorités fédérales et certaines études prétendent qu'il n'existe pas de lien établi entre les vaccins à base de mercure et l'autisme, les preuves d'effets secondaires qui s'accumulent ont incité de nombreux états à bannir l'usage de thimérosal. N'oublions cependant pas que dans le cas d'une « crise de santé nationale », les interdictions de thimérosal ont été rejetées. En 2009, les représentants fédéraux ont donné le feu vert pour l'ajout de thimérosal dans les vaccins contre la grippe porcine afin que l'on mette rapidement un produit sur le marché. Il a semblé qu'ils étaient beaucoup plus préoccupés d'éviter un cauchemar de relations publiques qu'une pandémie de grippe.

Même si l'on doit féliciter les représentants gouvernementaux prévoyants pour leur geste visant à éliminer le mercure de nombreux vaccins, nous nous trouvons quand même devant des questions sans réponses au sujet du nouvel agent de conservation de choix : l'aluminium.

Est-ce beaucoup mieux ou simplement moins controversé du point de vue politique?

Immunité non naturelle

Avant 1989, chaque enfant américain d'âge préscolaire recevait onze vaccins contre la poliomyélite, la diphthérie, la coqueluche, la rougeole, les oreillons et la rubéole. Une décennie plus tard, ils recevaient vingt-deux vaccins avant d'arriver en première année. Aujourd'hui, il n'est pas rare qu'un enfant reçoive jusqu'à *cinquante doses* de vaccins pendant ses années formatrices, période pendant laquelle le système immunitaire en développement est le plus vulnérable.

Le fait est qu'un enfant non vacciné n'attraperait jamais toutes les maladies pour lesquelles il a été vacciné. Mais en étant vacciné, c'est-à-dire exposé aux maladies contenues dans les vaccins, un enfant est forcé de développer une réaction coordonnée à plusieurs maladies, souvent la *même* journée. Lorsqu'il s'agit du vaccin contre l'hépatite B, les jeunes enfants reçoivent généralement leur première de trois doses dès leur naissance.

Les vaccins contournent également les défenses naturelles du corps et nous privent de la chance de développer une immunité naturelle contre les maladies populaires, système qui prend ses sources de l'adaptation évolutive. La vaccination en masse a essentiellement réduit les chances des humains de développer des moyens de réaction de grande valeur face aux infections naturelles[6].

> La vaccination en masse a essentiellement réduit les chances des humains de développer des moyens de réaction de grande valeur face aux infections naturelles.

Aucune réponse facile

Pour la plupart des parents, la décision à savoir s'ils feront ou pas vacciner leurs enfants est intimidante. Nous nous demandons tous si nos gestes poseront involontairement des dangers pour nos enfants. Malheureusement, le fait que l'industrie mondiale pharmaceutique a un si grand contrôle sur le financement et l'orientation des recherches en matière de vaccination signifie qu'il est possible que nous ne puissions jamais nous fier à ses études. Tant que nous ne disposerons pas d'études scientifiques *indépendantes* qui portent sur les effets des vaccins à long terme, nos questions répétées resteront sans réponses crédibles.

D'ici là, voici quelques suggestions qui pourraient vous aider, que vous choisissiez de faire vacciner ou pas.

Vous avez le droit de dire « non »

Il existe des droits distincts et permanents dont vous devez être au courant :

- Sachez que personne n'a le droit de vous vacciner ou de vacciner votre enfant contre votre consentement.
- Modifiez les formulaires médicaux *avant* que maman accouche. (Rappelez-vous que l'on vaccine contre l'hépatite B dès la naissance.)
- Lorsque vient le temps d'inscrire votre enfant à l'école, procurez-vous une exemption juridique contre la vaccination pour raisons philosophiques, religieuses ou médicales.

> Visitez le site www.myhealthyhome.com/vaccins pour obtenir des renseignements sur les formulaires d'exonération pour vaccins aux États-Unis et au Canada.

Vacciner avec réserves?

Voici quelques choses importantes auxquelles vous voudrez penser :

- Si vous décidez de faire vacciner votre enfant, attendez aussi longtemps que possible pour que son système immunitaire aie la chance de se développer. On recommande deux ans.
- Lorsque c'est possible, optez pour le vaccin à vaporisation nasale plutôt que l'injection.
- Faites de votre mieux pour qu'il ne reçoive qu'un vaccin à la fois.
- Assurez-vous que l'injection ne contient aucun thimérosal.

Défendez bien fort la santé à long terme de votre enfant. Et n'oubliez pas que personne ne peut prendre de décision à votre place au sujet de la vaccination.

La vérité sur le cholestérol

Aucun autre sujet de nutrition ou de biomédecine souffre autant de mauvaise compréhension et de mauvaise information que le cholestérol. Il est donc important que nous fassions ce que nous pouvons pour remettre les pendules à l'heure.

Pourquoi parler du cholestérol dans la salle de bains plutôt que dans la cuisine? Parce que l'obsession actuelle de la société au sujet du cholestérol se trouve dans des millions d'armoires à pharmacie sous la forme de statines.

Qu'est-ce que le cholestérol?

Avant de pouvoir commencer à parler des médicaments que beaucoup d'entre nous prenons pour contrôler nos niveaux de cholestérol, nous devons bien comprendre en quoi consiste cette substance si calomniée.

Le cholestérol est un stéroïde lipidique (ou gras) cireux que l'on trouve dans les membranes cytoplasmiques et qui est transporté dans le plasma sanguin. Pas très exaltant si l'on considère toute la controverse, pourtant le cholestérol c'est beaucoup plus que ce que l'on voit à première vue.

En vérité, le corps a besoin de cholestérol. Ce bloc de construction spécial offre un équilibre de stabilité et de flexibilité à toutes les membranes cytoplasmiques. Presque toutes les cellules du corps fabriquent du cholestérol pour que leur membrane reste perméable et fluide[7]. Sans cholestérol, même les globules rouges ne pourraient survivre au voyage dans le système circulatoire du corps et passer par les capillaires pour approvisionner en oxygène vital tous les tissus.

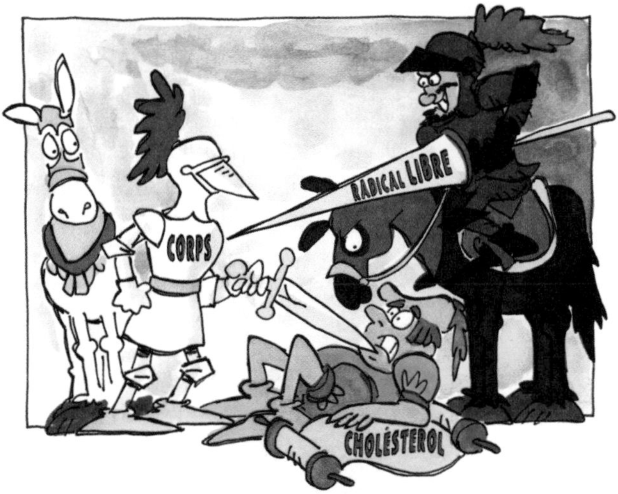

« Je ne fais que transmettre le message. »

Même si le cholestérol joue un rôle structural si important pour les membranes cytoplasmiques, lorsqu'il entre dans un des chemins biochimiques, il suscite la participation d'autres composés essentiels à la vie. Dans le foie, le cholestérol est converti en sels biliaires. Les sels biliaires sont stockés dans la vésicule biliaire jusqu'à ce que le système digestif en ait besoin. Les sels dissolvent les gras et aident au processus d'absorption des molécules de gras et les vitamines liposolubles A, D, E et K dans le tube digestif.

Dans les glandes surrénales, le cholestérol est également un précurseur pour la synthétisation de la vitamine D et de nombreuses hormones importantes, notamment le cortisol, l'aldostérone et les hormones sexuelles de progestérone, d'oestrogène et de testostérone[8].

Pas de cholestérol, pas de sexe.

Personnellement, j'aime beaucoup le cholestérol.

Dans la peau, le cholestérol est secrété par les glandes qui se trouvent tout juste sous la surface afin de protéger contre la déshydratation et l'usure par le soleil, le vent et l'eau[9]. Le cholestérol participe également au processus de guérison des plaies et de protection contre les infections[10].

Finalement, le cholestérol peut servir de remplaçant lorsqu'il s'agit d'effectuer la fonction antioxydante lorsque l'approvisionnement de certaines vitamines et de certains minéraux est faible. Cependant, le cholestérol s'endommage au cours de ce processus, et le cholestérol oxydisé *est* mauvais pour le corps, que vos niveaux de cholestérol soient élevés ou faibles. C'est pourquoi il est si important d'ingérer des antioxydants de façon constante au cours de la journée. Laissez vos vitamines et vos minéraux vous protéger contre les radicaux libres afin de permettre à votre cholestérol de jouer tous ses autres rôles essentiels.

Ce que le cholestérol *n'est pas*

Le cholestérol n'est pas un poison qui vous tue lorsque vous en consommez dans votre régime.

En fait, même si vous ne consommez que des aliments qui ne contiennent absolument *pas* de cholestérol – ce qui est très difficile à moins d'être tout à fait végétarien, puisque même quatre craquelins ou quatre biscuits aux brisures de chocolat contiennent 5 mg de cholestérol et qu'une portion de pouding au riz en contient 15 mg[11] – votre corps insistera pour fabriquer au moins 1 000 mg de cholestérol pur tous les jours. Pourquoi?

Parce qu'il en a désespérément besoin. Il a besoin de cholestérol pour survivre.

Il est assez facile d'identifier les aliments qui ne contiennent pas de cholestérol. Tout aliment végétal – fruits, légumes, grains entiers – non transformé ne contient aucun cholestérol. Les aliments végétaux ne contiennent pas de cholestérol parce que la cellulose, ou fibre, est la substance que les plantes utilisent comme structure cellulaire au lieu de gras comme le cholestérol.

Il semble évident que des quantités de toute substance synthétisée naturellement par toutes les cellules individuellement ainsi que par les organes comme le foie soit soigneusement contrôlée par le corps. C'est pourquoi 499 personnes sur 500 peuvent contrôler leur niveau de cholestérol par des moyens nutritifs naturels[12]. Elles n'ont pas besoin de produits pharmaceutiques pour y arriver.

Le cholestérol seul ne cause pas les maladies cardio-vasculaires et les accidents cérébrovasculaires L'athérosclérose est une maladie inflammatoire. C'est ce que l'inflammation fait au cholestérol qui cause les plaques artérielles. Lorsqu'on blâme le cholestérol pour les maladies cardiaques, c'est tout comme si l'on blâmait la forêt pour le feu qui a incendié votre maison. La faute revient au feu de forêt, ou même à l'étincelle qui l'a commencé, mais pas aux arbres.

Les principales causes d'inflammation en général ne sont presque jamais la présence de trop de cholestérol, mais plutôt la présence *insuffisante* de beaucoup d'autres composés, notamment les nutriments essentiels, surtout les antioxydants, les vitamines B et les acides gras essentiels, pour avoir un style de vie sain.

> Le cholestérol seul ne cause pas les maladies cardio-vasculaires et les accidents cérébrovasculaires... C'est ce que l'inflammation fait au cholestérol qui cause les plaques artérielles.

En fait, nous devrions probablement nous interroger plus à savoir si nos cellules et notre corps contiennent *suffisamment* de cholestérol et nous assurer que les radicaux libres n'endommagent pas notre cholestérol. Cela aiderait davantage à réduire les maladies dégénératives comme les accidents cérébrovasculaires et les maladies cardio-vasculaires.

Protégez votre cholestérol, ne l'éliminez pas

Nous avons tous entendu dire que les antioxydants sont bons pour nous, mais certains d'entre nous ne savent peut-être pas ce qu'il font vraiment pour nous aider à conserver la santé. Encore une fois, la réponse se trouve dans les petites réactions chimiques qui ont lieu au niveau cellulaire et qui s'accumulent éventuellement pour créer de gros problèmes comme le cancer et les maladies cardiaques.

Les radicaux libres sont des produits dérivés des réactions chimiques qui se produisent dans le corps; il s'agit de composés grandement réactifs qui volent des électrons à d'autres molécules. (Attendez, vous allez comprendre.) L'activité des radicaux libres peut provoquer une réaction à la chaîne qui peut endommager des parties importantes de nos cellules, comme les membranes cytoplasmiques ou l'ADN qui se trouve dans les noyaux. Les radicaux libres se produisent à l'occasion de fonctions

Solution simple :

Commencez par une bonne protection antioxydante, des vitamines B supplémentaires, des acides gras oméga-3 et beaucoup de CoQ10. De plus, essayez un des aliments ou plus qui ont fait leurs preuves lorsqu'il s'agit de réduire le taux de cholestérol, comme de l'avoine découpé.

normales du corps, mais ils proviennent également de l'exposition à des toxines environnementales comme la pollution atmosphérique et les métaux lourds.

Lorsque nos cellules sont exposées à des quantités exceptionnellement élevées d'activité de radicaux libres, il peut en résulter du stress oxidatif non contrôlé. Le stress oxidatif est associé à presque toutes les maladies dégénératives et même le processus de vieillissement. Les antioxydants diététiques et les systèmes d'enzymes antioxydants de notre corps peuvent réprimer les radicaux libres et aider à empêcher les réactions à la chaîne qui pourraient endommager les cellules.

Si l'on revient à notre analogie de feu de forêt, imaginez que les radicaux libres sont l'éclair qui a créé l'étincelle, que le stress oxidatif est le feu de forêt qui peut résulter de cette étincelle et que les antioxydants sont les gardiens de parc qui éteignent l'étincelle avant qu'elle ne prenne de l'ampleur pour se transformer en feu de forêt qui se propagera d'arbre en arbre. Il est impossible d'éviter totalement les radicaux libres, cependant nous pouvons aider notre corps à reprendre l'équilibre et à réduire le stress oxydatif en consommant des aliments comme des plantes et des fruits et légumes dont la teneur est élevée en composés antioxydants et en complétant notre diète avec des vitamines, des minéraux antioxydants et les acides gras oméga-3.

Statines : En valent-elle le risque?

Parmi les groupes qui aiment beaucoup le cholestérol, on trouve les grosses entreprises pharmaceutiques. Au cours des dernières années, elles ont fait des milliards de dollars à vendre des statines, les médicaments qui aident à réduire les niveaux de cholestérol. Ces médicaments semblent être les plus récents médicaments qui guérissent tout pour toute personne âgée de plus de cinquante ans.

Cependant, même les membres de l'establishment médical qui jugent que les médicaments à la statine représentent ce qui se fait de mieux depuis la découverte de la pénicilline, reconnaissent maintenant que ces médicaments sont clairement associés à des effets secondaires, comme tous les médicaments d'ailleurs, et qu'il faut tenir compte des effets secondaires lorsqu'on prescrit une thérapie à la statine à des patients.

On a publié des centaines d'articles au cours des dernières années qui démontrent les risques possibles pour la santé, notamment la douleur musculaire, les dommages au foie, les problèmes digestifs, les éruptions cutanées ou bouffées, le diabète de type 2, les effets secondaires neurologiques – ne dirait-on pas les annonces qu'on nous présente à la télé? Dans presque tous les cas cependant, on donne aux médicaments le bénéfice du doute, en expliquant que les bénéfices de la statine sont beaucoup plus grands que les risques[13].

Je connais un médecin qui pense que toute la planète devrait prendre des statines, même les enfants. Cette prise de position pourrait être plus acceptable s'il n'existait d'autres alternatives, ce qui semble être ce que beaucoup de médecins pensent. Ils agissent comme si nous étions dans une situation noir-et-blanc, les statines d'un côté, le handicap ou la mort par maladie cardiaque de l'autre et un grand vide entre les deux. Mais ils sont bien loin de la vérité.

Chaque patient est différent et chaque cas de maladie circulatoire comporte une multitude de facteurs allant de la diète au style de vie en passant par le niveau d'activité et la diversité génétique de la race humaine.

N'oubliez pas que le cholestérol est un nutriment essentiel. Réduire votre cholestérol à des niveaux trop bas peut causer de graves problèmes de santé. Si votre cholestérol est à un niveau limite ou élevé, vous devez aussi considérer d'autres facteurs de risque comme l'histoire familiale de maladies cardio-vasculaires, le style de vie sédentaire, l'hypertension artérielle, l'âge, le diabète, l'obésité et l'état général de votre santé. Cependant, si vous êtes convaincu de devoir abaisser vos niveaux de cholestérol, il existe certaines choses à faire avant d'entreprendre un régime de médicaments à la statine.

N'oubliez pas que pour éviter les maladies cardiaques, vous devez commencer et terminer en ayant un style de vie sain et *non pas* en prenant des produits pharmaceutiques. Empoisonner vos cellules pour qu'elles n'aient plus la capacité de fabriquer du cholestérol ne constitue pas la meilleure façon d'éviter les maladies cardiaques.

Solutions de style de vie pour la question du cholestérol

Si vous voulez abaisser vos niveaux de cholestérol, vous pouvez apporter des changements à votre style de vie qui seront également bénéfiques pour votre santé à d'autres points de vue, notamment :

- Augmenter votre consommation de fibres
- Perdre l'excès de poids
- Faire de l'exercice physique, tous les jours
- Cesser de fumer
- Modérer la consommation d'alcool[14]

Nation d'automédication

Enfants, on nous disait constamment qu'il fallait apprendre à la suite de nos erreurs. Une action, comme de tenter de sauter une chaîne de trottoir en planche à roulettes, provoquait une réaction, des saignements de nez et d'importantes égratignures. Mais pourtant, comme adultes, nous avons tendance à ignorer la relation entre l'action et la réaction lorsqu'il s'agit de problèmes de santé et nous préférons contourner la responsabilité personnelle pour chercher des remèdes faciles.

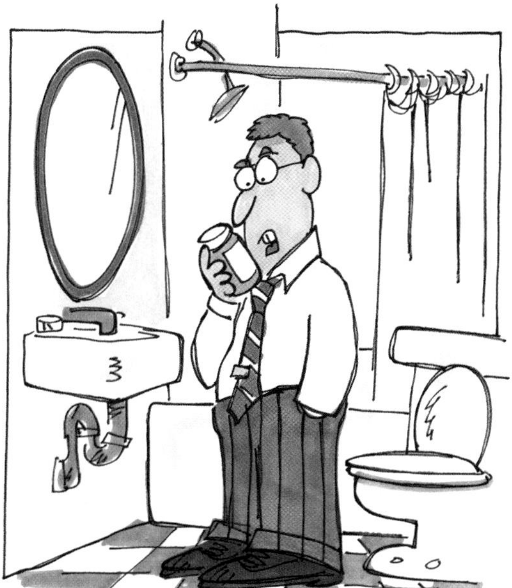

« Si je prends un antidouleur maintenant, je n'aurai pas mal à la tête plus tard. »

Il n'existe aucun autre endroit où cela est évident que dans nos armoires à pharmacie.

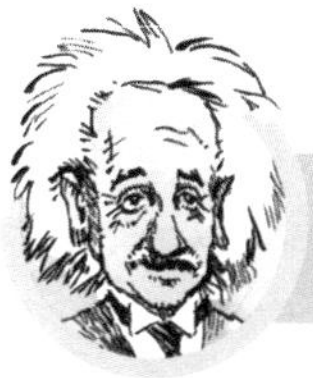

Interrogez le scientifique

« Dr Wentz, dois-je me préoccuper des effets des médicaments sur mon foie? »

Oui. Puisque le foie est notre première ligne de défense pour nous désintoxiquer des poisons, il est souvent susceptible de subir des dommages importants.

Toutes les substances toxiques, des pesticides aux métaux lourds, sont acheminées vers le foie depuis votre tractus gastro-intestinal, vos poumons, même votre peau, pour se faire désintoxiquer. De nombreuses toxines avec lesquelles compose le foie deviennent plus toxiques après un traitement initial, mais c'est encore le foie qui doit s'en charger. Le foie peut avoir de la difficulté à métaboliser les médicaments synthétiques, comme certains antibiotiques, et les composés non métabolisés peuvent s'accumuler dans le foie et en réduire l'efficacité. Votre susceptibilité aux maladies du foie en raison des médicaments peut être influencée par la race, le sexe, l'âge et les facteurs génétiques.

À un moment donné, l'alcool représentait la principale cause de maladies graves du foie, mais aujourd'hui, la cause la plus populaire de maladies du foie causées par les médicaments est l'acétaminophène, comme le Tylenol^MD^, que l'on retrouve dans plus de 700 médicaments en vente libre contre la toux, la grippe, les allergies et les problèmes de sinus[15]. Tous les ans, on constate presque 100 000 incidents d'empoisonnement à l'acétaminophène[16].

Aujourd'hui, nous prenons des médicaments dès que nous ressentons un petit maux, que nous reniflons et que nous toussons, sans même penser aux conséquences à long terme sur notre santé. Vous avez mal à la tête? Prenez deux pilules d'ibuprofène ou d'acétaminophène. Bien sûr, nous sommes probablement déshydraté ou venons de terminer notre deuxième tasse de café, mais pourquoi composer avec les causes du mal de tête quand nous n'avons qu'à prendre une pilule, ou deux ou trois, pour nous engourdir les sens et masquer le message douloureux que nous envoie notre corps? Notre société qui aime tant les médicaments ne reconnaît pas que le verre d'eau que nous buvons pour faire passer les pilules fait autant pour soulager notre mal de tête que les médicaments.

Les médicaments qui nous portent à faire des choses que nous ne devrions pas vraiment faire, comme boire trop d'alcool et manger peu de temps avant de se coucher, sans ressentir les effets de nos gestes constituent une recette de dommages à long terme sur notre santé. Nous devons écouter notre corps et apprendre à la suite de ce qu'il nous dit.

- Vous avez des brûlements d'estomac parce que vous avez trop mangé. Ne prenez pas simplement un antiacide, *mangez moins.*
- Vous vous êtes déchiré un ligament du genou. Ne prenez pas un ibuprofène pour continuer à courir et vous infliger davantage de dommages, *donnez-vous du temps pour guérir.*
- Vous êtes constipé parce que vous ne mangez pas suffisamment de fibres ou que vous ne buvez pas assez d'eau. Ne prenez pas de laxatif et ne continuez pas avec vos mauvaise habitudes, *améliorez votre diète.*

Rappelez-vous que vous êtes la personne qui paiera la note si vous ignorez les signes de votre corps.

La gravité de ce problème signifie que nous devons assumer la responsabilité personnelle de réduire les dommages au foie causés par les médicaments. Tout médicament que vous prenez ajoute à votre fardeau toxique et si vous prenez plus d'un médicament, en les mélangeant, cela exacerbe la charge et les dommages sur le foie causés par l'interaction des produits. Il ne faut ***jamais*** mélanger alcool, que le foie doit aussi désintoxiquer, et médicaments pharmaceutiques.

Soyez conscients des dangers des médicaments que vous prenez et des toxines environnementales auxquelles vous êtes exposés. Faites attention à votre foie pour qu'il puisse prendre soin de vous.

Devenez un consommateur averti

Nous voyons des rapports sur beaucoup de maladies provoquées par les médicaments, sans mentionner la folle réalité dévastatrice des décès causés par les effets secondaires des médicaments. Nous ignorons la longue récitation souvent horrible des avertissements associés aux médicaments que l'on entend pendant les annonces ou que l'on lit en toutes petites lettres sur l'arrière des annonces de médicaments dans les magazines.

Mais le temps est venu de porter attention.

Le fait est que lorsque la FDA approuve un médicament pour le grand public, on en connaît moins que la moitié des effets graves. Pour apprendre qu'elle est l'autre moitié la FDA se fie à l'expérience des consommateurs. Que vous vous en rendiez compte ou pas, nous sommes des cobayes lorsqu'il s'agit de déterminer la sécurité de certains des médicaments les plus dangereux au monde.

« Si vous avez acheté un nouveau médicament ou que vous avez pris des échantillons gratuits donnés par votre médecin, vous aussi faites partie de cet essai clinique continu » écrit le médecin Ray Strand dans son livre *Mort sur ordonnance*. « L'utilisation de médicaments sur ordonnance est la troisième plus importante cause de décès aux États-Unis. Cela signifie que les effets secondaires des médicaments sont cinq fois plus susceptibles de vous tuer qu'un accident de voiture. »

Près de la moitié de ces décès peuvent être évités[17].

> Que vous vous en rendiez compte ou pas, nous sommes des cobayes lorsqu'il s'agit de déterminer la sécurité de certains des médicaments les plus dangereux au monde.

Nous sommes vulnérables aux choix que font pour nous les institutions et les agences gouvernementales, pourtant nous avons plus d'influence que nous le croyons. Nous pouvons faire des choix sécuritaires et efficaces lorsque nous prenons des médicaments sur ordonnance ou en vente libre, communiquons ouvertement avec nos médecins au sujet des médicaments que nous prenons déjà et des nouveaux médicaments qu'ils nous prescrivent.

Finalement, n'oubliez pas ce que Dr Strand dit depuis toujours au sujet des ordonnances : les médicaments ressemblent beaucoup à l'impôt, faciles à additionner, mais il faut une « loi gouvernementale » pour les réduire ou les éliminer[18].

Les décisions que vous prenez au sujet de vos médicaments sous ordonnance doivent être prises en consultation avec votre médecin. Cependant vous pouvez décidez aujourd'hui de réduire de moitié l'automédication à laquelle vous vous adonnez grâce aux médicaments en vente libre. Avant de prendre une autre pilule, demandez-vous si votre mal de tête, votre congestion nasale, votre insomnie ou vos brûlements d'estomac sont vraiment intenses et si vous pouvez les éviter plus tard en apportant de simples changements à votre style de vie.

Pour obtenir de l'information plus détaillée au sujet de médicaments, consultez le site www.myhealthyhome.com/medicaments.

Ce que nous avons appris enfants, le scénario action-réaction, est encore pertinent aujourd'hui.

Résumé des solutions simples

Les effets cumulatifs des toxines de la salle de bains exigent notre plus grande attention. Nous n'avons abordé que quelques problèmes qui se cachent dans la plupart des armoires à pharmacie et des tiroirs de salle de bains, mais nous espérons que vous avez remarqué une tendance : lorsque c'est possible, réduisez votre exposition aux produits toxiques.

Lisez les étiquettes et apprenez à comprendre ce qu'elles signifient. Assumez la responsabilité pour ce que vous vous mettez sur et dans le corps, parce que personne d'autre ne le fera à votre place. Mais surtout, ne vous découragez pas. En faisant de petits changements cumulatifs au fil du temps, vous pouvez faire une importante différence au cours de votre vie.

RÉSUMÉ DES SOLUTIONS

Quelles solutions simples ajouterez-vous dans votre salle de bains?

Pointages

1. Je vais : (sélectionnez toutes les options pertinentes)
   - trouver des alternatives aux produits qui contiennent du parabène, des agents libérateurs de formaldéhyde ou d'autres additifs chimiques de préservation puissants, surtout ceux qui restent sur la peau toute la journée (2 points pour chaque produit dont vous cessez l'utilisation)
   - réduire de 20 % le nombre de produits de soins personnels que j'utilise tous les jours – par exemple, si vous utilisez généralement dix produits, éliminez-en deux (8 points)
   - enlever les produits qui me recouvrent le visage en me le lavant dès que je rentre à la maison au lieu de le faire juste avant de me mettre au lit (4 points)
   - réduire mon utilisation des produits de soins personnels grandement parfumés (2 points pour chaque produit que vous remplacez par une version légèrement ou non parfumée)

2. Je vais : (sélectionnez une option)
   - cesser d'utiliser de l'antisudorifique et me servir plutôt d'un déodorant naturel (10 points)
   - me laver pour éliminer l'antisudorifique dès que je rentre à la maison (5 points)
   - cesser d'utiliser de l'antisudorifique les fins de semaine et pendant les mois plus froids (5 points)

3. Je vais : (sélectionnez toutes les options pertinentes)
   - désormais utiliser un dentifrice sans fluorure (5 points)
   - commencer à prendre des suppléments de calcium, de magnésium et de vitamine D (4 points)
   - remplacer mon rince-bouche par une brosse à langue (4 points)
   - me rincer la bouche au moyen d'eau aromatisée de quelques gouttes d'extrait de cannelle, de menthe poivrée ou d'anis plutôt qu'avec du rince-bouche (3 points)

4. Je vais : (sélectionnez toutes les options pertinentes)
   - me défaire en toute sécurité de toutes les vieilles ordonnances (5 points)
   - m'engager à écouter le médecin s'il dit que je n'ai pas besoin d'un antibiotique (2 points)
   - réduire ma consommation d'antibiotiques en n'achetant que des viandes et des produits laitiers biologiques (7 points)
   - cesser d'utiliser des savons antibactériens au triclosan à la maison et au travail (6 points)

5. Je vais : (sélectionnez toutes les options pertinentes)
   - parler à mon médecin au sujet d'alternatives pour les médicaments à la statine, comme des changements de style de vie (7 points)
   - commencer à prendre un supplément d'acide gras oméga-3 (3 points)
   - prendre un supplément CoQ10 tous les jours (3 points)
   - ajouter une bonne source de fibre à mon déjeuner quotidien (3 points)

	Pointages
6. Je vais : (sélectionnez toutes les options pertinentes) ☐ dresser une liste de tous les médicaments et suppléments que je prends à mettre dans mon portefeuille ou mon sac à main (2 points) ☐ dresser une liste de tous les médicaments en vente libre que je prends au cours d'une semaine et chercher des liens avec mes choix de vie saine (2 points) ☐ éliminer l'utilisation régulière d'au moins un médicament en vente libre et le remplacer par un changement de comportement, par exemple, je vais boire beaucoup d'eau pour éviter les maux de tête (5 points chacun)	
Votre pointage de solutions simples :	
Votre pointage de danger « personnel » :	-
Votre pointage de danger « sourire éclatant » :	-
Votre pointage de danger « médicaments » :	-
Total pour la santé de votre salle de bains :	

Faites-vous une différence positive?

> Vous pouvez effectuer le suivi du pointage de vos questionnaires sur le site Web *La santé chez soi* à l'adresse www.myhealthyhome.com/questions. Vous trouverez votre code d'accès à l'arrière du livre.

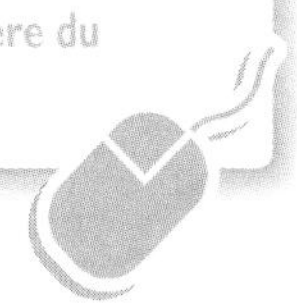

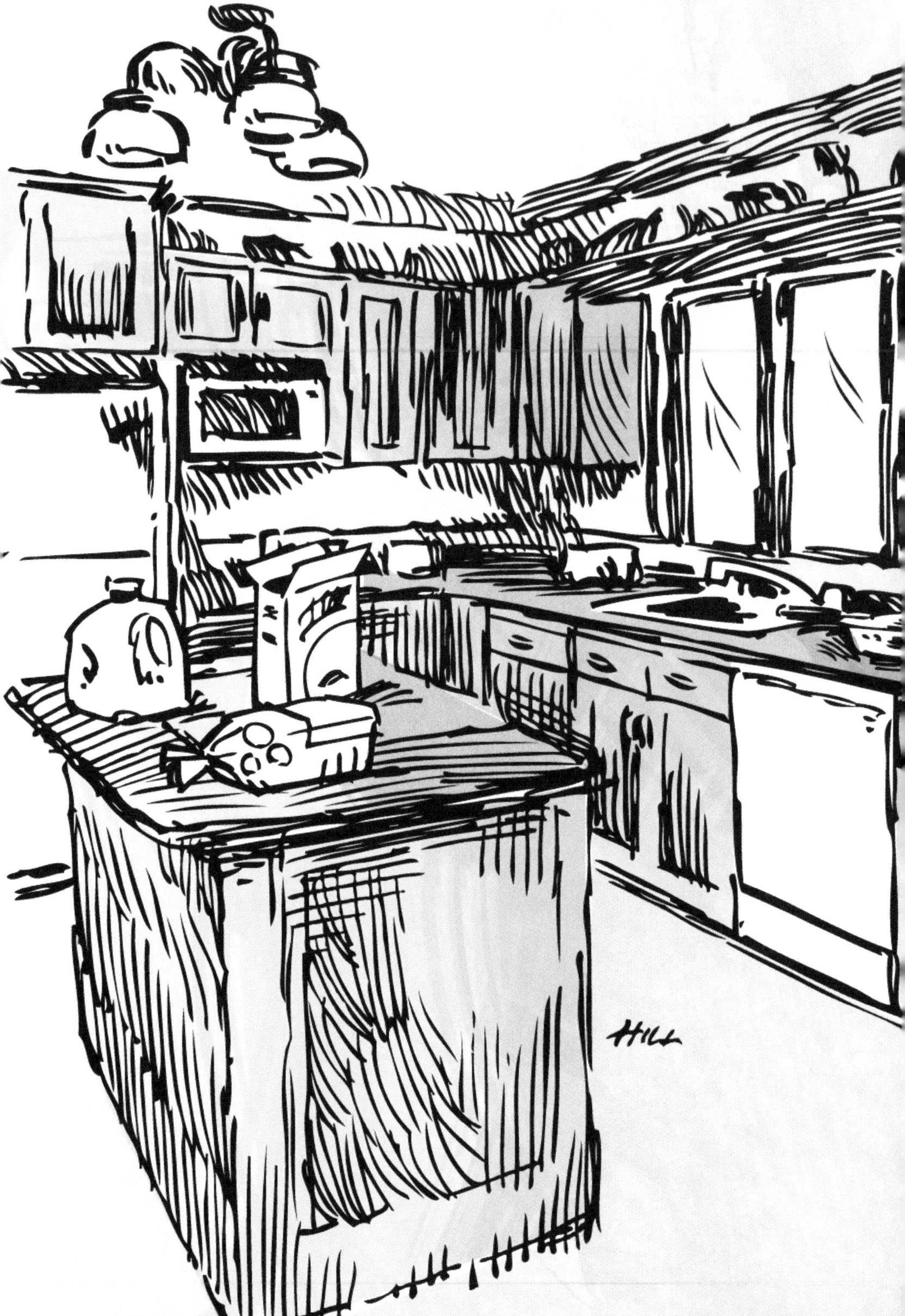

4

La cuisine

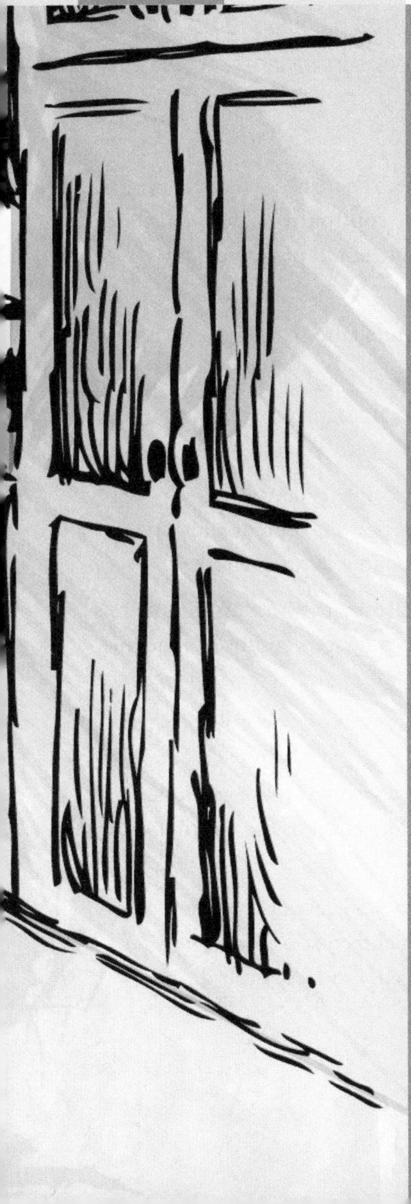

La cuisine est l'endroit où nous nous rassemblons pour manger et échanger nos histoires de la journée. Ce qui se révèle souvent être la pièce la plus chaotique de la maison est néanmoins la plaque tournante de nos célébrations et de nos traditions culturelles, un endroit de renouveau et de restauration pour notre corps, notre âme et nos relations.

Prenez n'importe quel livre d'alimentation saine et vous y trouverez beaucoup de sagesse. Mais une alimentation saine comprend plus que ce que nous nous mettons simplement sous la dent. Des vérités simples au sujet des repas, de la préparation des aliments et de la conservation sont possiblement essentiels pour avoir le plus grand impact à long terme sur la santé d'une famille.

Aucune solution simple n'a jamais été si réalisable... ou délicieuse.

Dr Wentz est très passionné par l'alimentation saine. La plupart de ses connaissances aimeraient plutôt qu'il regarde dans leur armoire à pharmacie ou sous l'évier de la salle de bains que de manger avec lui. La pression de faire les bons choix alimentaires est énorme. Les hommes bâtis, habitués à manger du steak et des pommes de terre, passent aux salades sous son œil inquisiteur.

Donc, c'est avec une certaine appréhension que nous quittons la salle de bains pour nous rendre dans la cuisine de Dave. Une scène bien éclairée nous fait voir des comptoirs de pierre blanche éclatante dans une cuisine qui dispose amplement d'espace pour travailler et d'appareils électroménagers. Pourtant, comme pour les autres pièces que nous avons visitées, nous pouvons supposer que des dangers surprenants se cachent derrière les portes des armoires en érable.

Dave : Ici, nous sommes dans le monde de Reneé. Pendant les rénovations, j'ai choisi l'équipement audio-visuel et elle a eu le contrôle total de la cuisine. Si j'avais su combien allait coûter un four, l'entente aurait probablement été différente.

Donna : Mais si on fait quelque chose, aussi bien le faire correctement. Et on dirait que c'est ce qu'elle a fait.

Dr Wentz : Oui, la cuisine est impressionnante, mais quand même, nous ne devons pas sous-estimer les dangers que peut poser cette pièce.

Donna : À en juger par ce que nous avons trouvé ailleurs dans la maison, je ne crois pas me tromper en disant que vous ne faites pas simplement allusion au fait que l'on peut se brûler sur un rond chaud ou se couper avec un couteau.

Dr Wentz : Exactement, nous ne faisons généralement ces erreurs qu'une fois dans notre vie. Ce dont je parle sont les décisions que nous faisons chaque fois que nous nous assoyons pour manger. *[Il regarde dans une armoire où sont rangés de petits appareils électroménagers.]* Dave, *combien* de gadgets y a-t-il dans cette cuisine?

Dave : Trop, mais certains d'entre eux sont des cadeaux de mariage, donc tu ne peux pas vraiment me blâmer pour ceux-là. Nous n'avons pas de friteuse, et regarde ici, nous avons un cuiseur à vapeur.

Dr Wentz : À l'exception du cuiseur à vapeur, vous ne devriez les utiliser que rarement afin de ne pas pulvériser la qualité de vos aliments. *[Il ouvre un grand tiroir.]* Contenants de rangement en verre – très bien. Où est le tiroir d'Andrew?

Dave : À ta gauche. Tu verras que ses bouteilles et ses bols sont aussi en verre. J'espère seulement qu'ils sont assez résistants pour lui ou que je réagirai assez rapidement lorsqu'il commencera à lancer les choses.

[Dr Wentz regarde dans la poubelle et en ressort un objet.]

Dr Wentz : Un sac de chez McDonald? N'est-ce pas un resto-rapide où l'on vend des hamburgers?

Dave : C'est quelque chose que je me permets de temps en temps. Il faut se gâter un peu occasionnellement, sinon la vie saine deviendra écrasante. Je me récompense avec des frites et un hamburger, mais rarement.

Dr Wentz : Et bien au moins, ton garde-manger ne contient pas des provisions pour deux ans.

Donna : Avez-vous peur que la nourriture ne soit plus bonne?

Dave : Pas du tout. Si l'on avait ce *genre* de provisions, ce serait parce que nous mangeons beaucoup d'aliments conservés qui ont dû être transformés. Cette transformation les aurait appauvris de leurs nutriments pour leur donner une longue durée. Papa *préfère* les aliments qui s'avarient parce qu'il est plus probable qu'ils n'ont pas été transformés et donc qu'ils sont plus sains.

Dr Wentz : *[Il regarde sous l'évier.]* Dave possède un robinet à osmose inverse pour l'évier, ce qui est possiblement la caractéristique la plus essentielle de toute maison. Je lui ai toujours dit de boire beaucoup d'eau purifiée toute la journée, mais pas pendant les repas.

Donna : Mais on nous a tous répété, à maintes reprises, qu'il nous faut boire autant d'eau que possible. Pourquoi pas avec les repas alors?

Dr Wentz : Parce que le fluide neutralise ou dilue l'environnement acide de l'estomac qui est essentiel pour la digestion des aliments et l'absorption des nutriments.

Donna : Ce n'est pas quelque chose qu'on aurait pensé être un problème. Les complexités de la sorte vont sembler décourageantes.

Dave : Je vous promets que ce sera moins décourageant que la diète à la mode moyenne. Nous nous concentrerons sur des enjeux moins connus des aliments que nous mangeons tous les jours. Et nous vous montrerons comment chaque personne peut apporter des changements faciles qui auront de très bons effets.

Chapitre 7 Pour l'amour de la nourriture

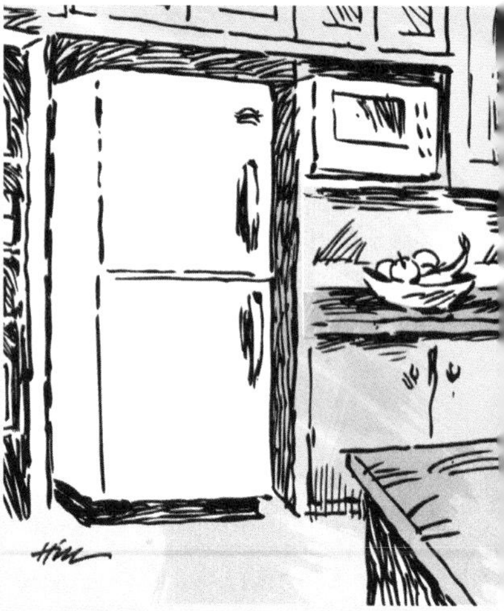

La nourriture abonde, du moins dans la plupart des nations développées. Et en général, elle est peu coûteuse et facile à se procurer. Pourtant, nous ne nous sentons souvent pas rassasiés et en désirons davantage. Comme société, nous avons développé de graves idées fausses au sujet de ce que signifie l'expression « bien manger ».

Pourquoi mangeons-nous?

Nous aimons faire la fête et manger pour s'amuser et célébrer. Certains d'entre nous mangeons parce que nous nous ennuyons ou q nous sommes stressés. Nous pouvons peut-être même admettre avoir une certaine dépend envers certaines sortes d'aliments ou de boissons. Puis, vient la vraie raison pour laquelle n mangeons – parce que nous devons nourrir notre corps.

QUESTIONS

Niveau de toxicité de votre foyer

Pointage

1. Combien de fruits et de légumes de couleur vive (rouge, vert, bleu, mauve, orange, etc.) se trouvaient dans votre assiette au souper d'hier soir?

3 ou plus	2	1	0
0 point	1 point	3 points	7 points

2. À quoi ressemble le plus ce que vous mangez habituellement pour déjeuner? (cochez une case)

- ☐ Omelette végétarienne (0 point)
- ☐ Rôties de pain de blé entier et fruits frais (0 point)
- ☐ Gruau coupé et fruits frais (0 point)
- ☐ Yogourt (4 points)
- ☐ Bonbon / barre énergisante (4 points)
- ☐ Céréales froides (6 points)
- ☐ Oeufs, bacon et pommes de terre rissolées (4 points)
- ☐ Pâtisserie et café (7 points)
- ☐ Bagel et fromage à la crème (6 points)
- ☐ Repas commandé à l'auto (8 points)
- ☐ Je ne mange rien (10 points)
- ☐ Café (15 points)

3. À quoi estimez-vous le ratio de fruits/légumes pour viande/produits laitiers dans votre diète?

Ratio Fruits/Légumes	10:0	8:2	6:4	5:5	4:6	6:4	8:2	0:10	Viandes / produits laitiers
	0 point	0 point	1 point	3 points	5 points	8 points	10 points	15 points	

4. À quelle fréquence faites-vous l'épicerie? (sélectionnez une option)

- ☐ Tous les mois (15 points)
- ☐ Toutes les semaines (2 points)
- ☐ Toutes les deux semaines (8 points)
- ☐ Au moins deux fois par semaine (0 point)

Votre pointage de danger « nourriture »

1-12	13-24	25-36	37+
Gourmet	Bouche fine	Accro resto rapido	Affamé

Pièges alimentaires modernes

Notre société est remplie de divers problèmes alimentaires qui sont évidents lorsque nous les étudions au niveau de la taille. Mais ce que nous avons choisi de vous présenter dans ce chapitre se concentre sur la cuisine et sur les choses que nous y trouvons; cela nous donne le luxe supplémentaire d'apprendre à la suite des conversations que l'on entretient à la table avec la famille et les amis.

Les fabricants et les annonceurs d'aliments nous ont passé un sapin.

Beaucoup des articles que nous stockons dans notre réfrigérateur et notre garde-manger, choses qui nourriraient notre corps nous a-t-on porté à croire, ne sont en fait même pas des aliments. Ce n'est pas parce que quelque chose entre dans notre bouche qu'il s'agit de quelque chose de nutritif. Peu d'ingrédients qui composent ces aliments grandement transformés sont faciles à reconnaître et la plupart des additifs, comme les colorants, les saveurs et les édulcorants artificiels, sont toxiques. La malbouffe est vide et ne contient aucune valeur nutritionnelle; elle ne contient que des calories vides qui vous suralimenteront tout en vous sous-nourrissant.

Et parce que notre corps a besoin des bons nutriments pour survivre, il continuera de vous indiquer de manger. Vous ferez l'expérience de plus de rages, ce qui vous incitera à manger de plus en plus.

Le Dr Ray Strand, médecin et auteur, s'est aussi attaqué au sujet des rages alimentaires dans son livre *Toute la vie en bonne santé*. Il décrit une situation qui s'est produite pour beaucoup d'entre nous :

> *Rappelez-vous une fête à laquelle vous avez récemment assisté. À une extrémité de la table, l'hôtesse dépose un bol de taille moyenne qui contient des pommes, des bananes et des oranges (pas plus que deux ou trois de chaque). À l'autre extrémité, dans des bols de la taille d'une petite piscine pour enfants, elle verse des tas de croustilles. Elle a de la difficulté à faire consommer ces quelques fruits à ses invités, pourtant, elle devra remplir les bols de croustilles*[1].

On en est venu à s'y attendre. C'est amusant de grignoter des croustilles. Le facteur croustillant salé nous procure l'expérience souhaitée.

« Avez-vous déjà essayé de manger cinq bananes de suite? », demande le Dr Strand. « Je les adore, mais je ne peux en manger plus qu'une. À l'opposé, avez-vous déjà essayé de ne manger qu'une croustille? »

Cette situation illustre la différence entre ce qui se produit lorsque vous mangez de la vraie nourriture et des aliments vides. La vraie nourriture nous satisfait. Les aliments de grande qualité qui ont une bonne densité nutritionnelle nous donnent l'impression d'être pleins donc nous ne ressentons pas le besoin de trop manger. Tous les autres aliments nous laissent sur notre appétit. Les fabricants de nourriture le savent et misent sur la situation. Les énormes magasins-entrepôts en témoignent.

Naïvement, nous ne remettons pas en question la propagation rapide des épiceries géantes ni leurs conséquences à long terme. Nous voyons des gens pousser des chariots de la taille de petites voitures dans les allées remplies d'aliments transformés. Combien peu de fois par mois vous rendez-vous à l'épicerie?

Nous sommes de plus en plus déconnectés lorsqu'il s'agit d'offrir de la nutrition à notre corps. Mais si nous ne le nourrissons pas, que faisons-nous alors? Il nous faudrait peut-être repenser à la quantité *et* la qualité des aliments.

Génie de marketing

Une dose saine de scepticisme nous aiderait lorsque nous achetons notre nourriture. Nous trouverons certaines mentions qui nous vendent les aspects « promotion de la santé » d'un produit donné, même si elles sont sans justification ou si le produit inflige tout autant d'effets négatifs sur notre corps.

Par exemple, les mercaticiens adorent les expressions comme « entièrement naturel ». Mais savez-vous qu'il n'existe aucune définition pour cette expression à la FDA ni aucune norme de réglementation pour son utilisation? On peut revendiquer que presque *tout* est « entièrement naturel ».

Et que dire de l'expression « moins de gras »?

Moins de gras que quoi? Le lard d'une baleine?

Les aliments peuvent contenir autant de gras que les fabricants le désirent, pourvu qu'ils aient moins de gras qu'au moins une autre version du produit, ils se vendront. Une de mes stratégies de marketing préférées est celle où l'on appose un cœur géant sur les canettes de Coke Diète^MD accompagné du slogan « Le cœur tel qu'elles » pour demander aux gens d'appuyer les programmes de santé cardiaques destinés aux femmes. Nous pouvons maintenant ne pas nous sentir coupables de boire ces produits chimiques parce que nous réduisons les maladies cardiaques chez les femmes.

Franchement!

Les glucides n'ont pas tous été créés égaux

AI OU FAUX? **Manger des céréales froides peut être nocif pour votre cœur.**

Vrai. Les marques de céréales populaires affichent peut-être des revendications sur leurs emballages à savoir jusqu'à quel point leurs produits sont bénéfiques pour notre santé cardiaque. Et elles le peuvent parce que les fabricants concentrent l'attention du consommateur sur les études qui portent sur les fibres, qui elles sont bonnes pour le cœur. Elles se dépeignent comme si elles se préoccupaient de la santé même si les fibres que contiennent leurs produits ont tellement été transformées qu'elles sont désormais inutiles. Mais surtout, leurs produits comprennent de nombreux effets négatifs qu'elles négligent de mentionner.

Les annonceurs ne mentionnent pas que de manger des céréales grandement transformées équivaut à vous verser directement du sucre de table dans la gorge. Cela stimule les poussées d'insuline qui peuvent au fil du temps contribuer à la résistance à l'insuline, l'obésité et un risque accru de diabète. La plupart des gens savent quels sont les dommages que le diabète peut faire, dommages qui peuvent provoquer l'amputation, la cécité et les troubles cardiaques. Alors comment les cabinets de publicité nous ont-ils convaincus que de manger un bol de leur sucre formulé constitue une saine habitude?

Les annonceurs ne mentionnent pas que de manger des céréales grandement transformées équivaut à vous verser directement du sucre de table dans la gorge.

Je ne veux pas dire que tous les mercaticiens sont des menteurs ou que toutes les entreprises ne visent qu'à nous vendre des produits dangereux. Pourtant, il *est* vrai que nous ne pouvons toujours croire ce que l'on lit. Informez-vous et portez attention aux ingrédients, pas aux déclarations du tonnerre.

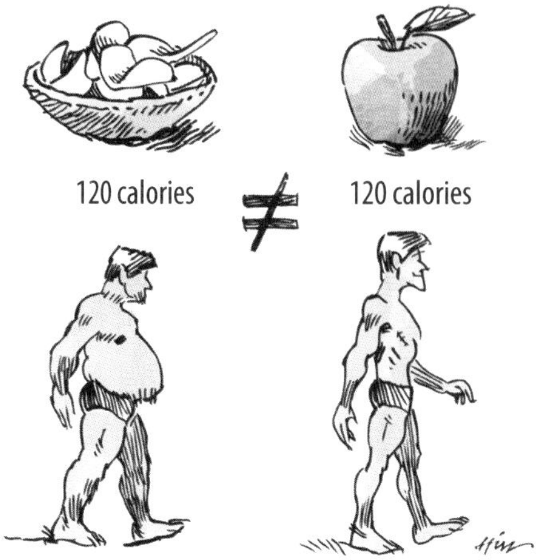

Jamais satisfait

Avez-vous déjà manqué de temps et attrapé au vol un beignet pour déjeuner en vous rendant au travail le matin? Comment vous êtes-vous senti après environ une heure?

Il est très possible que vous vous sentiez assez faible. Et qu'aviez-vous envie de manger plus tard au cours de la journée?

Vous vouliez très probablement manger davantage de glucides sucrés. Lorsque nous mangeons des aliments transformés, surtout de la farine, nous mentons à notre corps. Notre corps absorbe très rapidement ces calories, bien trop vite en fait. Il en découle une réaction physiologique qui fait que notre corps en a envie davantage. C'est comme si nous étions accros.

Beaucoup d'entre nous avons grandi selon la pyramide alimentaire. Il s'agit probablement d'une des plus vieilles leçons que nous ayons appris au sujet de la nutrition. Nous devons donc maintenant *désapprendre* ce que nous avons mémorisé à partir des boîtes de céréales, des sacs de pain et des affiches à la cafétéria de l'école. Nous *ne devrions pas* en fait consommer de huit à onze portions de ce que nous croyions alors être des grains sains, puisque la plupart d'entre eux étaient blanchis et vides de valeur nutritive.

Beaucoup des aliments les plus populaires sont dangereux parce qu'ils sont grandement transformés, faits à partir de farine raffinée qui provient de moulins grande vitesse qui ont remplacé les meules traditionnelles du dix-huitième siècle. Les nouveaux moulins ont accéléré et sont devenus plus efficaces après la découverte du dégermage, processus qui prend le grain et en retire le tégument, appelé son, et le germe, c'est-à-dire l'embryon de la graine qui fait partie intégrante des aliments à grains entiers. Ce processus élimine une grande valeur nutritionnelle de la farine parce que le son est l'endroit où se trouvent les fibres, les vitamines B et les traces de minéraux et que le germe contient les antioxydants et les vitamines B et E.

L'impact de ce processus a changé à jamais le cours de l'histoire, puisqu'il se passe rarement une journée sans qu'on ne mange de pain.

Le résultat du nouveau processus de meulage : une farine blanc pur super fine qui ne pourrit pas. Que les boulangers pouvaient-ils demander de mieux? Non seulement les pains et les pâtisseries qu'ils confectionnent à partir de cette farine sont légers et savoureux, ils ont également une très longue durée de conservation.

Malheureusement, les résultats sont moins qu'idéaux pour ceux parmi nous qui mangent ces aliments de longue durée. Le corps est en mesure d'absorber si rapidement le glucose qui se trouve dans les particules super fine de la farine blanche ou de blé que cela provoque une augmentation rapide de notre taux de glycémie, hausse pire que ce qui se produirait si vous mangiez une barre de chocolat. (Si seulement vous aviez su il y a des années qu'une barre Snickers^MD était meilleure pour vous que des rôties au pain blanc pour déjeuner!)

Et comme vous le savez, ce qui monte doit redescendre. La hausse rapide du taux de glycémie est suivie d'une chute rapide après qu'une poussée d'insuline est libérée pour stocker ce sucre dans votre gras pour vous donner des cellules bien dodues et un sentiment de paresse. Et comme si cela n'était pas suffisant, vous aurez également une envie incontrôlable de manger *davantage* de produits sucrés pour aider à faire remonter votre taux de glycémie en vue de l'équilibrer.

Nous commençons tout juste à réaliser que notre amour des pâtisseries et du pain blanc se trouve au centre de l'épidémie d'obésité, de diabète et d'autres maladies inflammatoires dont nous sommes témoins aujourd'hui. Le fait de manger répétitivement des aliments qui font monter notre taux de glycémie, que l'on appelle aussi aliments à index glycémique élevé, nous fait gagner du poids et au fil du temps cause des dommages durables à notre santé.

Partager le pain

Beaucoup des pains que nous trouvons à l'épicerie contiennent plus que de la farine, beaucoup plus. Comparez tout simplement les ingrédients nécessaire pour faire du bon pain maison et les ingrédients que vous retrouvez sur le pain blanc que vous venez d'acheter au magasin.

Pain maison :

Farine de blé entier, sucre, sel, levure, lait, beurre et eau.

Pain blanc acheté au magasin :

Farine de blé enrichie, eau, gluten de froment, sirop de maïs à haute teneur en fructose, huile de soja, sel, mélasse, levure, monoglycérides, diglycérides, monoglycérides et diglycérides exthoxylés, conditionneurs de pâte (stéaryl-lactylate de sodium, iodate de calcium, dioxyde de calcium), ester d'acide tartrique diacétyl de monoglycéride, sulfate de calcium, vinaigre, nutriment de levure (sulfate d'ammonium), extrait de malt et de maïs, phosphate dicalcique, diphosphate d'ammonium et propionate de calcium (pour conserver la fraîcheur).

L'index glycémique

D'abord présenté par le Dr David J. Jenkins en 1981, l'index glycémique est devenu un terme commun. Le Dr Jenkins définit l'index glycémique par la vitesse à laquelle le taux de glycémie augmente après avoir mangé un aliment test particulier par rapport à la vitesse d'un aliment contrôlé, en général le glucose.

Lorsqu'on a d'abord diffusé l'index glycémique, la plupart des diététistes, des nutritionnistes et des médecins ont été choqués par les résultats : l'index démentait les suppositions de longue date qui disaient que les glucides complexes sont toujours meilleurs que les glucides simples et que toutes les calories ont été créées égales.

COMPARAISON DE REPAS À TENEUR GLYCÉMIQUE VARIABLE

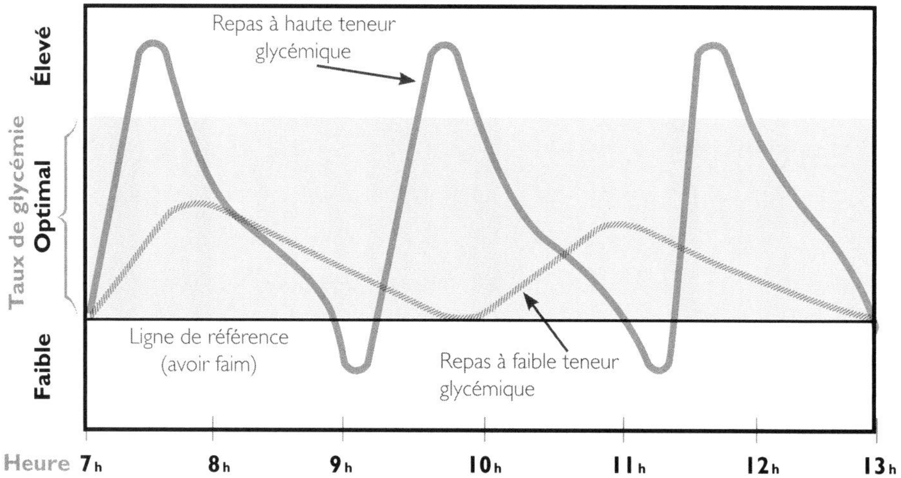

Pour illustrer cette nouvelle façon de penser, les sucres simples, comme le sucre de table ou sucrose, ont un index glycémique de 61, tandis que le sucre que l'on trouve dans les fruits, ou fructose, a une valeur de loin préférable sur l'index glycémique, c'est-à-dire 19. Donc, beaucoup des céréales « saines » que nous mangeons pour déjeuner, comme les flocons de maïs, les flocons de son et les Cheerios, se classent au haut de l'index glycémique et certaines possèdent une valeur allant jusqu'à 92. Soudainement, ces sachets de plastique remplis de Cheerios ne représentent plus une si bonne collation pour les enfants, à moins que vous ne vouliez que votre enfant soit suffisamment enrobé pour se tenir au chaud en hiver.

Pour obtenir une vue encore plus vraie de votre réaction à un aliment particulier, vous devez en calculer la teneur glycémique. La teneur glycémique tient compte de l'index glycémique *et* de la concentration des glucides. Une faible teneur équivaut à 10 ou moins, une teneur moyenne à entre 11 et 19, et une teneur élevée à plus de 20. Par exemple, des carottes cuites ont un index glycémique moyen de 49 tandis que leur teneur glycémique est très faible, à 2,4 puisque l'on ne trouve que très peu de glucides dans les carottes. Cela signifie que lorsque vous mangez des carottes, votre taux de glycémie n'aura pas tendance à augmenter. À l'opposé, les pommes de terre possèdent à la fois un index glycémique élevé *et* une haute teneur glycémique, ce qui fera substantiellement monter le taux de glycémie et stimuler une réaction poussée de l'insuline.

Index glycémique de certains aliments

Céréales	IG
Shredded Wheat	67
Raisin Bran	73
Cheerios	74
Flacons de maïs	83
Fruits	
Pommes	38
Oranges	43
Raisins secs	64
Dates	103
Collations	
Barre de chocolat	49
Croustilles	56
Beignets	76
Dragée tendre	80
Légumes	
Igname	54
Maïs sucré	56
Frites	75
Pomme de terre rouge cuite au four	93
Pains	
Seigle	64
Blé entier	68
Blanc	70
Bagel ordinaire	72
Légumineuses	
Fèves de soja bouillies	16
Haricots secs en boîte	29
Haricots de Lima bouillis	32
Fèves au lard	45

Une des meilleures façons d'éviter les glucides à haute teneur glycémique est de manger des fruits et des légumes frais dont la couleur est prononcée – ces aliments sont aussi d'ailleurs plus riches en antioxydants. Les aliments entiers qui poussent près de la terre sont remplis de vitamines vivantes, de minéraux, d'eau, de fibres et d'enzymes nécessaires pour les digérer. Ils sont également parfaits pour les cellules de notre corps et pour nourrir le corps selon le juste équilibre.

Apprenez-en davantage au sujet de l'index glycémique et de la teneur glycémique d'aliments particuliers à l'adresse www.myhealthyhome.com/glycemique.

Des milliers d'études ont prouvé que les fruits et les légumes sont d'excellentes sources de phytochimiques qui sont bénéfiques pour combattre les maladies.

Solution simple :
Les légumes du jardin aux couleurs différentes vous aideront à avoir une diète à faible teneur glycémique riche en nutriments. Plus la couleur est prononcée, mieux vous vous porterez.

Manque d'équilibre

Dans la vie, tout est question d'équilibre. Pas un équilibre statique comme les statues, cela voudrait dire la mort. Non, plutôt un équilibre délicat qui permet des mouvements modérés dans une direction ou dans l'autre, sans bris.

Le corps humain a besoin de ce type de stabilité dynamique tout comme toutes les autres choses vivantes. On appelle ce processus l'homéostasie : processus pour lequel des conditions internes, comme la température du corps, les niveaux de calcium dans le sang et la pression artérielle, restent dans des gammes étroites, malgré les changements extrêmes qui peuvent se produire à l'extérieur.

Mais aujourd'hui, la plupart d'entre nous, au nom de la commodité, *déséquilibrons* les mécanismes complexes et chevauchants qui se trouvent à l'intérieur de notre corps.

Équilibre acidique-alcalin

Un des mécanismes homéostatiques les plus importants du corps est l'équilibre acidique-alcalin, aussi appelé pH. Notre corps travaille fort pour conserver un pH sanguin entre 7,35 et 7,45, idéalement autour de 7,40 ou légèrement alcalin. Il s'agit là du pH idéal pour que beaucoup de nos systèmes d'enzymes fonctionnent bien.

Le corps humain se résigne grandement à cette gamme de pH parce que nos diètes préalables consistaient en un rapport plante-animal d'environ 1:1, le poisson, les crustacés et mollusques représentant la plus grande partie de la composante animale[2]. Ces diètes, riches en fibres de plantes non transformées et en fruits, étaient légèrement alcalines, ce qui a guidé notre développement évolutif.

Mais les temps ont changé, tout comme nos diètes. Des changements importants qu'ont subis les environnements culturels et biologiques de la race humaine, il y a environ 10 000 années de cela par l'introduction de l'agriculture et de l'élevage, ont pris davantage d'ampleur avec l'arrivée de la révolution industrielle. Sur l'échelle évolutive, ces changements ont eu lieu trop récemment et trop rapidement pour que le corps humain s'y adapte. En conjonction avec cette discorde croissante entre notre ancienne biologie et les modèles nutritionnels et culturels prédominants modernes, beaucoup des soi-disant « maladies de la civilisation » ont fait surface[3], conséquences de la rencontre des diètes du vingt-et-unième siècle et des corps de l'âge de pierre.

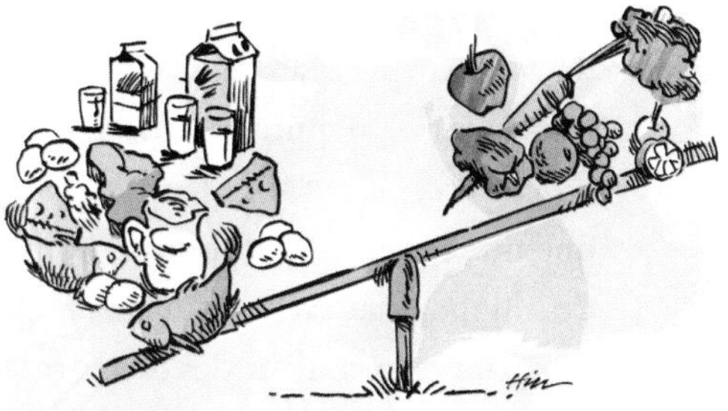

Nos ancêtres chasseurs et les premiers fermiers n'auraient pas reconnu les aliments que nous consommons aujourd'hui, pourtant les besoins nutritionnels de nos cellules ont très peu changé. Les produits viande, les produits laitiers et les céréales fournissent la plus grande partie des calories de nos diètes et ils se trouvent bien haut sur l'échelle des aliments producteurs d'acidité[4]. Mais n'oubliez pas que notre corps penche vers l'alcalinité. Donc nous rendons la tâche difficile à nos systèmes qui doivent conserver l'équilibre acidique-alcalin qui prévaut depuis le début des temps humains.

La règle de base est que les viandes et les produits laitiers possèdent une charge élevée en acide, tandis que les légumes et beaucoup de fruits réduisent l'acidité. Les gens méprennent souvent l'*acidité* d'une source alimentaire et sa *charge acide.* Cela peut sembler paradoxal, mais un citron, qui est très acide, réduira en fait la charge acide du corps lorsque son contenu minéral, qui se trouve généralement dans la pulpe, est absorbé dans les fluides corporels. C'est parce que les minéraux prédominants du citron ont un effet alcalinisant ou réducteur d'acide sur le corps. Pour y arriver, ils forment des hydroxydes et des carbonates minéraux dans nos cellules qui agissent comme des éponges moléculaires pour « soutirer » l'excès d'acidité.

En plus de manger davantage de légumes, vous pouvez également prendre du bicarbonate de potassium pour aider à réduire le fardeau acide de votre corps. Mais pourquoi est-il si important de réduire le fardeau d'acide du corps et de revenir en arrière pour que notre diète corresponde à notre développement évolutif? Deux risques importants découlent des diètes modernes productrices d'acide :

- L'ostéoporose
- Le cancer

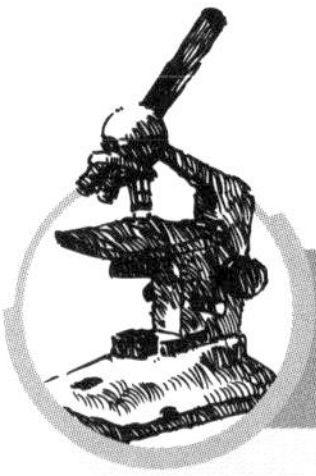

La vérité sur les cellules

Acidité – Vos os et le cancer

La ***charge d'acide nette*** est une expression qui fait référence à la quantité d'acide (H+) que contribuent les aliments que nous mangeons aux cellules du corps. Ainsi, elle représente le ***fardeau total sur le corps*** de l'acide diététique. Une charge d'acide nette nulle signifierait que les aliments mangés avaient un équilibre relatif acidité-alcalinité parfait. Tandis que les diètes ancestrales étaient légèrement alcalines, les diètes occidentales modernes disposent d'une charge d'acide nette élevée.

Cela a des répercussions graves pour la santé à long terme des os.

Grâce à une dissolution chimique directe des os, le tissu osseux sert de tampon pour l'acidité du corps. Au cours du processus, du calcium (Ca^{+2}) et du carbonate (CO_3^{-2}) se dégagent de la matrice minérale osseuse[5]. La libération de calcium dans le sang et son excrétion dans l'urine ***ne sont pas*** compensés par l'équivalent de prélèvement de calcium des aliments qui se trouvent dans l'estomac. Des ions de sodium (Na+), de potassium (K+) et de phosphates assortis (PO_4^{-3}) se dégagent également des os pour se combiner à l'excès d'hydrogène (H+) dans le sang[8].

Sans contrôle, ce processus de détérioration provoque des os plus minces et faibles – ostéopénie – et, si l'on n'y remédie pas, l'ostéoporose, c'est-à-dire des os creux.

L'acidose et la santé des os

Pour protéger à tout coût l'équilibre de pH du sang, le corps sacrifie du tissu osseux et enrôle les minéraux comme tampons contre les effets corrosifs de l'excès d'acidité. Il faut aussi peu qu'une semaine de diète légèrement acidique pour découvrir une chute décelable de minéraux osseux à la surface des os[7].

Par conséquent, les diètes productrices d'acide peuvent modifier de façon dramatique la structure et la fonction des os. Il a été prouvé qu'une charge diététique acide élevée *augmente* la résorption osseuse, processus par lequel la structure osseuse disparaît, et *diminue* la formation d'os[8].

Une diète qui encourage l'acide déclenche aussi toute une cascade de changements biochimiques et physiologiques du corps qui semblent nous préparer au cancer. Parmi ces changements, notons :

- le stress oxydatif chronique
- le catabolisme avancé, c'est-à-dire la détérioration musculaire et la destruction des réserves squelettiques
- une hausse d'insuline et de cortisol
- une inflammation systémique
- l'obésité
- une immunité affaiblie

On sait que chacune de ces aberrations participe ***distinctement*** à la genèse du processus du cancer. Imaginez maintenant les répercussions lorsqu'elles tentent ***toutes*** de tirer sur leur coin de couverture.

Un environnement cancéreux

Tout le monde possède des cellules cancéreuses. Votre mère, votre frère, votre épouse en possèdent tous. Les cellules cancéreuses se forment continuellement dans le corps humain et on estime compter 10 000 cellules actives à tout moment donné, mais leur croissance est normalement interdite par un système immunitaire sain actif[9]. Donc la question est la suivante : Nourrissez-vous ces cellules cancéreuses ou alimentez-vous votre corps pour qu'il les combatte?

Des études récemment publiées donnent un aperçu intriguant de la relation entre la diète et le cancer. Les anormalités de notre équilibre acidique-alcalin semblent jouer un rôle important au début du cancer en donnant un bon coup à la réaction immunitaire et en permettant aux croissances cancéreuses de se développer[10]. De hauts niveaux d'inflammation bloquent aussi les défenses naturelles du corps en désarmant ses leucocytes spécialisés et en améliorant la production de molécules signaleuses de produits chimiques pour nuire davantage à l'immunité et encourager les croissances non contrôlées[11]. La mesure du niveau d'inflammation systémique peut en fait prédire la durée de survie d'un patient pour plusieurs cancers[12].

Pour obtenir davantage de renseignements scientifiques sur les aliments acides et alcalins, visitez le site www.myhealthyhome.com/equilibre.

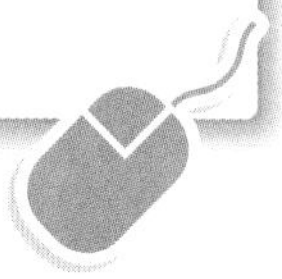

Respectez vos aînés

Même si la science de l'équilibre acidique-alcalin semble compliquée, il est en fait assez simple de retourner à la diète de nos ancêtres : consommez davantage d'aliments entiers et moins de malbouffe transformée.

Vous pouvez faire réapparaître l'équilibre de pH à la table en servant des repas qui se composent de 60 à 80 % de fruits, de plantes et de légumes alcalinisants. Vous voudrez réduire votre usage de farine blanche productrice d'acide en la remplaçant par de la farine multigrains. Vous pouvez également augmenter votre consommation de gras oméga-3 qui réduisent les inflammations; ces gras se trouvent dans les poissons et les graines de lin.

Finalement, de l'exercice aérobique tous les jours vous aidera à éliminer le CO^2 producteur d'acide de vos tissus et vous aidera à conserver la tonicité musculaire.

Plus de potassium, moins de sel (sodium)

Ces tannants d'ancêtres ont un autre message pour nous lorsqu'il s'agit du déséquilibre de notre diète moderne : Nous consommons beaucoup trop de sel et pas suffisamment de potassium. On estime que notre diète ancestrale avait un rapport potassium-sodium de 10:1, rapport qui a maintenant été inversé à 1:3, ce qui représente trois fois plus de sel que de potassium et un changement de trente fois plus[13].

Solution simple :

Commencez chaque journée avec un verre alcalinisant d'eau citronnée que vous aurez préparé en pressant un citron frais (sans sucre) dans de l'eau purifiée. Et n'oubliez pas d'y ajouter la pulpe.

Essentiellement, nos repas se composaient alors de fruits, de légumes, de noix et de fèves riches en potassium accompagnés d'une petite quantité de poisson ou de viande – aliments qui ne contiennent tous qu'une petite quantité de sodium.

De la même façon que le sodium n'est pas bon pour nous, le potassium nous fournit une grande gamme de bénéfices, notamment il nous aide à avoir une pression artérielle, une force musculaire et un taux de métabolisme sain tout comme il réduit les menaces d'anxiété, de troubles cardiaques et rénaux et les accidents cérébrovasculaires.

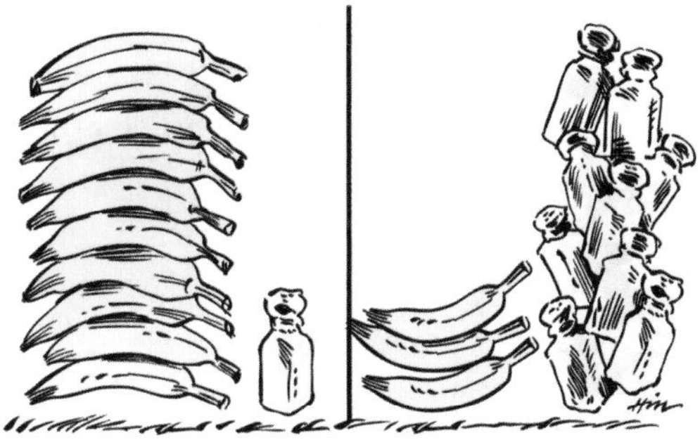

Comparez ces avantages à notre diète actuelle composée d'aliments grandement transformés à haute teneur en sodium. Dans le repas congelé ou la boîte de soupe condensée que vous avez mangé pour le dîner, possiblement accompagné d'une seule portion de légumes, vous avez consommé jusqu'à 1 700 mg de sel. On sait que ce rapport inversé de potassium à sodium de notre diète contemporaine nuit à la fonction cardiovasculaire et contribue à l'hypertension et aux accidents cérébrovasculaires.

Et comme si cela n'était pas assez troublant, nous avons récemment appris que les aliments riches en sodium et les aliments producteurs d'acide peuvent agir *indépendamment* pour induire et faire persister une acidité élevée dans les tissus. Cet effet « d'équipe » prend de l'ampleur tandis que vous vieillissez et en raison de la capacité réduite des reins à excréter l'excès d'acidité[14].

Même si vous ne vous servez jamais de la salière, vous ingérez possiblement beaucoup trop de sel. La meilleure façon de réduire votre consommation de sel est de réduire votre consommation d'aliments transformés ou pratiques comme les soupes en boîte, les repas congelés et les croustilles. Lisez les étiquettes. Même si quelque chose ne *goûte* pas le sel, il peut contenir l'équivalent de l'apport recommandé de sodium d'une journée complète.

Solution simple :

Remplacez votre sel de table par du sel de mer naturel qui contient un mélange de complexes alcalins. Et utilisez du poivre ou d'autres épices pour rehausser la saveur de vos viandes.

Bien qu'il soit important de réduire les niveaux de sel en réduisant sa consommation d'aliments transformés et sa consommation de sel, n'oubliez pas non plus d'augmenter votre potassium. Parmi les aliments riches en potassium, notons les abricots, les avocats – sortez le guacamole! – les bananes, le cantaloup, les kiwis, les carottes, le jus de prunes, les raisins secs et autres.

Visitez www.myhealthyhome.com/potassium pour obtenir des exemples d'aliments riches en potassium.

Équilibre des bons et des mauvais gras

Nous avons parlé plus tôt des bons glucides et des mauvais glucides et du besoin de rester à l'écart des aliments blancs dont l'index glycémique est élevé. Et bien, notre balance est aussi bien déséquilibrée lorsqu'il s'agit de notre consommation de gras.

Pendant des années, les gouvernements et les mercaticiens nous ont induits en erreur en nous disant d'éliminer le gras de nos diètes. Nous avons *besoin* de gras, en fait, nous ne pouvons pas vivre sans gras. Notre cerveau se compose principalement de gras. En tentant de manger « sans gras », nous avons principalement réduit la quantité de bon gras que nous consommons et augmenté les quantités de sucre et de mauvais gras dans nos diètes.

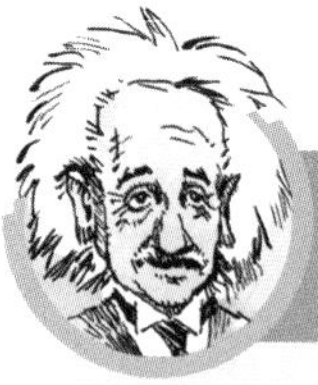

Interrogez le scientifique

« Dr Wentz, comment en êtes-vous arrivé à comprendre l'importance de la nutrition? »

Je crois que la nutrition est la science la plus importante de toute la médecine. Je me suis rendu compte de l'impor- tance de la nutrition à la suite de mes recherches scientifiques.

En faisant croître des cellules pendant vingt ans chez mon employeur précédent, Gull Laboratories, j'ai appris que les nutriments, les vitamines, les minéraux et les facteurs parasites étaient nécessaires pour que les cellules humaines restent vraiment robustes et saines.

Plus tard, j'ai appris à quel point la valeur nutritionnelle de nos aliments a baissé au cours des dernières décennies. Nous avons transformé le merveilleux monde que Dieu nous a donné en un dépotoir pour nos déchets toxiques, tout en volant à nos aliments les nutriments dont nous avons besoin pour rester en santé et en exposant notre corps à des substances dangereuses.

En raison des dangers environnementaux de la société moderne, notre corps, c'est-à-dire les cellules, les organes et les systèmes qui le composent, a besoin de quantités beaucoup plus importantes que jamais de nutriments essentiels, surtout des antioxydants protecteurs. Une nutrition qui aidera nos cellules à se défendre contre le stress oxidatif de l'environnement moderne est essentielle.

Certaines autorités de nutrition considèrent que les acides gras essentiels (AGE) sont ce qui se rapproche le plus du vrai nutriment miracle parce qu'ils participent à tellement d'aspects de notre santé. Des maladies cardio-vasculaires aux maladies auto-immunes comme la sclérose en plaques et le cancer, il faudrait des pages et des pages pour énumérer toutes les conditions de santé influencées par une carence ou un déséquilibre d'AGE.

Cependant, leurs influences sur notre santé au niveau cellulaire peuvent se regrouper en trois catégories principales.

Premièrement, les AGE sont des éléments structurels essentiels pour toutes les membranes cytoplasmiques. Les « bons » acides gras – oméga-3 et oméga-6 – assurent la flexibilité des membranes cytoplasmiques, ce qui est important pour transporter les nutriments et l'oxygène dans les cellules et éliminer les déchets des cellules.

Il va sans dire que les besoins nutritionnels des cellules de la plupart des gens ne sont pas satisfaits par les aliments qu'ils consomment, ce qui a des conséquences dévastatrices : une épidémie en croissance rapide de maladies dégénératives chroniques. Mais bonne nouvelle, les maladies dégénératives sont des maladies de style de vie, ce qui veut dire qu'on peut les prévenir en apportant de petits changements à nos habitudes quotidiennes, comme en évitant les toxines et le stress environnementaux, en faisant régulièrement de l'exercice physique et en donnant à notre corps une nutrition optimale.

En fait, au cours des années, j'en suis venu à la conviction que la nutrition personnelle optimale est la chose la plus efficace que l'on puisse faire pour diminuer nos risques de maladies dégénératives.

Deuxièmement, ils sont les précurseurs de molécules importantes, les prostaglandines, qui sont importantes pour réguler plus d'une douzaine de fonctions critiques allant de l'inflammation à la transmission nerveuse.

Troisièmement, les acides gras essentiels participent à de nombreux processus importants sans lesquels les cellules et le corps ne pourraient survivre. Par exemple, les acides gras sont nécessaires pour faciliter le transport de l'oxygène des poumons aux érythocytes qui circulent dans les vaisseaux sanguins. Pour se faire, ils transportent l'oxygène par les parois capillaires, les parois des érythocytes et directement vers l'hémoglobine qui se trouve dans les érythrocytes.

On garde le bon, on se débarrasse du mauvais

Pour éviter les gras dommageurs, lisez les étiquettes.

Les huiles « partiellement hydrogénées », peu importe leur type, sont nuisibles pour votre santé. Ces huiles contiennent des acides gras trans, que la plupart des spécialistes de la nutrition déclarent non sains pour la consommation humaine.

Pour augmenter votre consommation de bons gras alimentaires, cherchez ces expressions clés sur les étiquettes :

- pressé à froid
- non raffiné
- organique ou biologique

Utilisez de l'huile d'olive extra vierge, de l'huile de colza, de l'huile de noix de coco, de l'huile de riz, de l'huile de pépins de raisin ou du beurre pour la cuisson. Comme collation, mangez des noix (des amandes, des noisettes) et des graines (de citrouille, de sésame). L'huile de graine de lin est aussi une bonne source de gras sain; vous pouvez en verser un filet sur la salade ou l'ajouter à une boisson fouettée.

Aliments pour l'âme

À parler de l'importance de la bonne nutrition, il ne faut pas perdre de vue jusqu'à quel point les aliments peuvent être amusants. Bien sûr, les aliments sont du carburant, mais il s'agit aussi d'une chose à apprécier et à partager.

Prenez du temps chaque fin de semaine pour planifier les repas de la semaine. Faites-en une activité amusante et encouragez toute la famille à participer. Avec quelques efforts et un peu de bon sens, vous pourrez jouir d'une diète pleine d'aliments nourrissants, propres et vrais.

Commencez où vous vous situez, novice de la nutrition ou génie diététique, et allez-y une journée à la fois. Ce sont les choix que vous faites constamment tous les jours qui feront toute la différence à long terme.

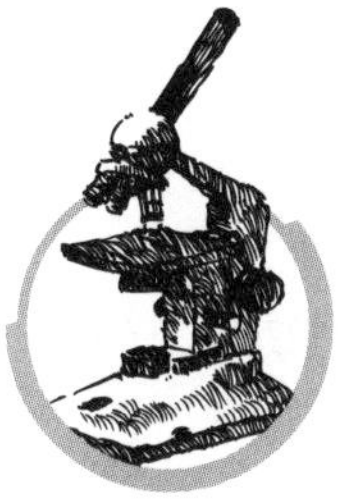

Chapitre 8
À vos chaudrons

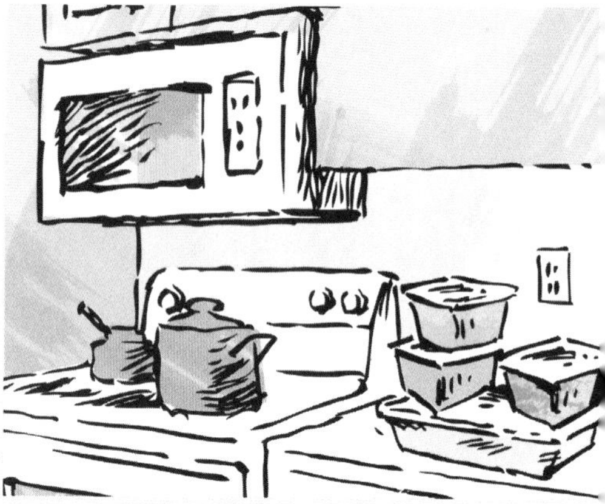

La science alimentaire et sa capacité à entretenir la vie – ou la voler – est un sujet fascinant dont on ne se lasse jamais de discuter. Il est réconfortant de voir combien de gens ont reconnu que *ce* que nous mangeons est incroyablement important pour notre bien-être et notre longévité. Mais nous apprenons aussi que *la façon* dont nous mangeons, y compris comment nous préparons et stockons nos aliments, représente un autre facteur important de notre consommation nutritionnelle et de notre santé en général.

QUESTIONS

Niveau de toxicité de votre foyer

Pointages

1. Utilisez-vous des poêlons antiadhésifs?

   Toujours — Parfois — Jamais

   10 points — 5 points — 0 point

2. Comment mangez-vous vos légumes? (sélectionnez une option)
   - ☐ Crus (0 point)
   - ☐ Cuits mais croquants (1 point)
   - ☐ Cuits jusqu'à ce qu'ils soient mous (4 points)
   - ☐ En purée (7 points)
   - ☐ Frits (10 points)

3. Choisissez les trois méthodes de cuisson que vous utilisez le plus souvent pour préparer vos soupers.
   - ☐ Gril/charbon de bois (5 points)
   - ☐ Grande friture (8 points)
   - ☐ Ébullition (5 points)
   - ☐ Four (2 points)
   - ☐ Sauter/frire à la poêle (1 point)
   - ☐ Cuisson lente (2 points)
   - ☐ Micro-ondes (1 point)
   - ☐ Vapeur (0 point)
   - ☐ Légumes crus (0 point)
   - ☐ Restaurant pour emporter (8 points)

4. Si vous mangez du steak, comment le commandez-vous ou le préparez-vous habituellement? Si vous ne mangez pas de steak, inscrivez zéro.

   Cru (tartare) — Bien cuit

   0 point — 1 point — 2 points — 3 points — 4 points — 5 points

5. Quel rôle joue le plastique dans votre cuisine? (sélectionnez toutes les options pertinentes).
   - ☐ Contenants de plastique ou de styromousse qui servent à réchauffer les aliments au micro-ondes (8 points)
   - ☐ Pellicule de plastique pour recouvrir les aliments que l'on réchauffe au micro-ondes (8 points)
   - ☐ Pellicule de plastique pour recouvrir les aliments à conserver (4 points)
   - ☐ Contenants de plastique ou de styromousse pour conserver les aliments ou les restants (4 points)
   - ☐ Verres, assiettes, bols, etc. en plastique ou en styromousse (5 points chacun)

Votre pointage de danger « cuisine » ☐

1-15	16-30	31-45	46+
Cuistot	Cuisinier à la chaîne	Chef de préparation	Laveur de vaisselle

La préparation d'un repas

Disons que vous préparez un bon repas maison pour votre famille ce soir. Tout d'abord, bravo! Vous avez déjà fait un meilleur choix, pour vous et ceux que vous aimez, en ne mangeant pas « du restaurant », que ce soit sur place ou à la maison. Mais avant de sortir les ingrédients et vos outils préférés, pensez à des choses que vous pourriez changer en cours de route pour que votre délicieux repas maison soit encore plus sain.

En raison du déclin répandu des nutriments dans notre sol, beaucoup de fruits, des légumes et des grains que nous achetons aujourd'hui à l'épicerie contiennent moins de vitamines et de minéraux importants que leurs prédécesseurs, et ce avant même qu'ils ne se rendent à votre garde-manger ou réfrigérateur. La quantité des bénéfices nutritionnels que nous perdons dépend de nos méthodes culinaires. Les choix que vous faites lorsque vous stockez, coupez et cuisez le brocoli, par exemple, pourraient réduire sa teneur en vitamine C de plus de la moitié.

Voici une règle simple à garder en tête : Moins vous avez de travail à faire dans la cuisine, plus vos aliments conserveront de leur valeur nutritionnelle. Vous risquez aussi de créer des composés toxiques lorsque vous cuisez trop votre nourriture. Allez-y mollo et réduisez la quantité de tranches, de découpage, de cuisson, de mélange, d'ébullition et d'épluchage.

> Moins vous avez de travail à faire dans la cuisine, plus vos aliments conserveront de leur valeur nutritionnelle... réduisez donc la quantité de tranches, de découpage, de cuisson, de mélange, d'ébullition et d'épluchage.

La méthode de cuisson

Si l'on considère la grande variété de types d'aliments avec lesquels nous composons, il n'existe pas de méthode parfaite à suivre dans la cuisine lorsqu'il s'agit de conserver le contenu nutritionnel de nos aliments.

Mais certaines modifications simples apportées à vos méthodes de préparation réduiront le déclin de nutriments et vous rendront plus sains.

Trancher et couper

Lorsque vient le temps de trancher et de couper les fruits et légumes, plus vous créez d'exposition de surface, plus vous perdrez des minéraux et des antioxydants. Par exemple, si vous tranchez des carottes en minces morceaux en diagonale, vous exposez une plus grande surface de la carotte aux effets réducteurs de l'oxygène et à une plus grande dissolution par la cuisson. Pensez aux tranches de pommes qui brunissent lorsqu'elles sont exposées à l'air même avant que vous ne finissiez de les manger.

La section de votre épicerie où vous trouvez les aliments préparés sera particulièrement problématique pour cette raison. Bien qu'un contenant de plastique rempli de melon coupé ou de carottes tranchées *semble* pratique, vous êtes beaucoup mieux d'acheter des fruits et des légumes entiers pour les couper qu'avant de les manger.

Vous économiserez de l'argent et consommerez des vitamines et des minéraux de grande valeur.

Solution simple :

Préservez la valeur nutritionnelle de vos fruits et légumes en les coupant en cubes ou en les mangeant entiers. Gardez les coupes diagonales pour les fêtes avec les amis.

Cuisson à la vapeur

Aucune surprise à ce sujet : la cuisson à la vapeur semble être une des meilleures méthodes de cuisson pour conserver les minéraux et les vitamines de vos légumes, surtout le brocoli, les choux de Bruxelles, le chou-fleur et le chou[1]. Optimisez les effets positifs en ne faisant pas cuire trop longtemps et en vous assurant que les légumes ne sont pas immergés dans l'eau. Si vous faites cuire vos aliments à la vapeur jusqu'à ce qu'ils se transforment en purée, vous en perdrez tous les nutriments. Les carottes sont peut-être cuites, mais assurez-vous qu'elles sont encore un peu croquantes.

Même si la cuisson à la vapeur représente un excellent choix pour préparer vos aliments, éviter les repas et les plats d'accompagnements « à la vapeur » que vous trouvez dans l'allée des produits surgelés à l'épicerie. Ces produits sont conçus pour être cuits au micro-ondes dans leur emballage de plastique, ce qui, nous l'apprendrons plus tard dans ce chapitre, pose des risques beaucoup plus grands que la perte de nutriments.

Friture

Même si nous savons que la friture ne représente pas la façon optimale de préparer les aliments, elle se trouve en terrain neutre lorsqu'il s'agit de la conservation de la teneur en antioxydants[2]. Cela n'est cependant pas une excuse pour faire des frites un nouveau groupe alimentaire.

La grande friture, méthode de cuisson la plus populaire à l'extérieur de la maison, représente la plus grande interdiction lorsqu'on parle d'aliments. Qu'il s'agisse de frites, de filets de poulet ou de rondelles d'oignons, nous nous exposons très possiblement à des carcinogènes et à des huiles rances. Évitez-les comme la peste ou au tout moins, n'en mangez que très rarement.

Cuisson par ébullition

La cuisson par ébullition est généralement associée aux plus grandes pertes de nutriments pour les viandes et les légumes[3]. Une étude a découvert que l'acide folique que l'on trouve dans le brocoli, important pour la production d'érythrocytes sains et réduire l'anémie, diminuait de 55 % après la cuisson par ébullition. Pour sa part, le brocoli cuit à la vapeur ne subit aucune réduction significative de niveau d'acide folique[4]. Les pertes de nutriments se produisent principalement lorsque les nutriments passent dans l'eau[5], donc l'ajout d'une petite quantité de sel et la réduction de l'eau de cuisson peuvent aider[6].

Cuisson au micro-ondes

Voici une question qui provoque de grands débats et une grande confusion. Certaines personnes adorent cuisiner au micro-ondes tandis que d'autres détestent. Et actuellement, nous ne disposons pas de suffisamment de données scientifiques et de renseignements pour déclarer gagnant un côté ou l'autre, voici donc les deux côtés de la médaille et à vous de décider.

Le bon :

Lorsque les scientifiques en produits alimentaires ont étudié la rétention de vitamines et de minéraux dans vingt légumes différents, la cuisson au micro-ondes, tout comme la cuisson à la vapeur, sur le gril et au four, s'est révélée être une méthode idéale. Et comme pour la cuisson à la vapeur, moins les aliments passent de temps dans le micro-ondes et moins on utilise d'eau pour les faire cuire, plus ils conservent de leurs nutriments. S'assurer une distribution égale de la chaleur aidera aussi, et malgré ce que vous auriez pu avoir entendu, les recherches suggèrent que les micro-ondes *ne causent pas* le cancer[7].

Le mauvais :

Il reste cependant une question sans réponse : Si les champs électromagnétiques peuvent modifier nos cellules, ne modifieront-elles pas aussi l'intégrité énergétique de nos aliments? Les micro-ondes sont des ondes électromagnétiques, mais jusqu'à maintenant, on dispose de très peu de preuves à savoir qu'elles font muter nos aliments.

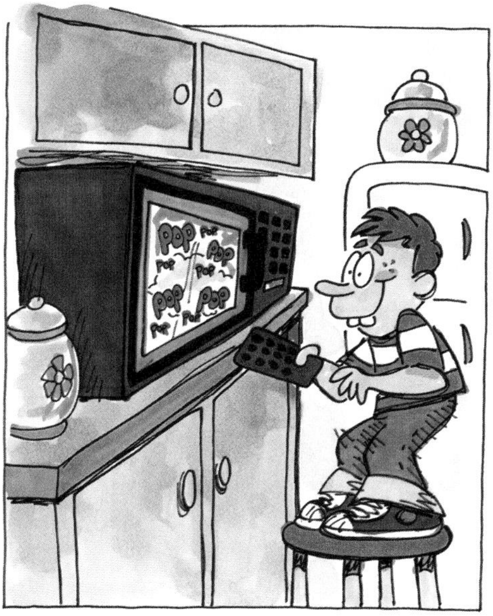

« Il ne reste que quelques secondes, 4,3,2... il éclate et compte. »

Pourtant, la migration des contaminants des contenants dans lesquels reposent les aliments pendant leur réchauffement préoccupe de plus en plus. Au contraire de la friture et de la cuisson au gril, au four et à la vapeur, pour lesquelles vous ne pouvez utiliser de contenants en plastique parce qu'ils fondraient, les micro-ondes permettent d'utiliser le plastique et le plastique est un danger connu.

De plus, avant de faire cuire un gros bol de nos légumes préférés, ou plutôt un sac de maïs éclaté pour être honnête, nous devons penser que les fours à micro-ondes sont des sources puissantes de champs de radiofréquences et qu'ils peuvent laisser fuir des quantités significatives de fréquences électromagnétiques. La seule façon de savoir une fois pour toute *combien de fuite il* y a est de mesurer les fréquences électromagnétiques au moyen d'un gaussmètre peu coûteux que l'on peut se procurer en ligne ou en quincaillerie.

Peu importe, si nous choisissons d'utiliser un four à micro-ondes pour cuisiner, nous ne devrions pas nous planter devant et le regarder comme on regarde la télévision.

Mort par carbonisation

La façon dont vous cuisinez vos aliments comporte plus que la simple perte possible de minéraux. Certaines personnes peuvent aimer la saveur de grillade, mais il va sans dire que la surcuisson des aliments, peu importe de quoi il s'agit, peut provoquer la libération de composés toxiques plutôt que de saines habitudes alimentaires.

> **Solution simple :**
> **Conserver une bonne distance, au moins dix pieds devant ou cinq pieds sur le côté, entre vous et le micro-ondes lorsqu'il fonctionne.**

Ce n'est pas la durée pendant laquelle vous faites cuire les aliments, mais plutôt la température à laquelle vous le faites qui peut transformer les nutriments sains en produits chimiques indigestes qui peuvent menacer votre santé.

L'exemple le plus flagrant est le barbecue de fin de semaine, avec steaks, hamburgers et hot-dogs qui grillent au-dessus des flammes. La cuisson de la viande à des températures élevées crée des produits chimiques appelés amines hétérocycliques, et l'exposition de la viande à des flammes directes produit des hydrocarbures aromatiques polycycliques, les deux étant liés à des risques accrus de cancer, surtout de cancer gastro-intestinal[8].

Les viandes ne représentent pas le seul problème. Des composés appelés acrylamides sont présents en quantités dangereuses dans les aliments riches en glucides qui ont été trop cuits par friture, grillage ou rôtisserie[9]. Les acrylamides, que l'on trouve le plus souvent dans les aliments comme les croustilles et les frites, se produisent aussi lorsqu'on fait des rôties avec certains pains.

Cependant, le lien entre les acrylamides et le cancer et autres maladies dégénératives est moins clair que pour les composés produits par les viandes trop cuites.

La solution? Maintenir les températures de cuisson aussi bas que possible tout en visant des aliments qui sont dorés plutôt que bruns ou noirs. Mieux encore, mangez autant d'aliments crus, comme les légumes et les fruits, que possible.

Finalement, les gras monosaturés comme les huiles de colza, de graines de lin, d'olives et de tournesol, sont meilleurs pour la cuisson que les gras polyinsaturés, mais dès que vous voyez de la fumée s'échapper de l'huile, la température est trop élevée[10]. C'est sans compter que cela représente également un danger de feu, donne un mauvais goût à vos aliments et produit une masse de radicaux libres qui attaqueront votre système circulatoire.

Une situation délicate

Si vous vous retrouvez souvent à faire la vaisselle à la maison, vous savez qu'il est frustrant de laver un chaudron dans lequel la nourriture que vous venez d'y faire cuire est restée collée. Vous le faites trempez et vous le frottez, mais en vain. Et comme s'il ne vous avait pas suffi de brûler votre souper dans ce chaudron, une tâche encore plus importante vous attend.

C'est pourquoi beaucoup de chefs ménagers se sont tournés vers les batteries de cuisine antiadhésive. Après tout, il ne suffit que de très peu d'huile et comme par magie, les aliments glissent de l'intérieur noir des poêlons dans votre assiette. Laver la vaisselle n'est soudainement plus une corvée.

> Le matériau qui recouvre un poêlon antiadhésif et fait en sorte que vos œufs brouillés glissent sur votre assiette peut aussi empoisonner votre famille.

Mais le matériau qui recouvre un poêlon antiadhésif et fait en sorte que vos œufs brouillés glissent sur votre assiette peut aussi empoisonner votre famille.

La plupart des chaudrons et poêlons antiadhésifs sont recouverts de polytétrafluoroéthylène (PTFE), polymère qu'a découvert un scientifique de l'entreprise DuPont en 1938 et qui est considéré comme un des matériaux les plus glissants au monde. Le PTFE, ou Téflon^MD^, tel que déposé comme marque déposée par DuPont, se trouve aujourd'hui dans de nombreux produits de consommation, de la peinture aux tapis anti-taches en passant par les rasoirs électriques.

À des températures élevées, le Téflon libère des vapeurs et des particules possiblement dangereuses dans l'air. Selon le Environmental Working Group (EWG), un poêlon antiadhésif chauffé à une température de 680 °F sur une cuisinière électrique normale libère au moins six gaz toxiques, y compris deux carcinogènes, deux polluants globaux et un produit chimique mortel pour les humains[11].

Même à une température plus basse, 464 °F, le EWG a découvert que des particules toxiques se dégageaient[12].

Ces températures peuvent sembler impossiblement élevées, pourtant le EWG a observé que les poêlons peuvent atteindre 680 °F ou plus en quelques minutes seulement de préchauffage à un réglage élevé[13]. Il est ahurissant que des chaudrons et poêlons, dont le seul but est de réchauffer des aliments sur une source de chaleur, soient recouverts de quelque chose qui, à grande température, émet des vapeurs toxiques.

Les dangers de batteries de cuisine antiadhésives utilisées à haute température ont surpris beaucoup de propriétaires d'animaux de compagnie qui ont été frappé du malheur de perdre leur serin, leur ara, leur pinson ou autres oiseaux en raison de la « toxicité du Téflon ». Les oiseaux empoisonnés aux vapeurs de PTFE surchauffé suffoquent souvent après que leurs poumons ont subi une hémorragie et se sont remplis de liquide.

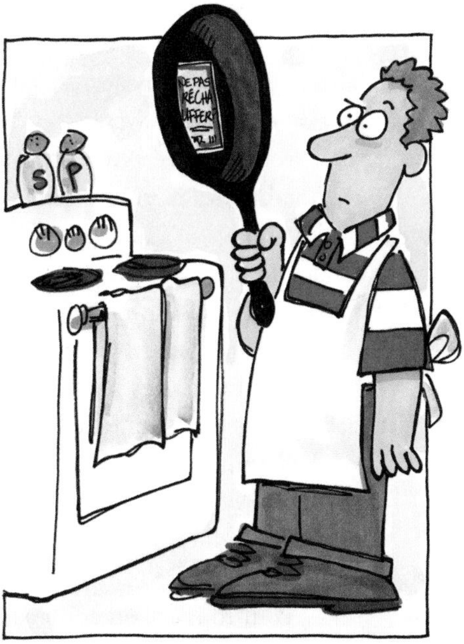

« Ne pas réchauffer??? »

C'est pourquoi même DuPont recommande de sortir les oiseaux de la cuisine avant de cuisiner avec des poêles antiadhésives[14]. (Cela ressemble un peu à l'avertissement au sujet du dentifrice dont il était question à la section 3.) En raison de leur métabolisme plus rapide et de leur système respiratoire plus sensible, les oiseaux servaient autrefois de détecteurs de monoxyde de carbone vivants dans les mines de charbon. Si un serin montrait des signes de détresse, les mineurs savaient que l'air n'était pas sain et procédaient donc à l'évacuation[15].

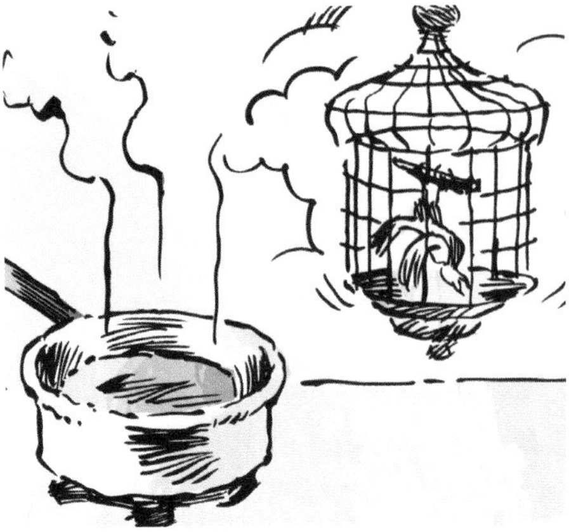

Il est temps de nous demander si nous pouvons nous permettre d'ignorer le serin métaphorique, et maintenant très littéral, de la mine de charbon... ou de la cuisine dans le cas qui nous préoccupe ici.

Alternatives antiadhésives plus saines

Bien que vous ne soyez peut-être pas en mesure de vous défaire d'une batterie de cuisine entière, vous devriez vous défaire des poêlons et des chaudrons antiadhésifs lorsqu'ils sont égratignés ou bossés. Mais avant que vous vous empariez d'un tampon à récurer et que vous commenciez à frotter de nouveau, sachez qu'il existe de bonnes alternatives.

D'abord, vous pouvez plutôt utiliser une poêle à frire en fonte qui a fait ses preuves. Vous devrez l'entretenir, mais elle vous offrira d'excellentes propriétés antiadhésives.

Il existe aussi actuellement sur le marché d'excellents poêlons « verts ». De nombreuses personnes utilisent des revêtements naturels, notamment la céramique et le sable, pour créer une surface antiadhésive durable qui ne contient pas de PTFE ou d'autres produits chimiques dangereux. Plusieurs de ces nouvelles alternatives antiadhésives ont été classées aussi haut voire même plus haut que leur contreparties recouvertes de PTFE en matière de durabilité, de qualité de la surface antiadhésive et même de la façon dont elles répandent la chaleur pour obtenir une cuisson égale.

Solution simple :

Si vous devez vous servir d'un poêlon recouvert de PTFE, assurez-vous que votre rond de poêle ne dépasse jamais la chaleur moyenne. Et ne préchauffez jamais un poêlon vide.

Pour tous ceux d'entre vous qui aimez grignoter en soirée et regarder des films, les sacs de maïs éclaté pour micro-ondes sont aussi recouverts de produits chimiques antiadhésifs qui aident à faire glisser le maïs éclaté du sac. Si vous ne pouvez vous passer de cette collation salée, pensez à acheter un appareil à air chaud pour la préparer ou encore un bon vieux « éclateur de maïs ».

Il ne vous faudra pas travailler beaucoup plus et le maïs a bien meilleur goût.

Notre cuisine en plastique

Regardez autour de vous dans une des pièces de votre maison et vous remarquerez facilement un douzaine d'articles qui contiennent du plastique : les fibres de tapis, les vêtements, même la peinture qui recouvre vos murs. En moins d'un siècle, ce matériau fabriqué par les hommes est devenu une chose indispensable de notre vie quotidienne.

Pourtant, il a aussi le pouvoir de nous compromettre la santé.

Au cours des quinze dernières années, j'ai certainement beaucoup pensé au plastique et à ses répercussions sur l'environnement. Après tout, j'exploite une entreprise qui emballe la plupart de ses produits dans une forme quelconque de plastique. La sécurité et la qualité de notre produit fini représentent notre plus grande priorité, mais nous tentons aussi de respecter des pratiques durables et cherchons activement des alternatives possibles pour l'emballage en plastique. Et pourtant, c'est la naissance de mon fils qui a transformé mon intérêt professionnel envers le plastique en une préoccupation beaucoup plus personnelle.

Des nouvelles récentes ont attiré notre attention sur le bisphénol A (BPA), produit chimique que l'on retrouve dans certains produits de plastique dur, notamment certains biberons, qui sont liés à des problèmes neuraux et comportementaux chez les nourrissons. L'idée que je nourrisse mon fils avec un biberon qui pouvait lui nuire m'a troublé, et c'est peu dire. Donc, je me suis mis à faire de la recherche pour apprendre tout ce que je pouvais sur le plastique :

- comment on le fabrique
- quels types sont les plus sécuritaires pour ma famille
- où pouvais-je réduire facilement les risques à la maison

J'ai trouvé que c'était dans la cuisine – où l'on se sert de plastique pour stocker, préparer et servir les aliments et les liquides que nous consommons tous les jours – où je pouvais le plus facilement faire un impact positif.

Qu'est-ce que le plastique?

Le plastique est un terme populaire pour toute une gamme de solides synthétiques et semisynthétiques, y compris le nylon, le PCV, le polystyrène (styromousse) et le polycarbonate. Les matières premières les plus communes dont on se sert pour fabriquer le plastique sont le pétrole brut et le gaz naturel, à partir desquels on extrait des composés que l'on lie éventuellement en des chaînes flexibles (polymères). Au cours de la transformation finale, on modifie souvent les plastiques au moyen d'additifs chimiques pour aider à créer des textures, des couleurs, une résistance à la chaleur ou au froid et une flexibilité particulières.

Manipuler avec soin

Malgré la durabilité bien connue de la plupart des produits de plastique, ils posséderont *toujours* une petite quantité de produits chimiques libres de s'échapper dans les bonnes conditions. Cela pose un problème parce que beaucoup des blocs dont on se sert pour fabriquer le plastique sont grandement toxiques.

De plus, d'autres additifs chimiques dangereux – notamment les stabilisateurs, les plastifiants et les colorants – qui ne font pas partie du polymère original peuvent aussi s'échapper du plastique pour se retrouver dans nos aliments, notre eau et notre sol.

La majorité d'entre nous apprenons quand nous sommes jeunes que nous ne pouvons pas lancer une bouteille de plastique dans un feu même s'il est amusant de regarder le plastique fondre et se transformer en liquide. Car si nous le faisons, des gaz toxiques se dégageront; ces dioxines sont extrêmement dangereuses, surtout si on les inspire. Malheureusement, il n'est pas très difficile de détériorer nos contenants de plastique de cuisine de la même façon, que vous voyez ou sentiez ou pas ce qui se produit.

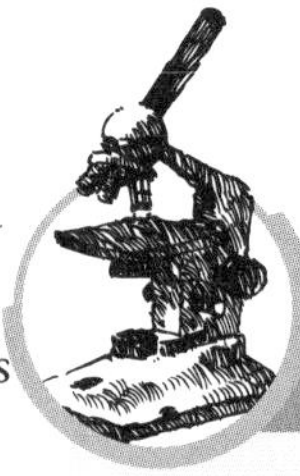

La vérité sur les cellules

Communications toxiques

Beaucoup des produits chimiques que l'on trouve dans les produits de plastique possèdent des similarités structurales aux hormones qui assurent les communications dans le corps humain où ils peuvent se lier aux récepteurs stéroïdes qui se trouvent sur les membranes cytoplasmiques et interrompre l'action des hormones. Les mêmes additifs qui assurent la flexibilité, la couleur et les caractéristiques retarde-feu des contenants de plastique, par exemple, peuvent migrer dans les aliments ou l'eau et avoir des effets imprévus sur les humains et les animaux.

Le « signalement environnemental » fait référence aux effets biologiques causés par les produits chimiques de notre environnement qui imitent les hormones naturelles ; il s'agit également d'une hypothèse qui prend rapidement de l'ampleur à savoir pourquoi certains éléments toxiques de l'environnement causent des effets indésirables pour la santé. Appelés ***perturbateurs endocriniens***, ces produits chimiques peuvent modifier le système hormonal du corps et produire des effets indésirables pour les systèmes du développement, reproductif, neurologique et immunologique.

Si cette hypothèse est vraie, les victimes sont donc nous-mêmes et nos animaux.

Les fœtus et les nourrissons en développement, dont les systèmes neural et reproductif sont en formation, courent le plus grand risque de dommages

Le réchauffage et l'usage au micro-ondes, le lavage répété au moyen de détergents puissants dans le lave-vaisselle, l'égratignement ou le craquement et le contact prolongé avec des aliments gras ou des huiles endommageront suffisamment le plastique pour que des produits chimiques dangereux s'en dégagent.

Attendez, relisons cette liste pour voir.

- Nettoyage au lave-vaisselle
- Cuisson au micro-ondes
- Stockage avec aliments gras ou acidiques

de la part de ces perturbateurs endocriniens. Dans des études en laboratoires, des conséquences indésirables comme une faible fertilité, un développement sexuel précoce et le cancer ont été liés à une exposition hâtive à ces imitations hormonales.

Ces composés synthétiques nous envoient des messages, mais lorsque nos cellules reçoivent l'information, elles sont confuses et donc la fonction cellulaire est déformée.

Le réchauffage et l'usage au micro-ondes, le lavage répété au moyen de détergents puissants dans le lave-vaisselle, l'égratignement ou le craquement et le contact prolongé avec des aliments gras ou des huiles endommageront suffisamment le plastique pour que des produits chimiques dangereux s'en dégagent.

Ces aspects pratiques sont ce que les gens aiment le plus à propos de leurs bols, assiettes, verres et contenants de plastique! L'alternative? Laver tous nos contenants de plastique à la main et ne jamais les utiliser pour réchauffer notre nourriture. Il est donc temps de nous demander pourquoi en avoir tout simplement.

C'est pourquoi mon épouse et moi changeons méthodiquement nos habitudes et passons au verre, qui ne présente aucun des dangers pour la santé inhérents au plastique. Dans le but de conserver la santé et la santé de notre enfant, nous avons acheté des biberons en verre, des contenants pour aliments en verre et des tasses à mesurer en verre, et nous nous défaisons des articles de plastique qui peuvent se détériorer et laisser échapper des toxines dans notre nourriture.

Plastique périlleux

On pourrait écrire une série entière de livres sur les différentes formes de plastique et leurs éléments toxiques potentiels. Il serait impossible de tout résumer ici. Cependant, voici quelques articles de plastique populaires que vous devriez éviter, *surtout* quand vient le temps de préparer les aliments et de les stocker dans votre cuisine.

Contenants en styromousse

La Environmental Protection Agency américaine décrit le styrène, sous-élément du polystyrène, comme un carcinogène suspect et toxine suspecte pour les systèmes gastro-intestinal, rénal et respiratoire[16].

La version mousse du polystyrène est ce que nous utilisons généralement pour emballer les restants de repas de restaurant. Le polystyrène sert aussi à fabriquer des verres jetables, surtout ceux destinés aux boissons chaudes comme le chocolat chaud et le café. Si l'on pense à tout ce que l'on vient d'apprendre au sujet de la chaleur et du plastique, vous ne serez pas surpris d'apprendre que certaines études ont démontré que des produits chimiques s'échappent du polystyrène lorsqu'il est exposé à la chaleur ou à des substances huileuses[17].

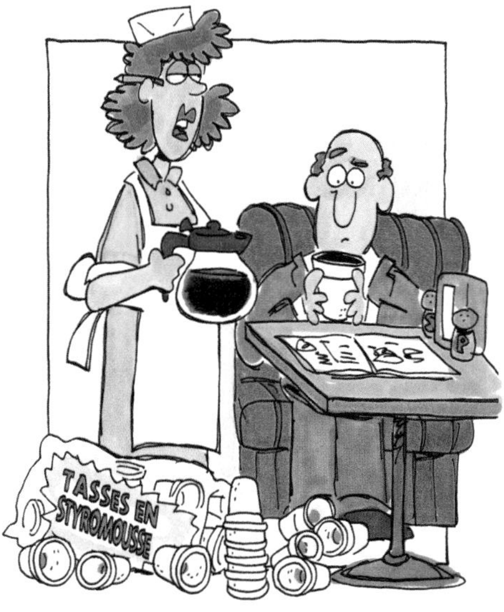

« Prenez-vous du styrène et de l'éthylbenzène dans votre café? »

Pourtant, la plupart des gens se servent du contenant « pour emporter » lorsqu'ils réchauffent leurs restants au micro-ondes le lendemain et transportent du café, du thé et du chocolat chaud brûlant dans des verres en styromousse.

Voilà qui effraie.

Les choses qui s'échappent du styrène peuvent même ne pas avoir besoin de chaleur pour le faire. Une étude effectuée par la Louisiana State University a démontré que des œufs toujours dans leur coquille, entreposés dans des contenants de styromousse pendant deux semaines montraient des signes allant jusqu'à *sept fois* plus élevés d'éthylbenzène et de styrène que des œufs frais de la ferme[18]. Ces toxines traversent directement la coquille!

Malgré cela, les cartons d'œufs sont faits de styromousse. (Après avoir lu les études, j'ai opté pour acheter des œufs emballés dans du carton.)

Pour réduire les risques, mon épouse et moi avons pris l'habitude de transférer immédiatement dans un contenant de verre tout restant que nous rapportons du restaurant. De cette façon, le saumon gras ou les pâtes huileuses ne réagissent pas avec du plastique et nous ne serons pas tentés de mettre le contenant de styromousse dans le micro-ondes.

Biberons et bouteilles d'eau

Comme on l'a mentionné au début de la présente section, on se sert de BPA pour fabriquer les plastiques polycarbonate durs, y compris les biberons et les bouteilles d'eau réutilisables. Vous trouverez également du BPA dans les résines et dans ce qui recouvre presque toutes les boîtes de conserve, de la soupe au poulet et nouilles aux haricots verts.

Le BPA est un perturbateur endocrinien puissant qui imite l'œstrogène ; on a découvert qu'il augmentait la résistance à l'insuline, l'inflammation chronique et les maladies cardiaques[19].

Encore une fois, l'évitement est votre meilleur allié. Bien que la plupart des fabricants de biberons américains aient éliminé progressivement le BPA, on le trouve encore dans les bouteilles d'eau (en polycarbonate) en plastique dur. Si vous n'êtes pas certain de savoir si votre bouteille d'eau est faite de polycarbonate, regardez le chiffre qui se trouve au centre du triangle de recyclage sur le fond de la bouteille. S'il s'agit d'un 7, la bouteille est très possiblement faite de polycarbonate BPA.

Il est facile de se débarrasser d'une bouteille d'eau en polycarbonate tout en continuant quand même de boire beaucoup de liquides tous les jours, comme vous le devriez. Faites désormais d'une bouteille en acier inoxydable votre meilleure amie. Vous pourrez la transporter avec vous pendant des années avant d'avoir à la remplacer. Si vous êtes à la recherche d'une bouteille d'eau, n'en choisissez aucune qui soit faite d'aluminium, car ces bouteilles sont généralement recouverte de BPA et posent les mêmes risques que les bouteilles en polycarbonate.

Vous devriez également éviter les aliments en conserve afin de réduire vos risques découlant de l'exposition au BPA. Il est peut-être impossible de vider votre garde-manger de toutes les boîtes de conserve, essayez cependant d'éviter les boîtes pour lesquelles vous pouvez facilement trouver des alternatives fraîches ou congelées. En plus d'éviter les toxines, vous consommerez davantage de vitamines et de minéraux grâce aux fruits et légumes non transformés.

Les fabricants japonais ont déjà trouvé une façon d'éliminer le BPA de leurs boîtes de conserve et espèrent que les fabricants américains leur emboîteront le pas. Comme ils l'ont fait avec les biberons de BPA, les consommateurs inquiets *doivent* motiver les importantes entreprises alimentaires à agir.

Pellicule plastique

Pendant des années, la pellicule plastique que vous mettiez sur vos biscuits et restants était faite de polychlorure de vinyle (PCV).

Le PCV est un matériau dur et résineux qui nécessite des plastifiants, des stabilisateurs, des ignifuges et des lubrifiants pour avoir une valeur pratique. Ces additifs, qui sont liés chimiquement aux sous-éléments de base du plastique, sont ce qui font du PCV un des plastiques les plus toxiques que nous possédons aujourd'hui dans nos foyers.

Un de ces additifs, l'acide phtalique, est souvent utilisé dans le PCV pour en améliorer la flexibilité. Comme nous l'avons appris plus tôt, les phthalates présentent de nombreux effets nocifs pour la santé, notamment la perturbation du métabolisme, le mauvais fonctionnement de la thyroïde, la puberté précoce et les allergies. Un des rapports les plus constants porte sur la détérioration reproductive chez les jeunes garçons qui survient très possiblement à l'âge fœtal. Lorsqu'une femme enceinte est exposée à des phthalates, qu'ils se trouvent dans des plastiques ou de produits de soins personnels, ces produits chimiques dangereux peuvent traverser le placenta et entrer dans le système circulatoire du fœtus. Parmi les problèmes auxquels peuvent faire face les garçons exposés aux phthalates de cette façon, notons un niveau amoindri d'hormones mâles, la cryptorchidie (testicules non descendues), une réduction de la fertilité et un risque plus grand de cancer des testicules[20].

Vous avez bien lu : Il est possible qu'un nourrisson garçon exposé à des phthalates pendant qu'il est dans l'utérus de sa mère en ressente les effets vingt ou trente ans plus tard, sous la forme de cancer des testicules.

> Il est possible qu'un nourrisson garçon exposé à des phthalates pendant qu'il est dans l'utérus de sa mère en ressente les effets vingt ou trente ans plus tard, sous la forme de cancer des testicules.

En raison des préoccupations des consommateurs au sujet des phthalates, la plupart des importants fabricants ont commencé à utiliser un plastique différent, du polyéthylène basse densité (LDPE), pour fabriquer les produits de pellicule plastique d'usage ménager. Bien que la pellicule plastique à base de LDPE ne contienne pas de phthalates, elle est moins efficace que la pellicule fabriquée à partir de PCV lorsqu'il s'agit de coller aux emballages et de sceller les odeurs. (Vous l'avez d'ailleurs peut-être déjà remarqué et vous demandiez ce qui avait changé.)

Donc, la plupart des charcuteries, des bouchers, des traiteurs et des restaurants continuent d'utiliser de la pellicule à base de PCV.

Solution simple :
Si vous utilisez de la pellicule plastique, assurez-vous qu'il s'agit de plastique LDPE et peu importe de quel type il s'agit, ne l'utilisez jamais dans le micro-ondes.

Heureusement, il n'est pas difficile de réduire son exposition au PCV, même avec les emballages de la charcuterie et de l'épicerie. Le « Green Guide » de *National Geographic* donne le conseil suivant : Déballez votre produit lorsque vous arrivez de l'épicerie. Si possible, coupez la viande ou le fromage qui touchait à l'emballage de PCV ou à la barquette de styromousse, puis rangez votre produit dans un contenant de verre qui se scelle au moyen d'un couvercle[21].

Le code plastique

On catégorise les plastiques selon leur composition chimique et le degré selon lequel on peut les recycler. En apprenant à reconnaître les symboles et les chiffres qui se trouvent au bas de vos achats de plastique, vous pouvez faire de meilleurs choix, pour vous et votre famille. Ces chiffres doivent paraître dans un symbole triangulaire qui ressemble à ceci.

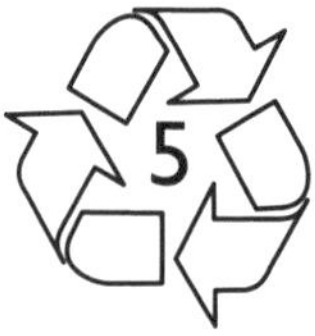

01 (PET) : Le polyéthylènetéréphtalate est utilisé pour les emballages à grand impact, les bouteilles d'eau et de boissons gazeuses, les contenants d'huile de cuisson et les barquettes pour aliments allant au micro-ondes. **Considéré sécuritaire dans des conditions normales, mais se détériorera au fil du temps.**

02 (PE-HD/HDPE) : Le polyéthylène haute densité, le PET le plus durable, est utilisé pour les contenants opaques ou ombragés qui contiennent les produits de soins personnels, les vitamines, les détergents, le lait et l'huile à moteur. Non conçu pour les liquides chauds, **on le considère sécuritaire dans des conditions normales, mais il se détériorera au fil du temps.**

03 (PCV) : On trouve le polychlorure de vinyle dans les rideaux de douche, les emballages pour viandes et fromages, les cartables, certaines pellicules plastiques, les matériaux de plomberie, le recouvrement de plancher en vinyle et beaucoup d'autres produits. Contient des plastifiants aux phtalates grandement toxiques qui peuvent s'échapper dans les aliments et les boissons. **À éviter chaque fois que c'est possible, surtout dans la cuisine.**

04 (PE-LD/LDPE) : Le polyéthylène basse densité est utilisé dans les sacs de magasinage, les boîtiers à CD, les ordinateurs, la plupart des pellicules plastique et l'emballage de produits. **On le considère généralement sécuritaire.**

05 (PP) : On trouve le polypropylène dans les bouchons de bouteille, les couches, beaucoup d'ustensiles de cuisine, les contenants de yogourt et de fromage cottage, ainsi que l'emballage de produits électroniques. **Résistant à la chaleur et réutilisable, on le considère le plastique le plus sécuritaire pour usage par les humains.**

06 (PS) : Le polystyrène est utilisé dans les contenants d'aliments pour emporter, les verres jetables, les cartons d'œufs et les matériaux de construction. Composés de carcinogènes possibles pour les humains. **Reconnu pour se détériorer et laisser échapper des toxines lorsqu'il est exposé à de la grande chaleur ou à l'huile ; éviter chaque fois que c'est possible.**

07 (O) : Tous les autres plastiques non énumérés plus haut font partie de cette catégorie « autres » (... ou others...), comme l'indique la lettre « O », notamment le polycarbonate, le polyuréthanne, l'acrylique, la fibre de verre, le nylon et d'autres plastiques hybrides plus écologiques. **Beaucoup sont considérés comme sécuritaires, mais faites attention aux bouteilles de polycarbonate qui contiennent du BPA qui font partie de ce groupe.**

Voici les principaux renseignements à retenir de ce tableau :

- Les plastiques les plus sécuritaires à utiliser (et réutiliser) portent le chiffre 5 (PP).
- Les plastiques des catégories 1 (PET), 2 (PE-HD) et 4 (PE-LD) sont généralement sécuritaires, mais certains présentent une certaine toxicité et possèdent une durée d'usage limitée.
- Évitez les produits qui portent les chiffres 3 (PCV), 6 (PS) et 7 (O) pour l'emballage d'aliments ou de liquides (à moins d'être certain que le plastique numéro 7 est un hybride biodégradable spécial).

Notre monde en plastique

Même si ce livre se concentre sur le petit monde que représente la maison, il est important de se rappeler que le plastique a un impact sur un monde beaucoup plus vaste.

La plupart des plastiques sont faits de ressources non renouvelables comme le pétrole brut. Cette information seule devrait nous arrêter puisqu'il s'agit d'une ressource non renouvelable sur laquelle tant de choses dépendent. Mais même si nous avions accès à une quantité illimitée de pétrole, nous devrions quand même reconnaître que les mêmes propriétés qui font que le plastique est une chose incroyable, durabilité relative et stabilité chimique, peuvent aussi faire du plastique une menace importante pour l'environnement.

Si l'on ne le recycle pas ou l'on ne le jette pas correctement, le plastique se retrouve dans nos eaux et se dégrade tellement lentement qu'il existe maintenant des énormes « îles de plastique » dans les océans Pacifique et Atlantique. Petit à petit, les briquets, les babioles, les sacs d'épicerie et les contenants se décomposent en petits fragments que les poissons, les mammifères marins et les oiseaux marins méprennent pour de la nourriture[22]. Il peut s'agir là d'une erreur mortelle, tant pour les animaux que pour nous.

Soudainement, les toxines que nous avons si bien tenté d'éliminer dans nos foyers se retrouvent dans la chaîne alimentaire marine et referont surface dans nos assiettes.

Solution simple :

Achetez des sacs d'épicerie réutilisables faits de matériaux naturels comme le coton et utilisez-les aussi souvent que vous le pouvez.

En apportant certains des petits changements dont nous avons discuté dans ces pages, comme de recycler le plastique chaque fois que c'est possible et d'encourager les personnes qui nous entourent à faire de même, vous pouvez faire une différence positive pour votre santé et la santé de notre monde.

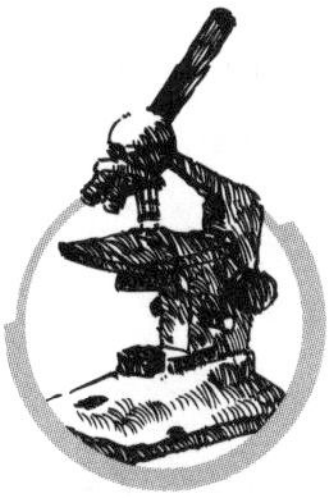

Chapitre 9
À la bonne vôtre!

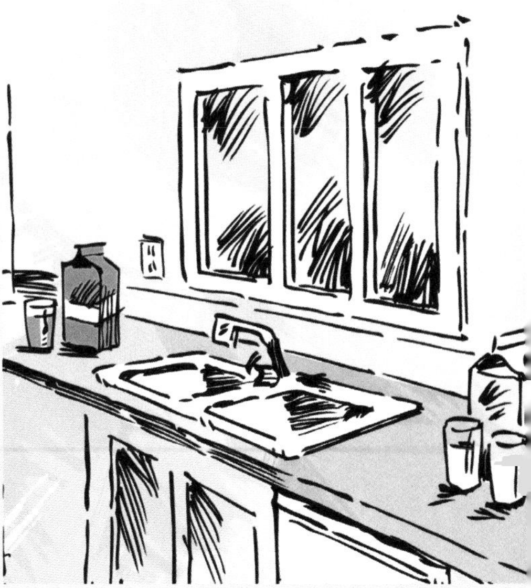

Nous ne pouvons parler des aspects de santé de nos aliments sans considérer les boissons que nous buvons pour les faire passer.

Dans une société où les gens consomment en moyenne 450 calories par jour en boissons seulement, ce qui représente une quantité double de celle d'il y a trente ans[1], les boissons que nous consommons avec nos repas prennent de plus en plus d'importance. Même en choisissant de boire de l'eau la plupart du temps nous pouvons faire face à de graves risques. Il est temps de songer à si notre « vase déborde » de liquides qui donnent vie, de calories vides ou, pire, de poisons.

QUESTIONS

Niveau de toxicité de votre foyer

Pointages

1. Le lait constitue-t-il votre principale source de calcium? Oui__________ (8 points)
2. Parmi les boissons suivantes, lesquelles consommez-vous souvent? (sélectionnez toutes les options pertinentes)
   - ☐ Boissons/cocktails aux fruits achetés en magasin (8 points)
   - ☐ Jus pressé à la maison (0 point)
   - ☐ Jus de fruits pur acheté en magasin (4 points)
   - ☐ Je ne bois pas mes fruits (0 point)
3. Votre eau est-elle fluorée à la maison? Oui__________ (10 points)
4. Combien de boissons, y compris l'eau, consommez-vous au cours d'un repas habituel?

Aucun liquide	Petite boisson	Grande boisson	Très grande boisson	Recharges
0 point	2 points	5 points	8 points	12 points

5. Combien de boissons caféinées consommez-vous chaque jour? Compter les boissons « très grandes »,« grandes » et « super grandes » comme deux boissons ou plus (4 points chacune)

Votre pointage de danger « boisson »

1-12	13-24	25-36	37+
Je suis hydraté	J'ai soif	Je suis desséché	Je meurs de soif

Terrain d'eau inutilisable

Il est ironique que les deux ingrédients les plus essentiels qui créent et assurent la vie sur terre, l'oxygène et l'eau, soient tenus pour acquis et considérés des choses qui nous sont dues. On nous a enseigné que les meilleures choses de la vie sont gratuites et donc nous traitons l'air et l'eau comme s'ils étaient constamment et automatiquement préfiltrés par des forces naturelles pour assurer la qualité nécessaire pour que nous vivions et que nous grandissions.

Au chapitre 3, nous avons discuté de l'importance de se pencher sur la qualité de l'air dans chaque pièce de la maison, surtout dans la chambre à coucher où l'on passe une grande partie de notre temps à nourrir, réparer et renouveler nos cellules pendant notre sommeil. Nous avons été mis au courant de milliers de polluants dégagés dans l'atmosphère – par les usines, les centrales électriques et les véhicules – et notre chroniqueur météo nous informe systématiquement à la télé de la qualité de l'air ou du manque de qualité de l'air pour les semaines à venir.

La pollution atmosphérique, l' « effet de serre » et le réchauffement de la planète dominent la une des nouvelles. Pourtant, nous n'entendons presque jamais parler de l'élixir même de la vie.

Nos réserves d'eau.

Un petit peu trop

Aussi alarmant que de nombreux scientifiques puissent trouver les niveaux de produits chimiques toxiques et de polluants dans nos réserves d'eau, nous, consommateurs, sommes tout à fait aveugles au fait que nos familles se font lentement empoisonnées.

Puisque l'eau semble propre à sa sortie du robinet, nous supposons qu'elle est sécuritaire. Les quantités de toxines sont peut-être petites, pourtant nous devons boire autant d'eau que possible pour rester en santé. Voilà le paradoxe ultime : avec chaque gorgée qui nous donne la vie, nous accumulons de plus en plus de mauvaises choses dans nos systèmes.

Tout comme un lent gain de poids, cette petite augmentation d'une livre ou deux par année, l'empoisonnement subtil par nos réserves d'eau attireront rarement notre attention avant que nous en ressentions très personnellement les effets. Nous avons besoin d'un bon son de cloche et d'une approche directe pour éviter les choses inacceptables qui se trouvent dans notre eau tout en posant des gestes positifs pour nous protéger.

La guerre de l'eau

Combien parmi nous nous inquiétons de l'eau potable lorsque nous allons camper ou lorsque vous voyageons sans toutefois penser deux fois à l'eau de nos foyers?

Vous changerez peut-être d'idée après ce qui suit : Aux États-Unis, la Safe Drinking Water Act of 1974 ne couvre que quatre-vingt-onze contaminants, pourtant on estime utiliser *60 000 produits chimiques*[2]. Ne vous méprenez pas, beaucoup de ces produits chimiques font leur chemin jusque dans nos ruisseaux, nos rivières, nos lacs et en bout de ligne nos réserves d'eau. Selon un article paru dans le *New York Times* le 7 décembre 2009, une étude du même journal, en cours depuis décembre 2004, a découvert que l'eau fournie à plus de 49 millions de personnes contenait des concentrations illégales de produits chimiques comme l'arsenic ou des substances radioactives comme l'uranium et des bactéries que l'on trouve souvent dans les égouts[3].

Aux États-Unis, la Safe Drinking Water Act of 1974 ne couvre que quatre-vingt-onze contaminants, pourtant on estime utiliser *60 000 produits chimiques.*

Les centrales électriques sont notre principale source de dérivés toxiques. La plupart de ces déchets s'échappaient auparavant dans l'atmosphère, mais en raison de lois plus strictes contre la pollution atmosphérique, ces déchets se retrouvent maintenant plus souvent dans les rivières, les lacs ou les sites d'enfouissement qui les laissent s'échapper dans l'eau souterraine proche.

Les ruissellements agricoles représentent le plus important contributeur à la pollution des eaux dans les rivières et les ruisseaux, selon l'EPA. Cependant, les déchets d'élevage ne sont pas beaucoup réglementés par les lois fédérales conçues pour empêcher la pollution et protéger les réserves d'eau potable. Lorsque le ruissellement d'eaux pluviales s'écoule sur nos aires gazonnées, il collecte les résidus des 67 millions de livres d'engrais et de pesticides que nous utilisons tous les ans et les dépose dans notre eau de surface et notre eau souterraine.

Au fur et à mesure que nous nous sommes industrialisés et que nous avons été témoins d'une énorme migration de la population des zones rurales vers les collectivités urbaines, nos systèmes d'égouts sont devenus inadéquats pour satisfaire à la demande croissante et débordent maintenant pour se déverser dans nos voies d'eau pour les polluer au moyen de déchets humains et animaux tout comme de produits chimiques industriels. Quand j'habitais à San Diego comme étudiant, on nous avertissait souvent de ne pas nous baigner dans l'océan en raison de la contamination par déchets d'égouts.

Je ne vise pas ici à vous effrayer pour vous choquer. Je cherche à vous conscientiser pour que nous puissions être proactifs lorsque nous faisons de notre maison un oasis pour que nos familles jouissent de la meilleure qualité de vie possible.

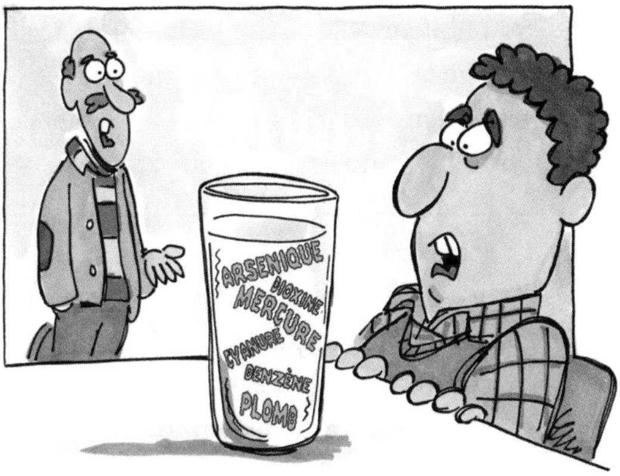

« Qu'est-ce qu'il y a, des bestioles dans ton eau? » « J'aimerais trop ça. »

Le conte de fées du fluorure

Un des principaux contaminants de l'eau du robinet est quelque chose que notre gouvernement local ajoute souvent volontairement. Nous avons discuté de certains des dangers que pose le fluorure au chapitre 5 lorsque nous avons abordé les dentifrices.

Cependant, une bonne partie de nos réserves d'eau contient aussi du fluorure qui provient de sources naturelles ou qui a été ajouté par le district local en charge de l'eau. Une étude commandée par l'EPA et récemment publiée par le National Research Council américain déclare que « les niveaux élevés de fluorure que l'on trouve naturellement dans l'eau potable peut causer des dommages aux dents et aux os et devraient donc être réduits[4]. D'autres études ont démontré que le fluorure de sodium peut compromettre la santé cellulaire et provoquer une fonction néfaste de la thyroïde et des effets neurologiques néfastes. Malheureusement, selon l'étude, l'eau fluorée artificiellement coule dans le foyer de plus de 160 millions d'Américains[5].

Ce que beaucoup de gens *ne réalisent pas* est que les silicofluorures, les produits chimiques dont on se sert pour fluorer artificiellement les réserves d'eau, sont essentiellement des déchets industriels qui proviennent de l'exploitation minière et de la fabrication du phosphate. Cela signifie que l'industrie des engrais peut décharger ses déchets toxiques chez les districts chargés de l'eau de partout dans le pays et le faire au nom de la « santé publique ». Il est déconcertant de réaliser que les composés de gaz fluorés sont réglementés comme graves polluants dans notre air, mais qu'ils peuvent être convertis en un additif soi-disant bénéfique dans notre eau.

L'histoire de l'eau fluorée peut avoir un angle plus sombre que l'avarice commerciale. Il a existé pendant longtemps des rumeurs qui disaient que l'Allemagne nazie se servait d'eau fluorée en raison de ses effets neurotoxiques potentiels. On croyait que le fluorure rendait les gens plus dociles et plus faciles à contrôler, et donc on en ajoutait aux réserves d'eau dans les régions occupées et dans les camps de prisonniers de guerre. Laissons le soin aux forums en ligne de débattre pour savoir s'il s'agit d'un mythe ou d'un fait historique, pourtant cet exemple est excellent pour démontrer comment peu nous en savons au sujet de la sécurité des produits chimiques qui se trouvent dans les produits et les services de tous les jours.

Et nous n'obtenons pas notre fluorure qu'en buvant de l'eau du robinet ou en nous brossant les dents. L'eau embouteillée contient souvent du fluorure, tout comme les boissons gazeuses, les jus et beaucoup d'aliments fabriqués au moyen d'eau artificiellement fluorée. Avec toutes

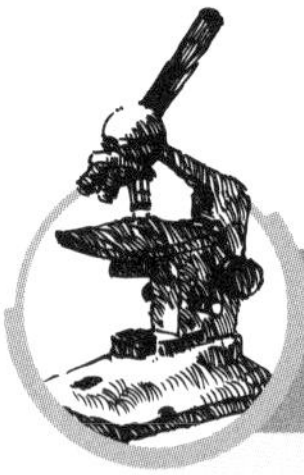

La vérité sur les cellules

Trop de fluorure

Le fluor, que l'on appelle aussi fluorure, est l'élément le plus électronégatif et le plus réactif. Il se lie de façon tenace aux autres éléments et composés et les empêche de faire d'autres réactions chimiques. La présence d'un seul atome de fluorure dans une molécule de n'importe quelle taille peut en changer totalement la nature et la fonction. Le fluorure a la capacité d'empoisonner les systèmes d'enzymes les plus forts du corps.

Mais surtout, le fluorure, tout comme le font le mercure, l'antimoine et l'arsenic, réprime le cycle Krebs qui produit l'énergie ATP nécessaire pour alimenter toutes les fonctions cellulaires.

Les accumulations de fluorure dans le corps à la suite de l'exposition par la bouche, nos voies respiratoires ou la peau sont les plus importantes dans les tissus calcifiés du squelette ou des dents. Chez les humains, ces tissus subissent des remodelages au cours de la vie. Des cellules appelées ostéoclastes démantèlent de façon constante le tissu des os et d'autres cellules appelées ostéoblastes qui assemblent les nouveaux tissus pour remplacer l'ancien. Le collagène, principale protéine du tissu conjonctif, est une matrice organique pour le dépôt des minéraux que sont le calcium et le phosphore. Lorsque des ions de fluorure sont incorporés dans la matrice, le profil de minéralisation change et passe à des densités et des duretés plus élevées. On croit que les cristaux de fluorure plus larges ne s'associent pas à la matrice de collagène aussi bien que le calcium.

Cela provoque donc une plus grande fragilité des os et une force mécanique réduite, ce qui fait ces sources, il est facile de dépasser la dose quotidienne recommandée de fluorure et de commencer à en voir les effets négatifs. C'est pourquoi, la American Dental Association, qui est en faveur du fluorure, recommande que le lait maternisé soit mélangé à de l'eau non fluorée pour s'assurer que les bébés nourris à la bouteille ne reçoivent pas des niveaux toxiques de fluorure[6].

L'eau distillée, que vous pouvez acheter dans la plupart des épiceries, est possiblement le meilleur choix pour les nourrissons et les jeunes enfants qui vivent dans des régions où l'eau du robinet est fluorée. L'eau distillée ne possède certainement pas tous les minéraux bénéfiques que l'on trouve dans certaines réserves d'eau, elle ne contient cependant pas beaucoup des impuretés communes comme le fluorure, qui pourraient endommager le corps plus vulnérable des enfants.

La plupart des pays de l'Europe occidentale moderne ont opté pour ne plus fluorer artificiellement leur eau en qualifiant la pratique de ce qu'elle est : une médication de masse. Cette approche modérée envers l'enjeu permet aux personnes de choisir si elles veulent du fluorure et si elles en veulent pour leur enfant.

Le remède « taille unique » suggéré pour la santé dentaire n'est pas une solution.

Ce que vous pouvez faire

En sachant ce que l'on sait à propos de la contamination de l'eau, il n'est pas surprenant d'apprendre que l'eau embouteillée représente aujourd'hui un marché de 4 milliards de dollars par année aux États-Unis, des millions d'entre nous

augmenter le risque de fractures des os, surtout chez les aînés. L'incidence de fractures de la hanche continue d'augmenter aux États-Unis et trop souvent, ces fractures engendrent une cascade de complications qui se terminent par la mort.

De nombreuses études ont démontré que le fluorure a des effets biphasiques sur les os et les dents. C'est-à-dire que de petites quantités de fluorure peuvent renforcir les os, mais après un certain seuil, les effets deviennent négatifs et provoquent des os plus faibles et plus fragiles. À des concentrations plus élevées, le fluorure est mitogénique pour les ostéoblastes et toxique pour les ostéoclastes. Ses effets sur les cellules blastiques sont de stimuler la prolifération cellulaire, avec le développement possible d'ostéosarcome ou tumeur osseuse cancéreuse.

Une exposition modérée à élevée chez les enfants peut mener à la fluorose dentaire. La fluorose débute par de petites stries blanches sur les dents et peut aller jusqu'à la décoloration et la piqûre des dents qui peuvent alors se fracturer.

En plus de la fragilité des os et de la fluorure squelettique et dentaire, les dommages du fluorure causés par le déplacement moléculaire peuvent se rendre jusqu'aux cellules du cerveau, du foie, des reins, des poumons, du tractus gastro-intestinal, des vaisseaux sanguins, de la peau et de la thyroïde. Par exemple, le rôle essentiel de l'hormone thyroïdienne pour la régulation du métabolisme de chaque cellule dans le corps est perturbé lorsque du fluor déplace de l'iode, ce qui provoque de l'hypothyroïdie – qui peut provoquer de la constipation, de la dépression, de la fatigue, un gain de poids, des douleurs articulatoires et musculaires et beaucoup plus encore.

étant volontiers d'accord pour payer de 240 à 10 000 fois plus par gallon pour de l'eau embouteillée que ce que nous payons pour l'eau du robinet. Pourtant, l'eau embouteillée n'est pas nécessairement moins contaminée que l'eau du robinet. En fait, environ un quart de l'eau embouteillée est de l'eau du robinet mis en bouteille[7]. Bien qu'elle doive satisfaire aux mêmes normes de salubrité que les réserves d'eau publiques, l'eau embouteillée ne fait pas l'objet des mêmes tests et des mêmes rapports que l'eau qui provient des installations de production d'eau potable. L'eau qui est embouteillée et vendue dans le même état ne fait l'objet d'aucune norme fédérale.

Et l'eau embouteillée risque d'être contaminée par les plastifiants et les autres produits chimiques qui composent la bouteille de plastique qui la contient. De façon ironique, si l'on ne se défait pas correctement de ces milliards de bouteilles, elles pourront aller jusqu'à contaminer la même eau dont on se servira pour remplir de nouvelles bouteilles.

Si vous buvez fréquemment de l'eau embouteillée, ne réutilisez jamais votre bouteille, surtout si elle est égratignée ou usée. Cela endommage l'intégrité du plastique et augmente la possibilité que s'échappent des produits chimiques dangereux dans l'eau qui vous donne vie. Et si vous laissez votre bouteille de plastique dans une voiture chaude ou dans un autre endroit qui réchauffe l'eau et le plastique, vous venez d'augmenter grandement la possibilité que s'échappent des produits chimiques dans votre eau et vous devriez immédiatement vous défaire correctement de la bouteille, même si elle est pleine. Tout ce qu'on trouve dans notre eau est déjà suffisamment dangereux, n'empirez pas les choses en ne manipulant pas bien les contenants.

La solution la plus simple? Faites d'une bouteille d'eau en acier inoxydable, remplie d'eau purifiée, votre nouvelle compagne.

Systèmes de purification ménagers

Si vous voulez jouir d'une réserve d'eau salubre à la maison et que vous souhaitez éviter le fardeau environnemental et financier de l'eau embouteillée, vous pouvez installer un système au « point d'entrée » qui purifie l'eau au point d'entrée dans la maison ou simplement ajouter un système au « point d'utilisation » qui purifie l'eau à un seul robinet. Les systèmes point d'utilisation se trouvent généralement sous l'évier, sur le comptoir ou sur le robinet même.

Filtration au charbon actif

Ces cartouches remplaçables qui contiennent des granules de carbone aident à éliminer les pesticides, les solvants, le plomb, le chlore, certains métaux lourds et certains microbes. Les filtres se trouvent généralement dans une cruche portative, sous l'évier ou sur le robinet. Bien que les filtres au carbone représentent un bon endroit peu coûteux où commencer en matière de filtration de l'eau à la maison, ils n'éliminent pas le fluorure, tous les métaux lourds et d'autres contaminants. L'osmose inverse et la distillation constituent des solutions plus complètes lorsqu'il s'agit de s'assurer que vous disposez d'eau propre et saine.

> **Solution simple :**
>
> **Utilisez une cruche dotée d'un filtre au charbon actif pour réduire les contaminants qui se trouvent dans votre eau. Même si cela ne filtrera pas tous les polluants, c'est un bon départ et peu coûteux.**

Osmose inverse :

Située sur le comptoir ou sous l'évier, cette méthode de filtration élimine le fluorure, le nitrate, les bactéries, les pesticides, les solvants, le plomb et les mauvais goûts en faisant passer l'eau dans une mince membrane pour emprisonner les contaminants de l'autre côté. Nombreux systèmes d'osmose inverse se servent aussi d'un filtre au charbon actif.

Distillation :

Ce processus élimine les impuretés comme les bactéries , les nitrates, le sodium et de nombreux composés organiques en faisant bouillir l'eau pour obtenir de la vapeur que l'on condense ensuite dans un contenant propre. Les systèmes de distillation peuvent être montés au mur ou se trouver sur un comptoir

> **Pour obtenir de plus amples renseignements sur les systèmes de traitement, consultez le site www.myhealthyhome.com/eau.**

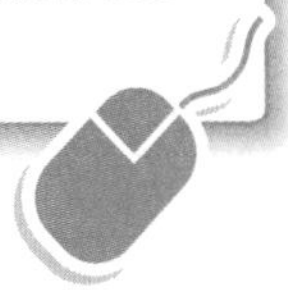

Quoi qu'il en soit, buvez de l'eau en abondance

L'eau est vraiment l'élixir de la vie.

Elle constitue plus de 70 % des tissus solides du corps et aide à réguler la température du corps, à transporter les nutriments et l'oxygène vers nos cellules, à éliminer les déchets, à coussiner les articulations et à protéger les organes et les tissus. Bien que la plupart d'entre nous comprenions que nous devrions boire soixante-quatre onces liquides (environ deux litres) d'eau par jour, nous nous trouvons souvent à différents niveaux de déshydratation parce que nous buvons moins de la moitié de l'eau dont nous avons besoin ou que nous consommons trop d'autres boissons qui volent à l'eau ses capacités.

Nous pensons y arriver en buvant plutôt du lait, du jus, du café et des boissons gazeuses dans notre journée, en ne réalisant pas que nous faisons régulièrement une surdose de boissons caféinées ou alcooliques qui sont diurétiques, donc qui nous déshydratent en nous faisant uriner plus fréquemment. Si vous consommez ces « non-boissons », vous devez boire davantage d'eau pour compenser.

Solution simple :

N'oubliez pas de boire autant d'eau par temps froids que vous le faites en été.

L'eau représente possiblement une chose pour laquelle la quantité est plus importante que la qualité. Si vous devez choisir entre être déshydraté ou boire de l'eau du robinet non purifiée, choisissez l'eau du robinet. J'ai souvent de la difficulté quand je séjourne à l'hôtel et que je ne dispose pas d'eau purifiée. Mais il est toujours préférable de se risquer avec de l'eau du robinet que de souffrir les effets nocifs connus de la déshydratation qui endommageront *définitivement* mes cellules.

En bout de ligne, faites en sorte qu'à la maison vos réserves d'eau soient aussi salubres que possible et buvez vos huit verres d'eau tous les jours. N'attendez pas d'avoir soif. Votre corps a besoin de cette chose précieuse qui donne la vie.

Le mot de la fin en ce qui concerne l'eau

Bien que nous ayons mis en lumière les nombreuses préoccupations à long terme que posent nos réserves modernes d'eau, ces préoccupations ne se comparent pas aux graves sécheresses et à l'effroyable contamination de l'eau auxquelles font face des millions de personnes dans les pays du tiers monde. Aux États-Unis et au Canada, nous avons la chance de pouvoir nous permettre de consommer de l'eau qui provient possiblement de certaines des meilleures réserves du monde, eau dont nous pouvons ensuite facilement améliorer la qualité à la maison.

Si au cours du processus d'élimination du plastique de votre cuisine vous vous êtes engagé à cesser d'acheter de l'eau embouteillée, pensez à donner ce que vous auriez dépensé tous les mois sur ce produit généralement non nécessaire à une œuvre de bienfaisance qui aide à fournir de l'eau propre aux gens de régions moins fortunées. Vous pouvez trouver des liens vers de très bonnes œuvres de bienfaisance sur notre site Web, à l'adresse www.myhealthycome.com/bienfaisance.

Toutes les mauvaises boissons pour les mauvaises raisons

Ce n'est pas juste notre eau qu'il faut examiner au microscope. Nos choix de boissons abondent et il faut se pencher sur chacun d'eux afin de décider s'ils méritent de l'espace dans notre réfrigérateur et pourquoi ils *ne mérite pas* d'espace sur la table.

Les boissons gazeuses en quelques lignes

Nous savons tous que les boissons gazeuses ne sont pas bonnes pour nous. Le sucre, les calories, la caféine, l'acide, le sirop de maïs à haute teneur en fructose, les édulcorants artificiels. Pourtant, beaucoup d'entre nous nous arrêtons au dépanneur tous les jours pour nous procurer un *gros* verre de plastique qui en est rempli. Nous pourrions citer plusieurs études et statistiques à savoir pourquoi nous devrions éviter les boissons gazeuses, mais rien ne serait neuf à nos yeux et ne nous surprendrait.

En quelques mots, nous échangeons les propriétés de vie de l'eau contre les calories vides et la déshydratation des boissons au cola.

Cette solution est une des solutions les plus simples de tout le livre.

Ne buvez pas de boissons gazeuses.

Vous devrez peut-être vous sevrer lentement, et remplacer un méga-format à la fois par de l'eau, mais vous verrez une différence, sur votre peau, dans vos cheveux, sur votre taille et pour votre santé en général.

Les mythes du lait

Depuis que nous sommes assez vieux pour comprendre ce que maman nous dit, on nous enseigne jusqu'à quel point il est important de boire du lait avec tous les repas pour avoir des os et des dents en santé. Le calcium que l'on trouve dans le lait est l'ingrédient qui a fait en sorte que nos os soient suffisamment en santé pour supporter notre corps pendant que nous courions et sautions.

Maman avait raison. Le calcium *est* important. Cependant, il n'existe pas de preuve concrète à l'effet que la consommation de plus d'une portion de lait par jour réduit le risque de fracture. Le lait n'est pas la seule, ni même une bonne, source de calcium. Ce n'est qu'au cours des récentes années que la consommation de lait de vache a été identifiée à titre de préoccupation nutritionnelle. Ce n'est que depuis que les humains ont développé la réfrigération que nous sommes en mesure de mettre du lait sur la table tous les jours, pas seulement pour les enfants, mais aussi pour les adultes pour le reste de leurs jours. Même aujourd'hui, pour la plupart des peuples du monde, la consommation de lait après trois ou quatre ans ne fait simplement pas partie d'une diète normale.

Quand nous disons que toute personne devrait boire du lait ou consommer des produits laitiers afin de se procurer suffisamment de calcium pour avoir des os forts, nous oublions que 90 % des Asiatiques, 70 % des gens de race noire et des Amérindiens et 50 % des Hispaniques ne tolèrent pas le lactose – ils ne peuvent pas digérer le lait et quand ils en boivent, ils peuvent souffrir de graves symptômes gastro-intestinaux. Pourtant, ces personnes ne sont pas affligées par le rachitisme et l'ostéoporose.

Comment y arrivent-elles?

Même les personnes qui *peuvent* consommer des produits laitiers devraient considérer le fait que le lait est grandement saturé en gras, ce qui représente un facteur de risque de maladies cardiaques. Une teneur élevée en galactose, sucre qui se dégage pendant la digestion du lactose du lait a été associé à un risque accru de cancer des ovaires. Dans une étude effectuée par des professionnels de la santé de Harvard, les hommes qui buvaient deux verres de lait ou plus étaient presque deux fois plus susceptibles de développer le cancer de la prostate avancé que les hommes qui ne buvaient pas de lait du tout[8].

Finalement, le lait entier contient des niveaux élevés de protéines ce qui fait augmenter l'excrétion de calcium dans l'urine. Au cours du processus de métabolisme des protéines, notre corps produit de l'acide phosphorique et de l'acide sulfurique. Ces acides doivent être tamponnés avec du calcium qui est soutiré de nos os. Le calcium est lié aux acides et se perd pendant l'excrétion. Donc même si le lait fournit du calcium, il annule ses bénéfices en étant producteur d'acide et en soutirant du calcium de vos os.

Vous pouvez réduire votre perte de calcium en augmentant votre consommation de légumes alcalinisants qui sont d'importantes sources, eux aussi, de calcium[9]. Une diète raisonnable compte généralement environ 300 mg de calcium provenant de sources non laitières.

> Même si le lait fournit du calcium, il annule ses bénéfices en étant producteur d'acide et en soutirant du calcium de vos os.

Et beaucoup d'autres nutriments influencent la santé des os, certains pouvant même mériter une attention plus particulière que le calcium. Une source indique qu'il y a « au moins » dix-huit nutriments essentiels pour avoir des os sains[10]. Parmi ces nutriments, on trouve des minéraux comme le calcium, bien sûr, le magnésium et le phosphore ; on trouve également des vitamines, comme les C, D et K; et on trouve d'autres nutriments comme des acides gras essentiels et des protéines. Une carence d'un de ces nutriments peut interdire l'absorption de calcium ou son incorporation dans la structure osseuse.

Même si une majorité de gens manquent de calcium, il n'est pas difficile d'augmenter sa consommation de calcium, en apportant des changements à sa diète ou encore en la suppléant[11].

Solution simple :

Les exercices avec poids et haltères sont une des meilleures façons d'améliorer la densité de vos os.

Aux États-Unis et dans beaucoup d'autres pays industrialisés, l'ostéoporose, c'est-à-dire l'amincissement du tissu osseux et la perte de densité osseuse qui se produisent au fil du temps, n'est pas autant une conséquence de la consommation adéquate que de la *perte* de calcium. Cette perte est due à tous les facteurs que nous venons d'aborder. Beaucoup d'exercice, une diète nutritive et un style de vie sain peuvent tous contribuer à des dents et des os sains. La consommation de lait ne constitue pas un facteur, peu importe *ce* qu'en disait maman.

Fraîchement pressé

Nous avons appris dans le chapitre précédent que plus on « prépare », ou transforme, les fruits et les légumes, plus il est possible qu'ils perdent de leurs nutriments de valeur. Donc vous ne devriez pas être surpris si je vous dis que les jus de fruits ne sont pas parmi les meilleures sources lorsqu'il s'agit d'ingérer des vitamines et des antioxydants. Une étude récente effectuée par l'University of Arizona a découvert que lorsqu'on ouvre du jus d'orange acheté en magasin, dans un carton, les niveaux de vitamines C déjà affaiblis se détériorent rapidement. Après quelques semaines dans le réfrigérateur, il est possible que votre jus d'orange *ne contienne plus* de vitamine C[12].

> Après quelques semaines dans le réfrigérateur, il est possible que votre jus d'orange *ne contienne plus* de vitamine C!

La plupart des jus de fruits que l'on achète à l'épicerie, même les jus purs sans sucre ajouté, ne sont en fait que des collations à haute teneur glycémique et à grand apport calorique. Et les « boissons au jus » ou les « cocktails de jus » semblent contenir tout *sauf* du jus de fruits. Regardez simplement l'étiquette : eau, sirop de maïs à haute teneur en fructose, arômes et une toute petite quantité du fruit que le fabricant souhaite afficher sur l'étiquette. Ces boissons aux fruits ne sont pas beaucoup mieux que les boissons gazeuses aux fruits et ne valent pas les calories supplémentaires ou la hausse rapide du taux de glycémie, *surtout* pour nos enfants. Je suis fier de dire que notre fils ne boit pas de jus. Son alimentation provient d'aliments et son hydratation d'eau filtrée par osmose inverse.

> **Solution simple :**
> **Si vous aimez le jus, faites-en du naturel à la maison pour profiter des avantages de la pulpe, de la peau de fruits et même des légumes.**

Lorsque nous avons envie du goût délicieux d'une pomme rouge mure, nous devrions en manger une et non pas la boire. La peau et la pulpe contiennent des caroténoïdes, des flavonoïdes et des fibres essentiels qui aident à réduire la teneur glycémique des fruits naturellement sucrés.

> Pour obtenir des recettes saines de jus, consultez le site www.myhealthyhome.com/jus.

Pour bien avaler

Peu importe votre boisson favorite, n'oubliez pas que vous devriez la consommer ailleurs qu'à la table. Le Dr Wentz a confondu beaucoup de serveurs en refusant le verre d'eau qu'on vous offre avant un repas. Quelques personnes ont fait l'erreur de demander pourquoi. Sa réponse, essentiellement, est que l'estomac a été conçu pour être acidique et plein d'enzymes pour digérer nos aliments. Lorsque vous diluez cet environnement avec un gallon de boisson gazeuse ou un demi-gallon d'eau, votre système digestif engorgé d'eau est moins efficace.

Donc, vos légumes colorés, biologiques, frais à faible teneur glycémique sont grandement intacts lorsqu'ils passent dans votre système. Comment pouvez-vous donc en soutirer des nutriments? Le problème est encore plus grand chez les enfants qui remplissent leur petit estomac du contenu de leur bouteille de jus. Non seulement ils n'absorbent pas les nutriments des aliments, ils ne mangent pas non plus beaucoup.

Peu de choses ont fait plus de dommages à notre consommation nutritionnelle que nos méga-portions de boissons. Si vous devez boire pour pouvoir faire passer votre nourriture, limitez le volume de liquide autant que vous le pouvez. Cessez d'inonder les nutriments pour les faire passer dans votre système jusque dans la toilette et buvez la majorité de vos boissons entre les repas.

Résumé des solutions simples

Aussi important qu'il puisse être d'éliminer les dangers cachés dans nos foyers, l'endroit où il est le plus facile de faire une différence importante pour notre santé à long terme est la cuisine. Sans le bon carburant et une bonne hydratation, notre corps ne peut se bâtir un système de défense contre un monde de plus en plus toxique.

Pourtant, beaucoup d'entre nous consommons l'équivalent de déchets diététiques, c'est-à-dire des aliments et des boissons qui contiennent des ingrédients à rendre malades, qui manquent de nutriments essentiels à la vie et qui sont préparés ou livrés au moyen de méthodes toxiques. La surabondance de choix que nous devons faire dans notre cuisine peut parfois sembler décourageante, pourtant avec quelques changements seulement, cette pièce peut se transformer en refuge de nutrition abondante, de saveurs délicieuses et de conversations revivifiantes.

RÉSUMÉ DES SOLUTIONS

Quelles solutions simples ajouterez-vous dans votre cuisine?

	Pointages
1. Je vais : (sélectionnez toutes les options pertinentes) ☐ Réduire de moitié ma consommation d'aliments « blancs » à haute teneur glycémique comme le pain blanc, le riz blanc et les pommes de terre (10 points) ☐ Ajouter des fruits et des légumes de couleur plus vivante à ma diète tous les jours (2 points par portion supplémentaire quotidienne) ☐ Remplacer une collation à haute teneur glycémique, comme les croustilles, par jour par une collation à faible teneur glycémique, comme les amandes (2 points) ☐ Remplacer la farine blanche par de la farine de blé entier ou multigrains (5 points) ☐ Servir un repas par jour qui comprend de 60 à 80 % de fruits et de légumes alcalinisants (8 points)	
2. Je vais : (sélectionnez toutes les options pertinentes) ☐ Éliminer les aliments transformés qui contiennent beaucoup de sodium comme les soupes condensées, les repas congelés et les viandes de charcuterie de ma diète (3 points pour chaque aliment que vous mangez régulièrement) ☐ Ajouter des sources d'aliments plus riches en potassium à ma diète quotidienne (3 points chacun) ☐ Remplacer le sel de table régulier par du sel marin naturel (2 points) ☐ Boire un verre d'eau additionnée de citron tous les matins (3 points) ☐ Jeter tous les gras trans qui se trouvent dans le réfrigérateur ou les armoires et les remplacer par de l'huile d'olives extra vierge, de l'huile de colza ou de l'huile pépins de raisin (8 points)	
3. Je vais : (sélectionnez toutes les options pertinentes) ☐ Cesser de faire bouillir mes légumes pour les faire cuire à la vapeur (5 points) ☐ Cesser de couper et de trancher inutilement les légumes frais (3 points) ☐ Me tenir à une distance sécuritaire (au moins cinq pieds) du micro-ondes lorsqu'il fonctionne (4 points) ☐ Cesser de faire griller la viande (5 points) ou réduire la chaleur du gril (2 points) afin de réduire la carbonisation ☐ Remplacer ma batterie de cuisine antiadhésive par une batterie qui ne contient pas de Téflon (PTFE) (2 points pour chaque chaudron ou poêlon) ☐ Si je garde ma batterie de cuisine antiadhésive, je ne l'utiliserai qu'à chaleur moyenne ou faible (2 points)	
4. Je vais : (sélectionnez toutes les options pertinentes) ☐ Remplacer mes contenants en plastique ou en styromousse par des contenants en verre (10 points) ☐ Si je garde mes contenants en plastique, je cesserai de les utiliser dans le micro-ondes (6 points) et/ou le lave-vaisselle (4 points) ☐ Cesser d'utiliser de la pellicule de plastique dans la cuisine (8 points) ☐ Retirer les restants de restaurant de leur contenant de plastique ou de styromousse dès que je rentre à la maison (3 points)	

5. Je vais : (sélectionnez une option)

- ☐ Installer un dispositif de purification d'eau à osmose inverse dans la cuisine (15 points)
- ☐ Utiliser un filtre à cruche peu coûteux pour éliminer certains contaminants de l'eau du robinet (8 points)
- ☐ Tout au moins, donner de l'eau distillée aux nourrissons et aux jeunes enfants si l'eau du robinet est fluorée (3 points)

6. Je vais : (sélectionnez toutes les options pertinentes)

- ☐ Boire au moins 2 litres d'eau purifiée tous les jours (6 points)
- ☐ Cesser de boire de l'eau en bouteille et plutôt boire de l'eau du robinet filtré que je mettrai dans une bouteille en acier inoxydable réutilisable (5 points)

7. Je vais : (sélectionnez toutes les options pertinentes)

- ☐ Cesser de boire de la boisson gazeuse, qu'elle soit diète ou pas (8 points)
- ☐ Réduire la consommation de jus transformé et de « boissons au jus » de ma famille (5 points)
- ☐ Faire mon propre jus grâce à un extracteur à jus ou un mélangeur et inclure la pulpe et la peau (2 points)
- ☐ Réduire la consommation de lait (3 points)
- ☐ Réduire ma consommation d'eau ou de boissons avec les repas (6 points pour aucune boisson ; 4 points pour les petites boissons)

Votre pointage de solutions simples :	
Votre pointage de danger « nourriture » :	-
Votre pointage de danger « cuisine » :	-
Votre pointage de danger « boisson » :	-
Total pour la santé de votre cuisine :	

Faites-vous une différence positive?

Vous pouvez effectuer le suivi du pointage de vos questionnaires sur le site Web *La santé chez soi* à l'adresse www.myhealthyhome.com/questions.
Vous trouverez votre code d'accès à l'arrière du livre.

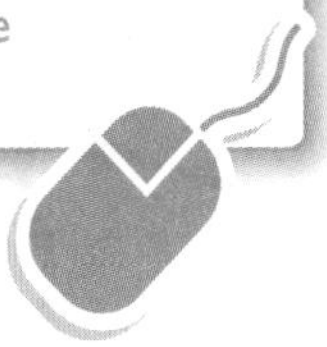

5

La salle de séjour

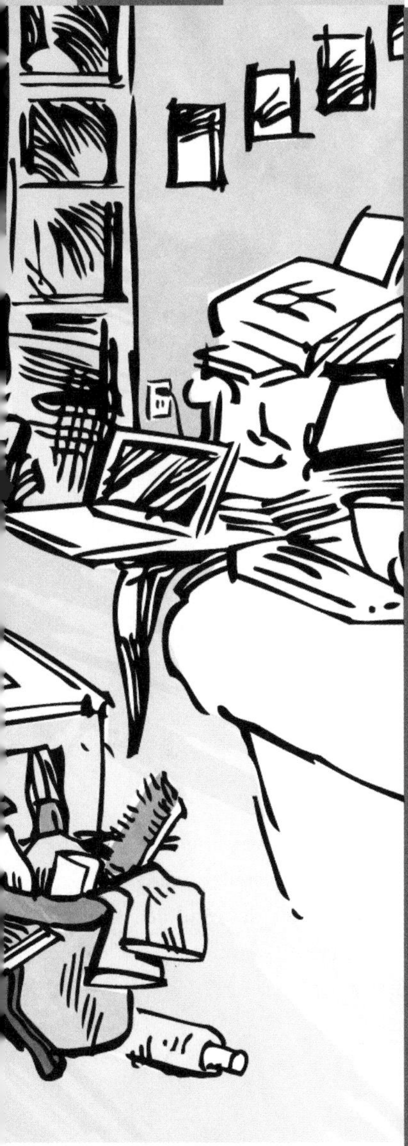

La salle de séjour doit être la pièce de la maison où nous ***vivons***. Les membres de la famille et les amis partagent ce refuge où il fait bon se détendre à la fin de la journée. Souvent nous la maintenons propre, astiquée, étincelante et invitante grâce aux parfums des désodorisants domestiques. Fauteuils escamotables, jetés, livres et foyers meublent l'espace, ainsi que les téléviseurs à écran large, les systèmes de son, les jeux vidéos et l'équipement de bureau à domicile.

Ces derniers sont de merveilleux gadgets mais ils peuvent rapidement transformer nos espaces de séjour en espaces sans vie où la seule réelle interaction est celle de nos cerveaux en compétition avec des champs électromagnétiques. Nous devons porter une attention particulière à nos aires de séjour afin de ne pas corrompre nos corps, nos esprits et nos relations interpersonnelles.

Après avoir passé quelques temps à discuter autour de l'îlot de cuisine, nous suivons Dave vers une confortable salle de séjour contemporaine. Le mobilier, arrangé pour faciliter la conversation, est revêtu de tissus texturés neutres et chauds. Des coussins aux couleurs riches et vives et une carpette en laine brune font contraste et complète l'agencement. Un foyer flanqué de bibliothèques sur mesure invitent les visiteurs à se recroqueviller sur le divan pour s'adonner à la lecture, bien que l'impressionnant système cinéma-maison soit tout aussi tentant. Les photographies personnelles qui ornent les murs sont la touche finale qui font de cette pièce l'endroit parfait pour une rencontre relaxante avec la famille et les amis.

Dans un coin, des marches mènent à un deuxième étage et juste au-dessus d'un muret, on peut apercevoir l'extrémité d'un écran d'ordinateur qui révèle un bureau à aire ouverte.

Dave : Le choix des matériaux pour cette décoration est intentionnel. Nous avons choisi des matériaux qui sont faciles d'entretien pour ne pas avoir à dépendre de nettoyants chimiques industriels. Nous avons aussi essayé d'utiliser des colles et des finis pour bois naturel mais nous avons encore du travail à faire de ce côté.

Donna : Qu'avez-vous dû considérer en ce qui concerne le bébé?

Dave : Reneé a fait beaucoup de recherches pour faire de cet endroit un endroit sécuritaire pour Andrew. Il trotte dans toute la maison, mâchouille les coussins du divan et mordille tout ce qu'il peut se mettre dans la bouche.

Donna : Compte tenu de vos inquiétudes concernant les produits nettoyants chimiques, qu'est-ce que vous utilisez sur vos planchers pour les garder si brillants?

Dave : Pour être bien honnête, je ne nettoie pas les planchers très souvent, mais je sais que Reneé a essayé des vieilles recettes de nettoyage telles que le bicarbonate de soude et le vinaigre. Elle est vraiment contente des résultats. Mais nous ne sommes pas retournés *entièrement* aux anciennes méthodes. Nous utilisons tout le temps notre vadrouille à vapeur.

Dr Wentz : C'est incroyable comme les choses reviennent au point de départ. L'industrie des produits nettoyants a passé les trois dernières décennies à créer des produits pour des besognes de nettoyage qu'on ne savait même pas que l'on voulait faire et maintenant, nous voulons revenir à ce qu'utilisaient nos mères et nos grand-mères pour frotter leurs planchers.

Donna : L'ancienne mentalité concernant la poussière était bien différente aussi. On partait du principe que les enfants sont endurants et résilients et qu'un peu de poussière ne leur fait pas de mal.

Dr Wentz : En fait, de la bonne poussière non polluée est effectivement bonne pour les enfants. C'est le « chimiquement propre » qui m'inquiète, tout comme les produits ignifuges, les retardateurs de feu. Notre air est rempli de contaminants. Nous nous trompons lorsque nous pensons que si l'on ne les voit pas, c'est qu'ils ne sont pas là. Ce sont ces contaminants microscopiques qui doivent nous inquiéter. *[Il sort son gaussmètre]* Il y a ça, mais aussi les ondes Wi-Fi qui imprègnent chaque mètre de nos aires de séjour. Lorsque je m'approche du coin bureau, le gaussmètre devient fou. [*Il regarde Dave.*]

Dave : Je plaide coupable. Bien que j'adore les gadgets, j'ai installé la plupart des systèmes technologiques et le cinéma-maison dans le bureau pour les tenir loin des espaces où Andrew va s'amuser. Le système de contrôle central émet des champs électromagnétiques mais on n'est pas assis trop près de lui et on tient Andrew le plus possible à l'extérieur de cet espace. Les enfants sont plus sensibles à ces dangers.

Dr Wentz : Nous devons être attentifs à la technologie pour plusieurs raisons. Nos journées de travail et nos tâches quotidiennes vont ensemble. Nous sommes aussi occupés le soir que durant la journée. Il faut valoriser le détachement face à nos acquisitions électroniques. Se fixer des limites au travail et dans les loisirs afin de nourrir nos relations interpersonnelles les plus chères.

Dave : *[En riant]* Et c'est l'homme qui dicte encore oralement la plupart de ses recherches qui dit ça. Tu dois *t'engager* dans la technologie avant de pouvoir t'en dégager, Papa.

Donna : Connaissant ta carrière Dave, comment réussis-tu à fixer ce genre de limites?

Dave : C'est sans aucun doute très souvent un combat. Mais j'ai rapidement appris pendant l'année passée que si je ne me déconnecte pas de mes courriels et de mon téléphone pendant la soirée, que je manquerais plusieurs des premières expériences de découvertes d'Andrew. Ça a été fantastique de passer plus de temps en famille.

Chapitre 10
Vivre proprement

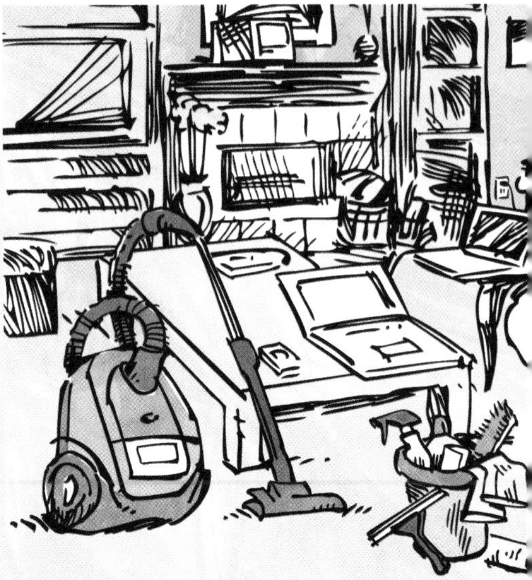

Malgré les horaires de plus en plus effrénés, nous passons un immense pourcentage de notre vie à la maison. Pour la plupart d'entre nous, c'est un havre à l'abri du monde extérieur. Et à cause de cela, nous nourrissons certaines illusions qui peuvent s'avérer dangereuses.

Au-delà des murs de notre maison, nous sommes très conscients des dangers de la pollution et des déchets industriels mais nous nous sentons confortables et en sécurité derrière nos portes et fenêtres étanches. Pourtant, comme dans les films d'horreur que nous regardions lorsque nous étions enfants, l'assassin que nous croyons à l'extérieur, est bel et bien enfermé avec nous à l'intérieur de notre maison.

QUESTIONS

Niveau de toxicité de votre foyer

Question	Pointages
1. Quelle odeur dégage votre maison après l'avoir nettoyée? Aucune — 0 point ; Nettoyeurs parfumés — 6 points ; Eau de Javel/ammoniaque — 12 points	
2. Portez-vous des gants lorsque vous nettoyez? Non__________ (8 points)	
3. Portez-vous vos chaussures à l'intérieur de la maison? Oui__________ (8 points)	
4. À quelle fréquence utilisez-vous des purificateurs d'air? Jamais — 0 point ; Chaque mois — 2 points ; Chaque semaine — 6 points ; Chaque jour — 10 points	
Votre pointage de danger « propre »	

1-7	8-14	15-21	22+
Très dévoué	Besoin d'épousseter	Quel désordre	Misère noire

Lutter pour votre environnement

La pollution de l'air intérieur est un des ennemis contre lequel notre corps doit lutter jour et nuit. Nous regardons dehors et nous sommes convaincus que l'air est pollué mais l'on ne s'arrête pas à se demander d'où provient l'air de notre maison.

Dans les habitations modernes – qui d'ailleurs sont souvent aussi étanches que du Tupperware® – le faible niveau de pollution provenant de l'air extérieur est aspiré à l'intérieur et se retrouve concentré avec les émanations des centaines de produits que nous utilisons, ce qui crée une vilaine atmosphère intérieure. Comme nous l'avons mentionné dans le chapitre 3, l'air que nous respirons à l'intérieur est généralement deux à cinq fois plus pollué que l'air extérieur déjà rempli de polluants organiques[1].

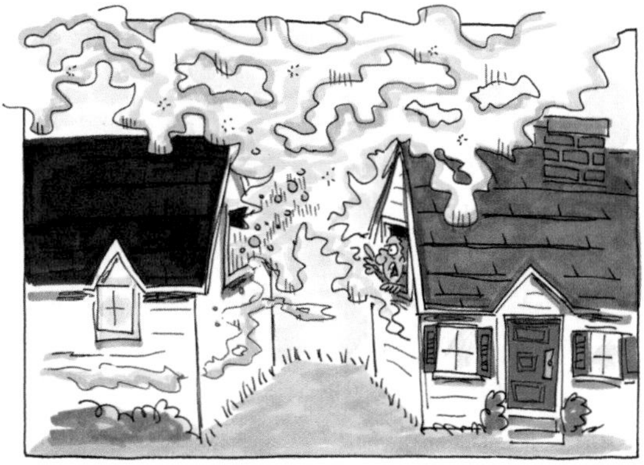

Ce jour avait un bon classement pour sa qualité de l'air avant que Madame Jones ouvre sa fenêtre.

Les effets cumulatifs des polluants présents dans nos salles de séjour doivent être une préoccupation grave. Nos colles toxiques servent à coller les doublures synthétiques et les tapis. La peinture sur nos murs émet des gaz. Notre mobilier est enduit de retardateurs de flammes, de produits chimiques résistants aux taches et il est coloré à l'aide d'autres produits chimiques. Un très grand nombre de fragrances chimiques provenant de nos produits hygiéniques et nettoyants se dispersent à travers la maison.

Mais ne sortez pas votre masque à gaz tout de suite.

Faites un geste simple qui fera une différence énorme : Ouvrez vos fenêtres! En faisant cela, vous aidez les membres de votre famille à ne pas respirer des *millions* de contaminants présents dans l'air ambiant. Et ça ne coûte rien.

Solution simple :
Ouvrez vos fenêtres – souvent.

Plusieurs options simples et efficaces sont maintenant disponibles pour améliorer la qualité de l'air à l'intérieur de votre résidence. Lorsque vient le temps de construire ou de rénover, prenez le temps de vous informer à propos des matériaux que vous utilisez. Il existe des peintures à faible émission de composés organiques volatiles (COV) ainsi que des tapis composés de fibres naturelles. Vous pouvez demander des produits et des colles qui contiennent moins de matières toxiques. Mais pour l'instant, commencez d'abord par aérer votre résidence afin de respirer plus aisément.

C'est le temps de repeindre?

Est-ce que la peinture sur les murs de votre maison a l'air tachée et ennuyante? Un contenant de peinture peut faire des miracles pour changer l'atmosphère d'une pièce. Nous avons choisi des rouges foncés pour s'agencer avec des dégradés de blanc, de gris et de crème alors que nous nous préparons à transformer notre loft. Heureusement, le dernier cri dans les revêtements de murs apportera suffisamment de style tout en émettant moins d'émissions dans l'air.

Les peintures étiquetées écologiques sont généralement produites de façon à contenir moins de composés organiques volatiles (COV). Lorsque vous achetez une peinture d'intérieur, recherchez les produits contenant 50 grammes par litre ou moins de COV pour un apprêt et 150 grammes par litre ou moins pour une peinture au fini lustré. Les fabricants de peintures de qualité énumèrent le nombre de grammes par litre de COV directement sur le contenant de peinture ou sur leurs dépliants de vente dans les magasins. Si vous n'arrivez pas à trouver ces informations, demandez l'aide d'un représentant au service à la clientèle. Une autre indication qu'un produit répond aux standards de haute efficacité et de faibles émissions est qu'il arbore le symbole EcoLogo ou tout autre symbole de programmes de certification écologique tel que Green Seal.

Voir la lumière

La plupart des gens qui achètent une ampoule le font en comparant le nombre de watts, le prix, l'efficacité énergétique, l'apparence et la durée de vie de l'ampoule. Mais deux autres facteurs devraient être pris en compte lorsqu'on achète des ampoules puisqu'ils peuvent avoir des impacts sur notre santé.

Tout d'abord, quel est le spectre d'éclairage de l'ampoule? La plupart des ampoules fluorescentes procurent un seul spectre d'éclairage qui peut donner un sentiment de fatigue et de léthargie. En fait, ces ampoules siphonnent la vitalité intérieure de ceux qui y sont exposés, que ce soit au bureau ou au centre d'achat. Donc, ne les apportez pas à la maison!

Deuxièmement, comment l'ampoule est-elle fabriquée? La plupart des gouvernements et groupes environnementaux y vont « à fond la caisse » pour encourager l'économie d'énergie en choisissant des ampoules fluocompactes ou lampes fluorescentes compactes (LFC) fabriquées en Chine. La différence entre une LFC et une ampoule incandescente ordinaire est que l'ampoule fluocompacte est généralement de forme spirale et coûte plus chère étant donné sa plus grande durée de vie et son efficacité énergétique. Ces qualités peuvent, à première vue, apparaître merveilleuses mais typiquement, les LFC procure un éclairage éblouissant qui est néfaste pour la santé et elles peuvent être *extrêmement* dangereuses si elles se brisent.

Soyons réalistes, toutes les ampoules se brisent, que ce soit à la maison ou quelque part sur la route vers le dépotoir. Lorsque ces petits vaisseaux mortels brisent, ils dégagent un des gaz les plus toxiques connu à ce jour : des vapeurs de mercure. Lisez attentivement les instructions sur l'emballage des ampoules fluocompactes (LCF) concernant les mesures à prendre lorsqu'elles se brisent. Vous allez voir que vous avez presque besoin de revêtir une combinaison pour matières dangereuses chaque fois que vous changez une ampoule ou que vous la jetez. L'achat d'ampoules fluocompactes pour économiser l'énergie et protéger l'environnement n'est pas très logique si l'on pollue la terre avec des matières dangereuses pour atteindre cet objectif.

Les ampoules incandescentes régulières sont beaucoup plus sécuritaires et beaucoup moins dommageables pour la santé, ce qui font d'elles le choix d'éclairage dans notre maison, du moins, pour le moment. Mais gardez un œil sur l'avenir de l'éclairage résidentiel : c'est peut-être l'éclairage DEL (Diode électroluminescente) qui offre la même efficacité énergétique que les LFC mais sans les toxines. Évidemment, la source la plus économique de toutes, du moins durant le jour, c'est d'ouvrir les stores pour laisser le soleil entrer.

{ Lisez attentivement les instructions sur l'emballage des ampoules fluocompactes (LCF) pour les mesures à prendre lorsqu'elles se brisent. Vous allez voir que vous avez presque besoin de revêtir une combinaison pour matières dangereuses chaque fois que vous changez une ampoule ou que vous voulez la jeter. }

Le besoin artificiel du tout propre

Avant les années 1900, la majorité des saletés qui entraient dans les maisons était de la bonne vieille boue, des feuilles, du purin et autres matières organiques rapportées des enclos de la ferme ou de la rue. Un balai, une vadrouille et une chaudière d'eau savonneuse faisaient tout à fait l'affaire pour un nettoyage en profondeur de la maisonnée. Aujourd'hui par contre, la plupart de nos saletés sont composées de résidus de produits toxiques qui proviennent de nos solutions de « nettoyage » synthétiques.

Les germes qui sont dans nos maisons sont *nos* germes. Notre corps n'a généralement aucun problème à gérer ce qui lui est familier.

Nous sommes devenus obsédés par l'idée de vivre dans un environnement absent de germes, et ce, en grande partie à cause des tactiques alarmistes menées par les mercaticiens. Nous avons une vraie phobie des germes alors que nous devrions mettre nos énergies à augmenter la force de notre système immunitaire.

Remettons quelques éléments en perspective. Votre corps lorsqu'il est en santé, est remarquablement bien fait pour combattre les germes. Les germes qui sont dans nos maisons sont *nos* germes. Notre corps n'a généralement aucun problème à gérer ce qui lui est familier. Nous n'avons pas besoin de vivre dans une bulle astiquée et stérilisée.

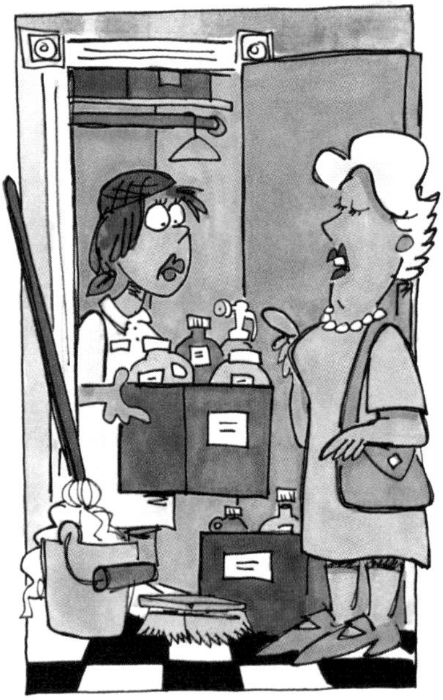

« Utilisez le produit bleu sur les vitres, le violet dans l'évier, le produit vert pour la vaisselle et le... »

Il est désagréable d'attraper un rhume mais nous devons considérer ce que veut dire attraper un rhume en comparaison avec le développement de maladies dégénératives chroniques qui peuvent se manifester avec la surutilisation de nettoyants antibactériens. Lorsque l'on compare le désagrément d'un mal de gorge avec le risque de développer un cancer, une maladie cardiaque ou neurologique, ne pensez-vous pas qu'il est temps pour un changement radical à ce sujet?

Nous utilisons des agents stérilisants dans l'espoir d'éviter d'attraper un rhume ou une grippe mais ces agents ne disparaissent pas en quelques jours. Les solvants qui décomposent les matières organiques décomposent aussi les mêmes molécules que l'on retrouve sur notre peau et dans nos poumons. Il *faut* qu'ils soient toxiques pour arriver à tuer les germes.

Et pourtant, vous vous exposez à ces choses en les touchant, en les respirant, au nom d'un environnement sans germes.

Nous ne devrions jamais respirer des vapeurs toxiques juste pour nous convaincre que les nettoyants que nous utilisons sont efficaces. Lorsque vous utilisez des produits chimiques qui, vous le savez, émettent des substances dangereuses, vous devriez toujours prendre des précautions spéciales pour vous protéger. Ce n'est pas parce que vous êtes à l'intérieur de l'environnement « sécuritaire » de votre maison qu'il vous faut prendre à la légère ces matières toxiques. En 2008, 214 230 cas d'expositions à des produits de nettoyage domestique ont été rapportés au centre antipoison des États-Unis et un peu plus de 100 000 autres concernant des animaux domestiques[2].Ceux qui passent le plus clair de leur temps à la maison, les enfants en bas âge et les personnes âgées, sont plus susceptibles d'être victimes d'empoisonnement à cause de produits de nettoyage domestique.

Vous ne trouverez pas beaucoup de renseignements sur les risques pour la santé de l'air intérieur des maisons parce que les études n'ont pas été faites, même si des millions et des millions de dollars ont été dépensés à enquêter sur le « syndrome de l'édifice malade » quand il s'agit de bureaux ou d'un chantier industriel. Encore une fois, les plus vulnérables - et les plus précieux - sont délaissés.

La commercialisation est puissante. Les annonceurs ont déjà réussi à nous convaincre que la cigarette avait des propriétés calmantes et que de chiquer du tabac était une option sans fumée formidable. Avec la bonne somme d'argent et suffisamment d'adorables personnages de bandes dessinées ou de célébrités pour agir comme porte-parole, tout peut se vendre. On le sait tous, mais pourtant, nous sommes tout de même naïfs. Nous *voulons croire* parce que, sincèrement, nettoyer est plate. On sent qu'on est puni et que ça nous enlève du temps pour nos loisirs.

Nous sommes toujours à espérer qu'un nouveau produit verra le jour rendant l'accomplissement des tâches ménagères plus rapide et moins embêtant.

Pourquoi pensons-nous que les fenêtres ne seront pas étincelantes si le nettoyant vaporisateur n’est pas de couleur bleue? Pourtant, si nous nous arrêtons pour y penser, est-ce qu’un nettoyant clair ne ferait pas un bien meilleur nettoyant que celui qui contient un colorant bleu? Du vinaigre blanc et transparent est un nettoyant à vitres parfaitement efficace, un nettoyant d’ailleurs, qui est utilisé depuis que le verre a été inventé.

Depuis des siècles, les êtres humains de partout dans le monde ont réussi à maintenir leurs maisons propres sans avoir recours à la bien-aimée solution bleue ou au puissant produit violet. Mais aujourd'hui, on pense que plus puissant est toujours mieux. J'ai une employée qui admet qu'elle a toujours aimé astiquer sa salle de bain jusqu'à ce que ses yeux larmoient. Si votre nez pique et brûle, ça doit être parce que la pièce est vraiment propre, non?

Pas du tout.

Utilisez votre sens affûté du danger : votre nez. Votre corps crie : « Éloignez-vous, maintenant! » Nous avons appris à ignorer ces signaux d'avertissements naturels parce que nous voulons une salle de bain qui sent le propre, en d'autres mots, qui sent les produits chimiques.

Vos meilleurs outils pour un nettoyage sain

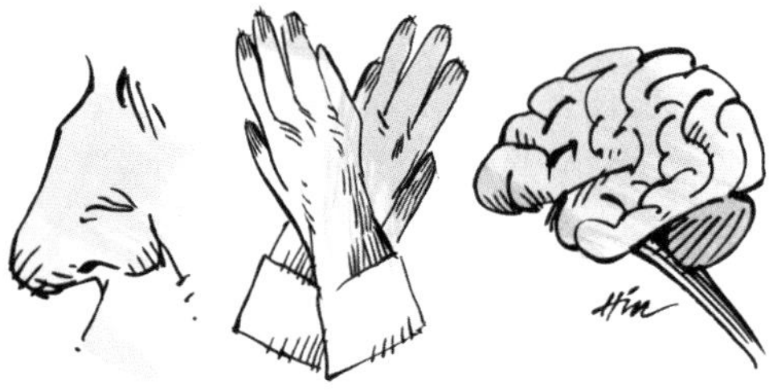

Nez Gants Cerveau

Cela nous ramène à la question centrale qui est : Qu'est-ce que nous souhaitons accomplir? À la base, le but d'astiquer est de maintenir un environnement sain avec une approche à deux volets :

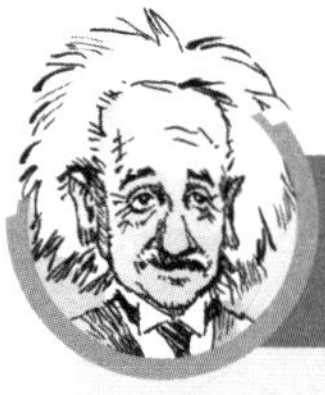

Interrogez le scientifique

« Dr Wentz, pourquoi les enfants sont plus vulnérables aux toxines? »

Plusieurs facteurs rendent les enfants plus vulnérables aux substances toxiques présentes dans l'air, dans l'eau, dans la nourriture et dans d'autres sources également et cela les expose à plus de toxines contre lesquelles les adultes luttent déjà chaque jour.

Dès leurs premiers balbutiements, les enfants mangent plus de nourriture, boivent plus de liquides et respirent plus d'air que les adultes. Kilogramme pour kilogramme, un bébé de sexe féminin mange deux fois plus de nourriture qu'une fillette de sept à douze ans et quatre fois plus que ce qu'une femme de plus de dix-neuf ans mangera. Les enfants respirent aussi plus rapidement et inspirent un plus grand volume d'air par minute que les adultes. Ils ont non seulement un niveau de respiration plus élevé, les enfants respirent aussi plus souvent, surtout lorsqu'ils s'amusent.

Les enfants commencent à peine leur aventure de la vie. Ils explorent constamment leur monde à travers l'ouïe et la vue, tout comme les adultes, mais aussi à travers le goût, l'odorat et le toucher. Plus ils sont jeunes, plus ils passent du temps sur le plancher ou par terre où les toxines ont tendance à élire domicile et à s'accumuler.

On sait depuis longtemps que les organes et les tissus en pleine croissance sont plus susceptibles d'être endommagés par une influence toxique. L'immaturité du tractus gastro-intestinal et de la barrière hémato-encéphalique chez les enfants permet une plus grande absorption

1) Éliminer les toxines
2) Anéantir un environnement favorable aux moisissures, aux champignons et aux bactéries

Les solutions chimiques s'avèrent être l'antithèse de ces deux objectifs car elles ajoutent des toxines et encouragent la prolifération de bactéries résistantes aux antibiotiques.

de toxines. Leurs fonctions rénales et hépatiques ne sont pas complètement formées donc elles sont moins efficaces pour éliminer les toxines. Les enfants ont aussi moins de protection venant de leur système immunitaire qui n'a pas atteint sa maturité.

Les enfants ont une durée de vie résiduelle plus longue pour accumuler le nombre sans cesse grandissant de toxines de notre époque et ils développent des maladies dégénératives beaucoup plus tôt dans leur vie. Une exposition aux toxines intensifiée et combinée à une vulnérabilité accrue est à la base de la prédiction que j'ai faite il y a plusieurs années, que les enfants d'aujourd'hui auront une espérance de vie plus courte que leurs parents.

Un contact sain

En plus de ces terribles vapeurs, vous devez aussi vous préoccuper du contact direct de votre peau avec un nettoyant. Lorsque vous nettoyez avec de l'eau de Javel ou de l'ammoniaque, vous croyez que tout est terminé dès que votre nez ne sent plus les émanations. Pourtant, nous, et nos enfants plus particulièrement, sommes constamment en contact avec des surfaces partout dans la maison. Mon fils Andrew touche, mord, suce *à peu près tout*. Il est en contact avec presque toutes les surfaces de la maison et il est celui qui est le plus sensible aux toxines compte-tenu de son développement et sa croissance ultra rapide.

Il y a plusieurs produits chimiques dans les nettoyants domestiques qui sont réellement dangereux mais personne ne connaît exactement *à quel point* ils sont dangereux parce qu'il y a 80 000 produits chimiques qui sont enregistrés auprès de l'EPA et trop peu sont testés pour savoir s'ils sont sécuritaires. On ne veut pas ralentir l'innovation avec des tests de sécurité encombrants. Encore une fois, le gouvernement choisit l'économie plutôt que l'écologie.

Le même concept dont on a discuté à propos des produits de beauté s'applique aux nettoyants domestiques : les effets sont cumulatifs. Avec les temps, les toxines s'emmagasinent à l'intérieur de notre corps jusqu'au jour où nous aurons besoin d'un nouveau terme pour décrire le « corps humain ». Nous n'avons tout simplement pas le temps d'attendre que la science produise de nouvelles données nous alertant contre les effets néfastes de ces faibles expositions chroniques tout au long de notre vie. Nous devons agir immédiatement.

Commençons donc par faire l'inventaire des nettoyants domestiques de notre maison. Vérifiez tous les nettoyants que vous utilisez ou que vous achetez fréquemment.

- Nettoyants tout-usage
- Détergents pour lave-vaisselle
- Nettoyants pour tapis
- Désodorisants pour tapis
- Nettoyeur de surface en granite
- Récurants pour surfaces de cuisson
- Lingettes et vaporisateur pour surfaces en acier inoxydable
- Eau de Javel
- Dégraisseurs
- Cires pour le bois
- Détergents liquides pour lave-vaisselle
- Lingettes désinfectantes
- Déboucheurs de tuyaux
- Nettoyeurs pour vitres
- Dissolvants pour moisissures
- Nettoyeur à four
- Nettoyants/Poudres à récurer

C'est tout de même surprenant de constater combien de produits nettoyants vous utilisez réellement, n'est-ce pas? C'est pourquoi nous recommandons que vous en

Si vous avez un animal de compagnie, vous devez savoir que les animaux sont affectés de la même façon par les produits chimiques présents dans les produits de nettoyage. Pour en savoir plus, visitez www.myhealthyhome.com/animaux.

La vérité sur les cellules

Les dangers de mélanger des nettoyants domestiques

Mélanger des nettoyants domestiques, plus particulièrement de l'ammoniaque (que l'on retrouve dans les nettoyeurs à vitres) et de l'eau de Javel, peut produire un cocktail mortel. L'eau de Javel est composée de 5 % d'hypochlorite de sodium (NaOCl). Si elle est mélangée à de l'ammoniaque (NH_3), des chloramines se forment (NH_3Cl et NH_2Cl_2). Dans l'eau, ces deux substances vont éventuellement se décomposer en gaz d'ammoniaque et d'acide hypochloreux.

Ces gaz de chloramines, de chlore et d'ammoniaque sont des substances extrêmement volatiles et nocives. Dans vos voies respiratoires, elles vont dissoudre les cellules de vos poumons et ceux-ci vont se remplir de fluide. La mort peut survenir rapidement si vous ne quittez pas l'endroit que vous nettoyez immédiatement.

L'eau de Javel mélangée avec des nettoyants au phosphate vont relâcher des gaz chloriques – aussi connus sous le nom de gaz moutarde – tout comme des acides hypochloreux. Les acides hypochloreux réagissent à une grande variété de biomolécules, notamment l'ADN, l'ARN, les acides gras, le cholestérol et les protéines.

L'hypochlorite de sodium et les produits chimiques organiques – par exemple les agents de surface et les parfums – présents dans les produits de nettoyage domestique, peuvent réagir avec l'ammoniaque et engendrer des composés organiques éliminiez *au moins la moitié.*

Les étiquettes de danger arborent très rarement aujourd'hui la tête de mort avec les deux os en croix mais ils vont tout de même discrètement afficher la mention « Nocif si ingéré ».

Solution simple :
Si vous nettoyez avec des produits que vous ne mangeriez pas, portez des gants!

volatiles (COV) chlorés. Les niveaux de chloroforme et de tétrachlorure de carbone dans l'air d'une maison augmentent sensiblement lorsque de l'eau de Javel est utilisée. Ces deux produits chimiques, reconnus cancérigènes, sont hautement toxiques et nocifs. Ils peuvent affecter les systèmes neurologique, cardiovasculaire et respiratoire.

Mais même si on ne goûte pas au nettoyeur à carreaux de céramique ou qu'on n'engloutit pas le produit bleu, des particules de solutions nettoyantes entrent tout de même dans vos vaisseaux sanguins parce qu'ils sont absorbés à travers la peau de vos mains lorsque vous récurez, par vos pieds lorsque vous marchez sur le plancher et par le reste de votre corps lorsque vous vous relaxez en prenant un bain.

Si vous avez des doutes entre ce qui est propre et ce qui est sain, gardez en tête que la plupart des produits chimiques que nous utilisons aujourd'hui ont été inventés au cours des soixante-quinze dernières années. Vous devriez nettoyer à l'aide d'ingrédients qui sont utilisés depuis des centaines d'années et qui n'ont pas démontrés d'effets toxiques connus.

La vraie odeur de la propreté

Non seulement nous croyons que tout devient plus propre si nous respirons de fortes odeurs d'eau de Javel ou d'ammoniaque mais nous avons aussi tendance à croire que si ça ne sent rien, ça veut dire qu'il n'y a rien d'efficace là-dedans. Tout comme nous utilisons des assouplissants en feuilles dans la sécheuse pour que nos vêtements sentent le propre et le frais, nous utilisons aussi des désodorisants à tapis et des purificateurs d'air pour masquer les mauvaises odeurs.

Solution simple :
Plutôt que d'utiliser un vaporisateur en aérosol pour rafraîchir l'air, vaporisez votre pièce avec une vraie odeur d'agrume. Versez simplement quelques gouttes d'huiles essentielles d'orange, de citron ou de lime dans une bouteille d'eau à vaporiser.

Pourtant les mauvaises odeurs sont toujours là. Nous les avons simplement couvertes par des produits chimiques plus puissants qui ont une odeur plus intéressantes. Autant les odeurs que les produits chimiques se retrouvent coincés dans nos poumons d'où ils sont distribués à travers notre corps.

Nettoyeurs écologiques

Dans ce livre, les produits que nous vous encourageons à utiliser sont non-toxiques et biodégradables, ce qui veut généralement dire qu'ils sont fabriqués à base de plantes. Les détergents devraient aussi être sans phosphate, car souvent le phosphate se retrouve dans l'eau fraîche de nos lacs et cause des algues bleues qui volent l'oxygène à l'eau et tuent la vie sauvage. Presque tous les détergents à lessive sont sans phosphate mais l'on retrouve encore du phosphate dans plusieurs détergents pour lave-vaisselle.

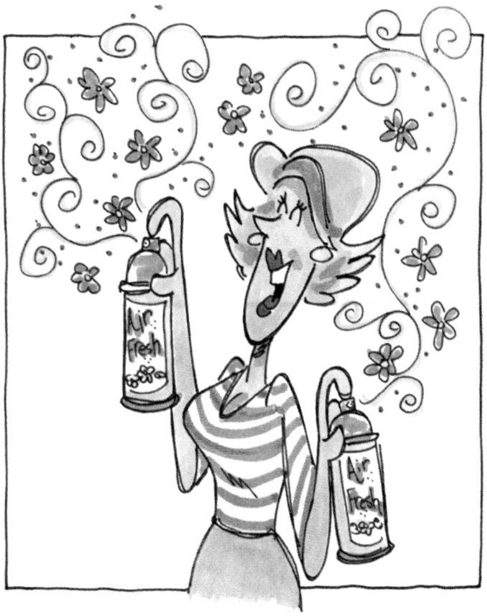

« Ahh, ça sent le naphtalène, le phénol et le pinène avec un soupçon de formaldéhyde. »

Il est difficile de passer *au naturel* dans nos maisons parce que nous sommes obsédés par tous ces microbes. Comment est-ce que du savon bien ordinaire ainsi que du vinaigre peuvent concurrencer le pouvoir germicide des puissants désinfectants? Les nettoyants traditionnels fonctionnent très bien parce qu'ils sont faits de plusieurs caractéristiques fondamentales du monde en soi, particulièrement la nature de la saleté. Les solutions de nettoyage suivantes n'ont peut-être pas droit aux millions de dollars nécessaires à une bonne campagne de marketing avec de belles couleurs vives mais des générations ont amplement fait la preuve de leur efficacité.

L'eau

Le solvant universel, l'eau va venir à bout de la plupart des tâches avec un peu d'effort et de détermination mais sans laisser de traces de résidus.

Savons naturels

Les savons de Castille à base d'huiles de plantes sont doux mais s'avèrent des nettoyants polyvalents au pouvoir dégraissant naturel.

Solutions acides naturelles

Le jus de citron est un exemple d'un nettoyant acide naturel. Si vous avez un résidu alcalin tel que de la rouille, des résidus de savon ou des tâches causés par l'eau, la première chose à faire serait de nettoyer avec une solution acide telle que le vinaigre. (Ne pas utiliser de nettoyants acides sur de la pierre.)

- Le *vinaigre blanc distillé* est un acide doux qui dissout facilement les résidus de savon, nettoie le verre, désinfecte les surfaces et s'avère un parfait assouplisseur de tissus. Utilisez du vinaigre blanc plutôt que du cidre de pomme ou du vinaigre de vin parce que ces derniers peuvent tacher.
- Le *jus de citron* est un acide doux doté de légères propriétés javellisantes. Il est excellent pour faire disparaître des taches et redonner le blanc aux blancs. Du jus de citron fraîchement pressé est ce qu'il y a de mieux mais le jus de citron en bouteille peut aussi faire l'affaire.

Solutions alcalines naturelles

Du bicarbonate de soude, de la fécule de maïs, du Club soda ainsi que du sel sont des solutions alcalines qui fonctionnent bien pour nettoyer des acides comme les huiles pour le corps, les taches de nourriture, la poussière et la saleté en général.

- Le *bicarbonate de soude (bicarbonate de sodium)* est le plus polyvalent des produits nettoyants. C'est une substance naturelle qui est utilisée à travers le monde depuis presque 150 ans pour chasser les mauvaises odeurs, adoucir l'eau, dissoudre la poussière et la saleté, éliminer les résidus de savons et même déboucher les tuyaux[3].
- Le *borax (borate de sodium)* est un minéral aux propriétés semblables au bicarbonate de soude mais il a un pH plus élevé donc plus puissant. Il peut chasser les mauvaises odeurs, adoucir l'eau et dissoudre la saleté. De plus, il a des propriétés antifongiques et antibactériennes et peut donc, empêcher la croissance de moisissures. Bien que naturel, le borax peut être utilisé comme insecticide pour éliminer les coquerelles, les puces et les fourmis. Sachant cela, on ne peut que supposer qu'il est toxique si ingéré. Il doit donc être hors de la portée des enfants. Vous pouvez trouver du borax dans la même rangée que les autres détergents à lessive[4].

- Le *Club soda* (avec *citrate de sodium*) est utile pour dissoudre la saleté et adoucir l'eau afin qu'elle sèche sans laisser de cernes. Cette eau pétillante abordable est fantastique pour nettoyer le verre, les électroménagers et faire disparaître les taches sur les vêtements.

Les huiles essentielles

Ces huiles concentrées contiennent l'arôme des plantes dont elles sont extraites. Les huiles essentielles les plus connues sont l'eucalyptus, l'arbre à thé, la lavande, le citron, l'orange et la menthe poivrée. Lorsqu'on ajoute du citron et de l'eau distillée à l'huile d'eucalyptus, l'on obtient un vaporisateur antibactérien très efficace. Les huiles de lavande et d'arbre à thé ne sont pas uniquement agréablement calmante, elles aussi ont des propriétés antibactériennes et antifongiques. Les huiles de citron et d'orange sont des désodorisants naturels. Les huiles essentielles viennent en petit flacon mais vous n'utilisez que quelques gouttes à la fois donc l'approvisionnement dure longtemps. Par contre, prenez soin d'éviter qu'elles entrent en contact avec la peau[5].

L'huile de coude

Également connu sous l'appellation de « bons vieux efforts physiques », l'huile de coude fera des merveilles. Ne vous laissez pas convaincre par les annonces télévisées qui proclament un nettoyage sans efforts. Sans l'aide des ingrédients puissants et toxiques qui composent les nettoyants commerciaux, vous devez vous attendre à travailler un petit peu plus. Mais votre santé (et celle de votre famille) en vaut la peine.

Finalement, le soleil : le plus vieil agent de nettoyage de tous

Prenez un chandail que vous avez porté pendant quelques heures (assurez-vous qu'il n'est pas souillé ou taché) et accrochez-le au soleil dans un endroit bien aéré. Le lendemain matin, vous déciderez sans doute qu'il correspond à la description de « propre ». Il a été non seulement désodorisé mais également désinfecté.

Certains des agents de base dans votre trousse de nettoyage sont soit acides soit alcalins. Il suffit d'utiliser la solution opposée sur les taches et mélanges de résidus : un nettoyant acide pour un résidu alcalin et vice versa. Ce que vous faites essentiellement, c'est neutraliser les choses que vous voulez enlever, en les amenant plus près du non-acide et du non-alcalin.

Mais qu'est-ce qu'une solution de nettoyage neutre? L'eau, avec un pH à 7,0. Lorsque vous avez neutralisé un mélange de résidus avec une solution acide ou alcaline, vous pouvez rincer le tout à l'eau.

Maintenant que vous connaissez le tuyau sur les saletés et sur les ingrédients nécessaires pour vous en débarrasser, il n'est pas surprenant de trouver plusieurs nettoyants santé qui fonctionnent aussi bien que vos nettoyants toxiques de renom. Pourquoi acheter un nettoyant bleu pour vitres qui contient du vinaigre comme ingrédient additionnel lorsque le vinaigre lui seul peut faire le travail? N'achetez pas de nettoyants commerciaux pour leur parfum non plus. Les résidus toxiques qui s'y trouvent sont un prix bien trop élevé à payer pour une bruine de parfum de fleurs momentanée. Créer plutôt une solution de nettoyage efficace et non-toxique en mélangeant simplement de l'eau, du jus de citron et du vinaigre.

La plupart des nettoyants naturels coûtent moins cher que les produits commerciaux (après tout, *quelqu'un* doit bien payer pour toutes les campagnes publicitaires) et lorsque vous combinez la facture environnementale avec ce que vous coûtent les produits commerciaux, vous vous rendrez compte que vous êtes gagnant à utiliser les produits « verts » plutôt que les « bleus ».

Pour obtenir d'autres recettes de nettoyage, consultez le site www.myhealthyhome.com/nettoyants.

Solutions maison toutes simples

À l'aide de quelques ingrédients peu dispendieux que l'on retrouve dans la plupart des supermarchés, vous pouvez nettoyer toute votre maison. Ces recettes sont les versions saines de tous ces colorés nettoyants pour lesquels vous dépensez votre argent au magasin. C'est le temps de nettoyer, pas de contaminer.

- *Nettoyant tout-usage :* Un litre d'eau tiède, 4 cuillères à table de bicarbonate de soude et 1 cuillère à thé de vinaigre.
- *Nettoyant à tapis :* Bicarbonate de soude avec de l'eau ou du Club soda.
- *Nettoyant à vitres :* Trois tasses d'eau, un quart de tasse de vinaigre blanc et 1½ cuillère à table de jus de citron. Cette formule magique est le nouveau nettoyant bleu… sans la couleur bleue.
- *Cire à bois :* Deux portions d'huile végétale ou d'huile d'olive pour une portion de jus de citron. Il doit provenir du réfrigérateur.
- *Dégorgeoir:* Mélangez ½ tasse de bicarbonate de soude à ½ tasse de vinaigre blanc. Versez le mélange dans le drain. Ensuite, versez un contenant d'eau bouillante dans le drain pour dissoudre l'obstruction causée par la nourriture, le savon ou les corps gras.
- *Nettoyant pour acier inoxydable :* Utilisez du bicarbonate de soude et une éponge lisse. Du dentifrice fonctionne aussi très bien; peut-être venez-vous de trouver une autre utilité à votre dentifrice au fluor.
- *Nettoyeur ultra-puissant (pour grosses besognes) :* Ajoutez une cuillère à thé de bicarbonate de soude et 2 cuillères à thé de savon liquide à un 4 litres d'eau chaude. Si la saleté s'avère particulièrement tenace, ajouter 1 à 2 cuillères à table de borax.
- *Vaporisateur désinfectant (fonctionne aussi pour la moisissure)* : Mélangez 2 tasses d'eau, ¼ de tasse d'huile d'arbre à thé et ¼ de tasse d'huile de lavande. Utilisez comme vaporisateur et laissez sécher.

Le tapis d'accueil

C'est presque comique de constater notre paranoïa en ce qui concerne la stérilisation de nos comptoirs de cuisine et de nos salles de bains et pourtant, nous nous traînons involontairement dans de l'huile à moteur, des pesticides, des excréments d'animaux, des nettoyants et d'autres toxines juste avant de passer par notre porte d'entrée.

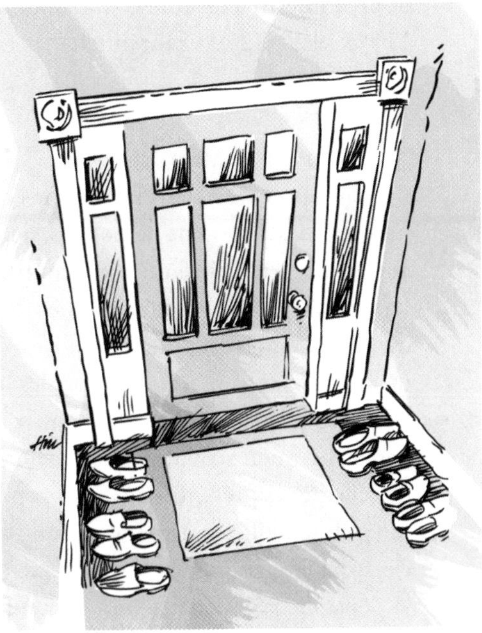

Donc, chez les Wentz, nous laissons un empilage de paires de souliers à la porte d'entrée pour passer le message que chez nous, les souliers et leur collection de saletés ne sont pas les bienvenues à l'intérieur. Mon bébé va s'asseoir sur le plancher où mes invités viennent tout juste de marcher. Ses petites mains touchent les tuiles, le bois et le tapis et vont ensuite se réfugier directement dans sa bouche. Bien sûr que l'exposition aux germes va favoriser le développement de son système immunitaire mais je préfère ne pas l'exposer à tous les types de germes d'un seul coup.

Soyez réaliste : On n'a pas besoin d'être une femme de ménage méticuleuse pour se rendre compte que nous ramassons énormément de choses bizarres avec nos souliers. Donc, gardez les souliers près de la porte d'entrée. Se promener pied nu préservera également la durée de vie de vos planchers de bois franc.

Un peu de vapeur

Même si vous ne rapportez pas le désordre du monde entier à l'intérieur de votre résidence, vous devez quand même nettoyer vos planchers de temps à autre. Un des meilleurs outils pour le faire est un nettoyeur à vapeur qui accomplit la besogne sans avoir recours à des produits chimiques. C'est sans aucun doute un judicieux investissement pour éliminer la poussière, les acariens et les moisissures ce qui aide grandement les gens qui souffrent d'allergies ou d'hyper-sensibilité aux produits chimiques.

Recherchez un nettoyeur à vapeur qui produit de la « vapeur sèche » donc un nettoyeur doté d'une bouilloire qui chauffe l'eau à au moins 115° Celsius (240° Fahrenheit).

Aspirez!

Votre aspirateur est-il sain?

La poussière dans les maisons contient des bactéries, des spores de moisissures, des grains de pollens, de la poussière d'acariens et plusieurs autres allergènes ainsi que beaucoup de substances potentiellement toxiques. La plupart des aspirateurs relâchent une partie de la poussière qu'ils aspirent dans l'air. Choisissez une marque qui utilise un vrai filtre à air à particules haute efficacité (HEPA) pour emprisonner les particules microscopiques et la majorité des allergènes présents dans l'atmosphère.

Solution simple :
Achetez le meilleur aspirateur que vous pouvez vous payer. Idéalement, achetez-en un avec un système de filtration « entièrement étanche » (HEPA).

Les meilleurs aspirateurs sont ceux qui emprisonnent complètement la poussière et les saletés (notamment les résidus chimiques et les allergènes) et qui les empêchent de s'échapper dans l'air de votre résidence.

Soyez conscient que les aspirateurs sont une puissante source de champs électromagnétiques. Donc, le moins de temps vous passez à utiliser l'aspirateur et le plus loin de moteur vous vous tenez, le mieux vous vous en porterez.

Un danger similaire survient lorsque des gens portent un aspirateur ou une souffleuse à feuilles sur leur dos. Ils se placent trop près de champs électromagnétiques néfastes pour la santé. Une fois de plus, trouvez un aspirateur muni d'un réservoir et d'un tuyau assez long pour avoir suffisamment de distance entre vous et le moteur afin de réduire une fréquente exposition aux champs magnétiques.

Allez-vous faire tester

Non, ça ne veut pas dire d'aller consulter votre médecin pour une prise de sang. C'est simplement une façon simple et peu dispendieuse (mais qui a le potentiel de sauver des vies) de faire tester votre résidence.

Tout le monde devrait, c'est le strict minimum, faire tester sa résidence pour la présence de moisissures, de radon et de plomb qui peuvent être des éléments potentiellement dangereux s'ils s'y cachent. C'est triste d'entendre autant de reportages de nouvelles relatant l'histoire d'un père travaillant dans son sous-sol et qui décède en raison d'une exposition à la moisissure noire. Même votre lisse comptoir en granite peut émettre des radiations et du gaz radon. Vous devez savoir que ces dangers frappent à votre porte donc il est possible de prendre des mesures pour protéger votre famille.

La réalisation d'un test de recherche de contaminants est facile et peu dispendieuse (*très peu* dispendieuse si l'on compare avec la facture médicale que vous n'aurez pas à payer). Vous pouvez simplement vous rendre dans une quincaillerie et acheter une trousse qui vous permettra de détecter la présence de moisissure, de radon, de monoxyde de carbone, de plomb et autres toxines. Vous pouvez aussi aller en ligne et rechercher les services d'une firme professionnelle qui se déplacera chez vous et utilisera des méthodes allant du chien renifleur de moisissures à l'équipement infrarouge.

Chapitre 11
Haute technologie, haut risque

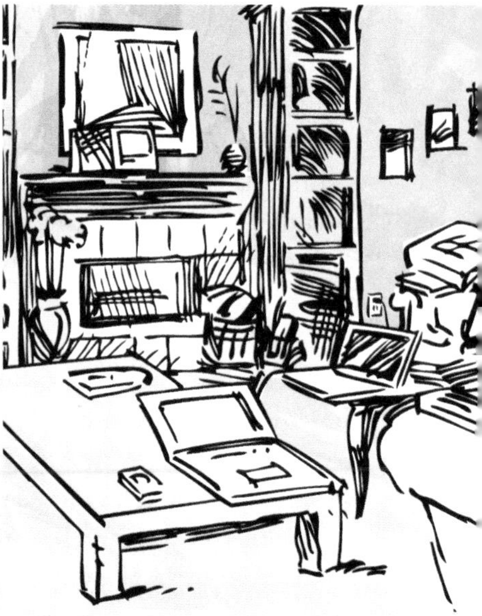

Au cours des vingt-cinq dernières années, nous avons été témoins de fantastiques avancées technologiques au niveau résidentiel, dont plusieurs ont rendu notre vie incroyablement plus commode.

Inquiet de manquer le match dont tout le monde parle? Il suffit de se brancher sur son téléphone mobile et d'envoyer un signal à son enregistreur DVR pour le faire démarrer, en plus d'éviter d'avoir à regarder les annonces publicitaires.

QUESTIONS

Niveau de toxicité de votre foyer

Pointages

1. Quelles sont les **deux** méthodes les plus fréquentes que vous utilisez pour parler au téléphone?

- ☐ Téléphone avec fil (0 point)
- ☐ Ligne terrestre avec main-libre (0 point)
- ☐ Téléphone sans-fil (2 points)
- ☐ Téléphone mobile (10 points)
- ☐ Téléphone mobile avec casque Bluetooth[MD] (6 points)
- ☐ Téléphone mobile doté d'un casque avec fil (3 points)
- ☐ Téléphone mobile avec main-libre (3 points)

2. Imaginez que vous avez été séparé de votre téléphone mobile pour la journée. (Disons que vous l'avez oublié à la maison ou que les piles sont déchargées.) Comment vous sentiriez-vous pendant ces 10 heures?

Plus calme que d'habitude ←→ À bout de nerfs

0 point — 8 points — 16 points

3. À quelle fréquence faites-vous augmenter votre rythme cardiaque en faisant des activités physiques? (Sélectionnez une option)

- ☐ Tous les jours (0 point)
- ☐ Quelques fois par semaine (2 points)
- ☐ Une fois par semaine (5 points)
- ☐ Quelques fois par mois (8 points)
- ☐ Jamais (12 points)

4. Avez-vous changé vos ampoules domestiques pour des ampoules fluocompactes?

Toutes ←→ La moitié ←→ Aucune

10 points — 5 points — 0 point

Votre pointage de danger « haute technologie » :

1-12	13-24	25-36	37+
Brillant	N'éclaire pas fort	S'éteint rapidement	Brûlé

Vous devez faire la réservation d'un billet d'avion? Allez sur Internet de votre ordinateur portable tout en étant bien allongé au lit et faites imprimer votre carte d'embarquement sur votre imprimante sans-fil.

Vous vous sentez seul et vous vous ennuyez? Allumez la console de jeux et vous pouvez rivaliser avec un étranger à l'autre bout du monde.

Inquiet à propos d'un échéancier qui approche? Connectez-vous depuis votre ordinateur portable à votre ordinateur au bureau et replongez-vous dans le projet que vous venez à peine de laisser derrière en quittant le bureau. Tout est si incroyablement facile! Pourtant, chacune des avancées technologiques qui apparaissent comme des avantages vous rapproche de conséquences indésirables sur votre santé physique et émotionnelle.

Gadgets à profusion

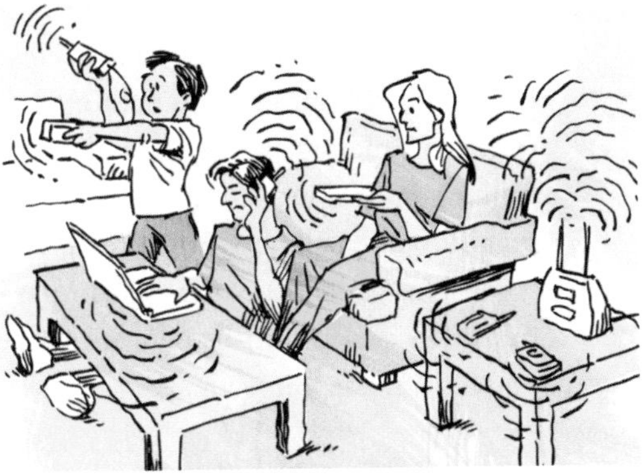

Je reconnais être un passionné de gadgets et je dois constamment contrôler mon enthousiasme pour la dernière trouvaille technologique compte tenu de ma connaissance des inconvénients qui viennent avec le progrès. Certains des appareils qui rendent nos vies plus simples nous rendent aussi plus gros, déprimés, aliénés et malades. Ça ne veut pas dire qu'il faut retourner à l'ère des chevaux et des bogheis, aux lecteurs huit pistes, au Walkman ou encore à la connexion Internet par tonalité. Le changement est la seule chose sur laquelle on peut compter dans la vie mais ça ne devrait pas nous empêcher d'examiner les effets potentiellement négatifs et en minimiser les risques. Nous le devons à nous-

{ Certains des appareils qui rendent nos vies plus simples nous rendent aussi plus gros, déprimés, aliénés et malades. }

mêmes (et plus particulièrement à nos enfants) de trouver un juste milieu entre le progrès et la sécurité, entre le temps alloué aux technologies et à sa famille, entre le monde virtuel et le monde réel, entre le jeu et le travail.

De plusieurs façons, la technologie est devenue l'ennemie de l'intimité. Nous envoyons régulièrement des messages texte à nos épouses, les repas à la maison sont devenus des arrêts au point de ravitaillement, nous avons un téléviseur et un ordinateur portable dans la chambre à coucher et nous avons de moins en moins d'interaction avec nos familles, nos amis et même les étrangers.

Récemment, Reneé et moi étions assis au centre d'achat à regarder ce qui semblait être une collision imminente. Un étudiant du collégial et une jeune femme marchaient directement l'un vers l'autre, les deux ayant les yeux rivés sur leur téléphone, complètement absorbés à envoyer un message texte. Pour Reneé, cela ressemblait à une scène directement sortie d'une comédie romantique. Peut-être que leur destin était qu'ils se rencontrent de cette façon : après s'être littéralement foncés dedans, ils s'excuseraient en riant, se présenteraient, flirteraient un brin et vivraient ensuite un bonheur parfait.

Mais à la dernière seconde, sans lever les yeux ni remarquer l'autre, ils ont prestement fait une manœuvre de contournement pour continuer à écrire leur message texte. Bien qu'impressionnés par la manœuvre de dernière minute, nous nous sommes tout de même demandé s'ils ne venaient pas de manquer une belle opportunité de rencontre.

Nos gadgets ne nous volent pas que des opportunités de relations humaines cependant. Ils peuvent représenter une menace *physique* à notre santé et à notre longévité.

Une mer de radiation

Chacune des zones habitables de nos maisons est remplie d'instruments technologiques qui nous placent en situation de risque. Dans le chapitre 2, nous avons abordé les dangers pour la santé associés aux champs électromagnétiques (EMF) qu'émettent les appareils électroniques tels que les lampes, réveille-matin ou couvertures électriques. Mais il existe un danger sans cesse grandissant provenant d'une source beaucoup plus élevée d'exposition aux champs magnétiques : Les émissions de fréquences radio (RF).

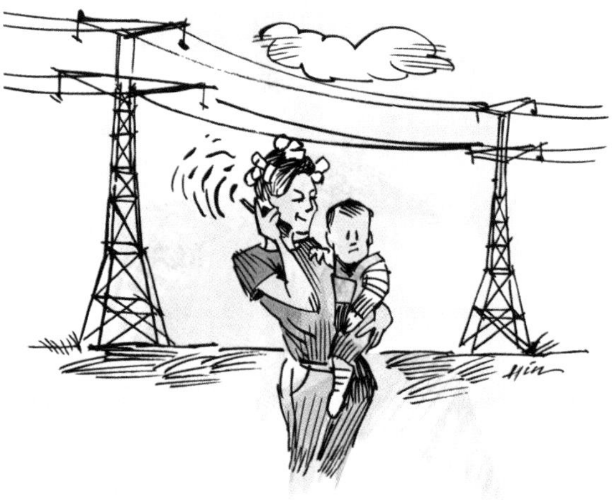

Tels que mentionnés dans la rubrique sur la chambre à coucher, les fréquences radio sont générés par certains de nos appareils domestiques les plus pratiques, notamment les téléphones mobiles et les émetteurs Wi-Fi. L'augmentation de l'utilisation de ces gadgets électroniques est en plein essor. En fait, au moment où ce livre s'écrit, on estime à quatre milliards le nombre d'utilisateurs de téléphones cellulaires sur la planète et plus du tiers sont des enfants. Les deux chiffres vont assurément continuer d'augmenter.

Les utilisateurs de téléphones mobiles sont exposés à des niveaux élevés de radiation RF qui sont beaucoup plus élevé que ceux que l'on retrouve naturellement dans l'environnement. Un téléphone cellulaire est essentiellement une radio qui émet des signaux RF à une station distante, tout comme ils sont envoyés à votre système nerveux central. Ils traversent facilement les tissus du cerveau et des autres organes. Les autres appareils de communication sans-fil tel que les Wi-Fi sont similaires puisqu'ils émettent des signaux micro-ondes[1].

Un téléphone cellulaire est essentiellement une radio qui émet des signaux RF à une station distante, tout comme ils sont envoyés à votre système nerveux central.

Les scientifiques supposent que le corps humain réagit aux champs énergétiques comme des pathogènes envahisseurs mettant en place une cascade de réactions biochimiques causant la libération de radicaux libres nocifs, l'altération de la barrière hémato-encéphalique, le lancement de réponses inflammatoires chroniques et l'interruption de la communication entre les cellules.

Le National Toxicology Program des États-Unis mentionne que les lignes directrices quant à l'exposition actuelle sont limitées uniquement à la protection contre des blessures thermiques (ce qui veut dire que les fréquences radio chauffent ou brûlent votre peau) mais il concède que des preuves d'autres effets négatifs commencent à émerger[2].L'agence mène des études qui se concentrent sur la possibilité de l'émergence de cancers ou d'autres effets toxiques. Le projet Interphone Project, une série de recherches épidémiologiques internationales menées par treize pays participants, a commencé à rendre public des résultats préliminaires. Quelques études associent certains cancers de la tête (neurinome de l'acoustique et le gliome) à l'utilisation prolongée du téléphone cellulaire[3].

Tel que mentionné au chapitre 2, presque vingt-ans après que la communication cellulaire ait vu le jour dans le marché global, nous arrivons à la fin d'une période latente d'apparition de cas de cancers et la preuve scientifique croît rapidement à l'effet que l'utilisation du téléphone cellulaire *est* associée au développement de sérieux effets néfastes pour la santé.

Mini-mobiliers

Avec ces inquiétudes grandissantes concernant les risques associés à l'utilisation de téléphones mobiles, on ne peut s'empêcher d'être inquiets pour nos enfants. La plupart des enfants utilisent leurs pouces pour envoyer des messages texte, et ce bien plus rapidement qu'un adulte peut taper sur un clavier conventionnel. Ce n'est pas rare de voir des enfants « chatter » bien avant d'avoir atteint l'âge de l'adolescence. On ne peut pas nier que pour les adolescents et les préadolescents, un univers d'appareils portatifs sans fil est déjà là.

L'utilisation de ces appareils augmentent, tout comme les preuves que les champs magnétiques qu'ils émettent représentent un danger bien plus grand qu'on ne le croyait au départ, plus spécialement auprès de ceux dont le corps et le cerveau sont encore en pleine croissance. Le Dr Lennart Hardell, un expert sur le cancer de l'Hôpital universitaire en Suède, a récemment découvert que le risque de développer un cancer du cerveau est 5,2 fois plus élevé, après une année ou deux d'utilisation, pour les individus qui commencent à utiliser des téléphones cellulaires avant l'âge de vingt ans que pour la population en général[4].

Bien que l'inquiétude principale demeure le cancer, il y a d'autres dangers sérieux. Une étude réalisée en 2008 par l'École de santé publique de l'UCLA a demandé à plus de 13 000 mamans de remplir un questionnaire comprenant des questions relatives à la santé et au comportement de leurs enfants de sept ans. Le questionnaire demandait également si les mamans avaient utilisé un téléphone cellulaire durant leur grossesse ou immédiatement après la naissance. Dans un rapport de presque deux pour un, les enfants chez qui la mère a utilisé un téléphone cellulaire durant cette période critique montrent des troubles du comportement et des signes d'hyperactivité à l'âge d'entrer à l'école[5].

Il a fallu soixante-dix ans pour retirer le plomb de l'essence et de la peinture et cinquante ans pour établir le lien entre fumer et le cancer, et pour voir apparaître des mises en garde sur les paquets de cigarettes. Même dans la Grèce antique, l'on s'était rendu compte que l'amiante était nocif, mais il a fallu aux États-Unis plus de soixante ans pour bannir son utilisation après que des cas de maladies furent documentés.

N'est-il pas grand temps pour nous d'apprendre de nos leçons et voir si nous pouvons éviter une pandémie de tumeurs au cerveau?

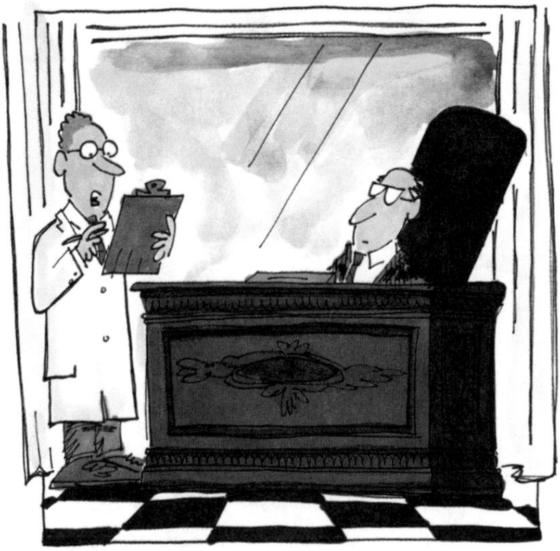

« Votre étude d'une durée de trois mois sur 1000 enfants en santé qui utilisent des téléphones cellulaires, prouve de façon concluante qu'ils sont entièrement sécuritaires sans un seul cas d'apparition de cancer. »

Lorsque vient le temps de protéger notre plus précieux héritage, il est temps de mettre en pratique les principes préventifs que nous avons abordés dans la section 1. Vous pouvez soit conclure que les téléphones cellulaires sont sécuritaires jusqu'à ce qu'on prouve le contraire ou alors vous pouvez faire appel à votre intuition compte tenu que des milliards d'enfants et de jeunes adultes sont impliqués et prendre quelques précautions simples qui peuvent faire une différence énorme.

Apprenez quels appareils sans fil ont les plus faibles émissions à l'adresse suivante : www.myhealthyhome.com/sansfil.

Andrew adore nos téléphones cellulaires et nous n'avons aucun problème à ce qu'il s'amuse avec lorsqu'il sont en mode « avion ». Nous ne voulons pas que la transmission brouille la cabine de pilotage (son cerveau). Autrement, nous n'avons pas l'intention qu'il utilise un téléphone cellulaire au cours de sa jeunesse, *sauf* en cas d'urgence. Les parents doivent se rappeler que le cerveau des bébés n'est pas protégé par le même crâne entièrement développé que nous avons. D'autant plus que les enfants sont sujets à un plus grand nombre d'années d'exposition au téléphone cellulaire que nous l'avons été.

Faisons ce que nous pouvons pour minimiser leur exposition pendant leurs jeunes années.

Solution simple :
Si votre enfant ne peut pas résister à l'envie de jouer avec votre téléphone cellulaire, fermez-le. Si vous possédez un téléphone intelligent, mettez-le en mode « avion ».

Se protéger et protéger sa famille

C'est devenu difficile de voir comment on peut fonctionner sans téléphone cellulaire et les autres technologies sans fil. (J'adore mon iPhone comme tout le monde.) Par contre, ça rapporte gros d'utiliser du bon sens. Comme c'est le cas pour toutes les formes de champs électromagnétiques, plus vous vous tenez loin de la source de radiation RF, plus faible sera votre taux d'exposition.

Mon père suspecte depuis longtemps les dangers que posent les téléphones sans fil et la technologie sans fil et il refuse généralement de les tenir près de sa tête. Il préfère parler en utilisant le téléphone à haut-parleur qui peut être un peu déconcertant si vous essayez d'avoir une conversation privée. Par contre, la qualité des téléphones à haut-parleur s'est grandement améliorée au cours des dernières années et nous devrions tous les utiliser plus souvent.

Personnellement, j'essaie de parler le moins longtemps possible au téléphone cellulaire. Je vais demander à

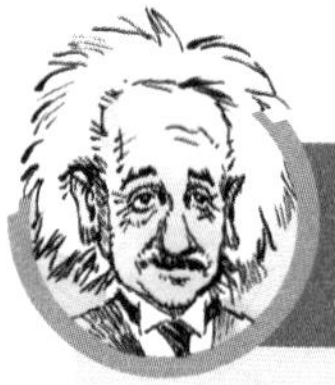

Interrogez le scientifique

« Dr Wentz, les fréquences radio émises par les téléphones cellulaires causent-elles des effets négatifs sur la santé? »

Par rapport aux radiations électromagnétiques, ce qui ne manque pas, ce sont des opinions.

Lorsqu'on prend en considération la prolifération des utilisateurs de téléphones cellulaires à travers le monde, on ne devrait pas être étonné qu'il y ait autant d'arguments pour ou contre. Mais il y a des faits qui ne peuvent pas être ignorés d'un côté ou de l'autre.

Tout d'abord, chaque jour nous sommes exposés à des taux de radiations bien plus élevés que ceux d'il y a une génération. Nous sommes entourés de téléphones cellulaires, d'Internet sans-fil, de téléphones sans-fil, de télécommandes d'ouvre-porte de garage automatiques, de moniteurs pour le bébé, d'ordinateurs portables, de micro-ondes et même d'éclairage fluorescent.

Deuxièmement, les règlements actuels concernant les effets sur la santé d'une exposition aux radiations électromagnétiques sont basés sur la conviction que seuls les effets thermiques des radiations sont nocifs. Nous savons maintenant que c'est faux.

Nous savons que certaines formes de radiations (comme les rayons-x) sont indéniablement mortels. Qu'en est-il des autres formes telles que les radiations de fréquences radio émises par les téléphones cellulaires? Elles ont seulement un milliardième de l'intensité d'un rayon-x mais elles sont plus puissantes que les signaux des stations de radio MF. Est-ce que le poison est dans la dose ou devons-nous tenir compte mon interlocuteur de rappeler sur ma ligne terrestre ou je vais envoyer un message texte pour ne pas avoir à tenir le téléphone près de ma tête.

La plupart d'entre nous gardons notre téléphone accroché à notre ceinture ou dans une poche, ce qui expose les os de la hanche et les principaux organes aux radiations. Si les champs de fréquences radio sèment effectivement la pagaille dans l'ADN de notre sang, ça peut causer des dommages importants sur notre santé à long terme. Une façon simple de gérer ce problème est de constamment alterner les endroits où vous transportez votre téléphone pour disperser l'exposition plutôt que de la concentrer jour après jour à un endroit crucial. Les femmes qui transportent des sacs à main mettent déjà une distance entre elles et leur téléphone. Si vous n'utilisez pas de sac à main, trouvez d'autres façons de maintenir vos distances. Gardez votre téléphone sur votre bureau ou sur votre tableau de bord mais pas dans votre poche.

Une autre façon de minimiser l'exposition générale est d'utiliser un casque d'écoute mains-libre avec fil pour votre téléphone et laissez votre téléphone le plus loin possible de votre tête et de toute autre partie du corps, y compris vos cuisses. La partie *avec fil* est importante parce que les casque d'écoute sans fil agissent comme des émetteurs miniatures donc en les utilisant, vous n'en faites pas autant pour protéger votre cerveau.

que les rayons-x durent un instant alors que nous sommes assujettis aux fréquences radio (RF) de toutes sortes à chaque instant de notre vie?

Il est tout simplement impossible de répondre pour l'instant à la question des effets des radiations émises par les fréquences radio sur la santé. C'est comme un casse-tête dont on ne nous aurait pas donné toutes les pièces. Les indices de dommages potentiels s'accumulent, mais des réponses scientifiques claires et sans équivoque ne seront pas disponibles avant plusieurs années.

Devrions-nous attendre aussi longtemps?

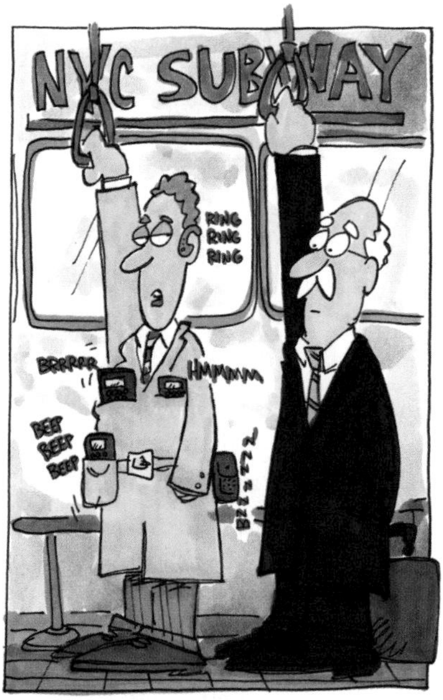

« Non, je ne suis pas courtier en bourse, je suis serveur. »

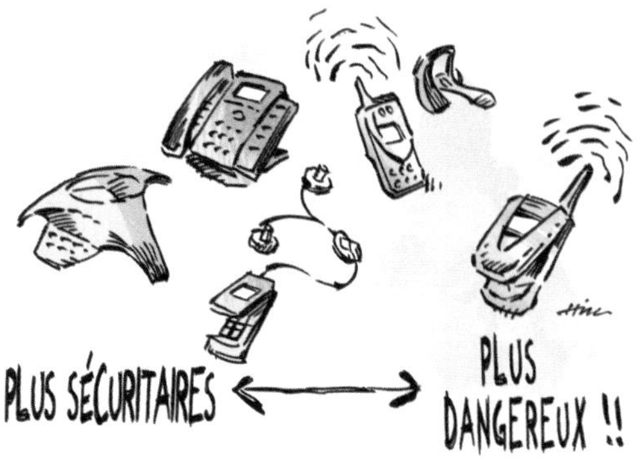

Et pourtant, plusieurs personnes se demandent si ça vaut encore la peine de conserver une ligne terrestre à la maison. Je vous encourage à la conserver et surtout, à l'utiliser.

La plus grande inquiétude, cependant, est notre obsession d'être joignable à tout moment. Nous apportons nos téléphones *partout* et les gens tremblent presque de peur lorsqu'ils doivent les éteindre. Les adolescents dorment avec leur téléphone sous l'oreiller pour ne pas manquer un appel tardif ou un message texte. Plusieurs personnes le gardent sur leur table de chevet afin de pouvoir répondre immédiatement s'il vibre ou scintille.

Solution simple :

Utilisez un téléphone régulier avec fil lorsque vous êtes à la maison et au bureau. Épargner 20 % d'émissions quotidiennes de fréquences radio est un pas dans la bonne direction.

Pourquoi le Wi-Fi?

Il est de plus en plus difficile par les temps qui courent, de se tenir loin des Wi-Fi. C'est dans les avions, les cafés, les restaurants et dans la plupart des bureaux et chambres d'hôtel. Mais vous pouvez choisir de l'éliminer d'un endroit que vous contrôlez : votre résidence.

Si vous avez vraiment besoin de la commodité du Wi-Fi, considérez au moins de l'éteindre pour qu'il ne transmette pas lorsque vous n'en avez pas besoin. Utilisez ce bouton « off » ou débranchez-le. La plupart des gens n'ont pas besoin du Wi-Fi pendant le tiers de leur vie qu'il passe à dormir.

Je vais vous confier que je suis l'un de ceux qui a opté pour le Wi-Fi. C'est vraiment pratique, particulièrement dans un entrepôt converti en maison avec peu de murs intérieurs et un nombre limité de circuits électriques. J'ai pris une décision consciente en faveur de la commodité de pouvoir travailler sur mon ordinateur portable partout dans la maison, malgré le risque de m'exposer à plus d'émissions de fréquences radio.

Solution simple :

Si vous avez accès à des ports Ethernet à certains endroits, vous pouvez accéder à Internet en utilisant la bonne vieille méthode avec fil.

Cependant, j'ai aussi choisi d'entreposer tous les appareils électroniques (y compris l'émetteur Wi-Fi) au même endroit qui se trouve du côté opposé à la chambre à coucher, la chambre du bébé et la cuisine. Nous tenons notre fils le plus loin possible de ce point chaud de technologie avancée pendant cette période où son cerveau et son corps sont toujours en croissance.

La grande crise électronique

Les dangers du monde moderne ne sont pas tous physiques non plus.

Bien que, pas encore reconnues comme une maladie bien précise, des activités excessives en ligne ont été étiquetées « la dépendance à Internet ». Avec un milliard d'ordinateurs personnels en service à travers le monde en 2008 et un autre milliard prévu pour 2015,[6] la question de la dépendance à Internet va presque certainement devenir encore plus problématique. Le constant besoin d'être en ligne (et ses effets négatifs) sert d'avertissements terrifiants sur les vilains compromis que nous faisons souvent pour jouir des avancées technologiques.

La dépendance à Internet

La dépendance à Internet est fondamentalement une dépendance pathologique à l'ordinateur avec au moins trois variantes distinctes : le jeu, la pornographie et l'envoi excessif de courriels ou de messages texte. Nous allons regrouper l'usage des médias sociaux dans cette dernière catégorie[7].

Peu importe les activités en ligne, les gens qui souffrent de dépendance à Internet présentent généralement les « symptômes » suivants :

- Utilisation excessive, souvent ponctuée par une perte de la notion du temps et une négligence des besoins physiques de base tel que manger, dormir, se laver et faire de l'activité physique.
- Sevrage, y compris des symptômes de rage, de dépression et d'anxiété lorsque l'ordinateur est inaccessible.

- Tolérance croissante, équivalente à l'obsession d'obtenir encore plus et de meilleurs équipements informatiques ainsi que des logiciels ou alors davantage d'heures d'utilisation de l'ordinateur.
- Répercussions négatives, comme l'isolement social, le manque d'intérêt pour d'autres projets et une faible productivité au travail ou à l'école[8].

Peu d'études épidémiologiques examinant la problématique de l'utilisation d'Internet (en somme, l'usage d'Internet qui dépasse les normes de santé) ont été réalisées. Cependant, les données existantes suggèrent que la dépendance à Internet est un phénomène global touchant des gens de tous les groupes d'âge et dont le nombre se rapprochent de ceux qui souffrent de schizophrénie et de trouble bipolaire[9].

Solution simple :
Adoptez une politique de « porte ouverte » lorsque vous enfants et adolescents vont sur Internet. En d'autres mots, pas de navigation derrière des portes closes.

Pourtant, les ordinateurs et Internet font partie intégrante de la vie des enfants d'aujourd'hui. Les adolescents sont extrêmement vulnérables aux problèmes de dépendance en raison de facteurs sociaux *et* neurologiques. Pour cette raison, vous devez demeurer vigilants aux signes d'utilisation problématique de l'ordinateur par les adolescents et les jeunes adultes de votre entourage.

> Les gens ne consacrent pas assez de temps de leur « vraie vie » à leur famille, amis et aux obligations professionnelles et scolaires. Une obsession avec Internet peut mener à la dépression et à des sentiments d'isolement.

Toute cette interaction virtuelle signifie que les gens ne consacrent pas assez de temps de leur « vraie vie » à leur famille, leurs amis et aux obligations professionnelles et scolaires. Une obsession avec Internet peut mener à la dépression et à des sentiments d'isolement. Les conséquences sociales telles que les échecs académiques, la perte d'emploi, les difficultés financières, les problèmes légaux, les conflits familiaux et le divorce peuvent contribuer à enfoncer davantage une personne dans son isolement virtuel[10].

Vous pouvez aider à compenser ce problème dans votre propre résidence en limitant le temps accordé aux nouvelles technologies (particulièrement pour les enfants) et en discutant le plus tôt possible de toute utilisation de l'ordinateur qui vous apparaît être un comportement qui peut devenir problématique. Souvenez-vous que vous êtes ceux qui donnent l'exemple à vos enfants et à vos petits-enfants. Si vous ne prenez pas vous-mêmes vos distances de votre ordinateur et de votre Blackberry, comment pouvez-vous vous attendre à ce que vos enfants le fassent eux aussi?

Bien que la plupart d'entre nous n'ayons pas de problèmes de dépendance à Internet, nous devons tout de même évaluer régulièrement et honnêtement les impacts qu'ont les technologies sur notre santé et nos relations interpersonnelles. Commencez en vous posant les questions suivantes :

- Combien de fois est-ce que je laisse les distractions du Web me prendre quelques heures de ma journée?
- Qui ou qu'est-ce que je laisse de côté lorsque je suis en ligne?
- Êtes-vous capable de profiter d'une soirée à la maison sans vous connectez à Internet ou constamment vérifier votre Blackberry ou votre iPhone?
- Est-ce que vous ratez souvent des moments agréables avec votre famille ou décidez de ne pas participer à des activités extérieures saines pour être sur Facebook ou Twitter?
- Est-ce que vous souffrez de douleurs musculaires ou de courbatures causées par le temps que vous accordez aux nouvelles technologies?

Si la technologie interfère avec votre travail, votre vie de famille et votre santé, il est peut-être temps d'avoir recours aux services d'un psychologue.

Solution simple :

Essayez de restreindre le travail de bureau à des heures et à des endroits spécifiques et considérez passer chaque jour un temps mis à part où vous êtes libre de gadgets technologiques et entièrement connecté au vrai monde.

Résumé des solutions simples

Comme Reneé et moi nous nous sommes lentement sevrés au cours des dernières années des vaporisateurs chasse-poussière au parfum citronné et aux nettoyants pour toilette qui vous décongestionnent le nez, nous avons tous les deux remarqué quelque chose de vraiment intéressant : ces produits nettoyants, qui un jour sentaient si bon, nous donnent maintenant presque la nausée avec leurs parfums mielleux et leurs ingrédients si forts qu'ils vous en arrachent quelques larmes. Nos nez nous disent maintenant la vérité sur leur toxicité.

Bien que maintenant nous sommes fiers de notre maison « proprement verte », ça n'a pas été un changement facile. Comme tous les bons projets scientifiques, la Grande expérience de nettoyage (comme j'aime l'appeler) présente plusieurs échecs frustrants. Il y a eu l'été de l'électricité statique (au cours de laquelle nos vêtements semblaient créer eux-mêmes des champs magnétiques). Il y eu également de nombreux épisodes de planchers collants alors que nous cherchions la recette parfaite pour nettoyer tout le carrelage de notre maison. Mais lorsque nous avons regardé Andrew réussir à ramper pour la première fois sur le même sol, nous avons su que notre travail acharné en valait la peine.

Nos habitudes de nettoyage ne sont pas les seules choses qui ont changé. Le fait que j'étais moi-même présent à la maison le soir où Andrew a réussi à ramper pour la première fois témoigne de mes efforts à m'imposer et à respecter des limites par rapport à la technologie. Comme PDG, je sais combien c'est difficile de m'éloigner du bureau. La technologie fait en sorte que nos emplois nous suivent partout. Il m'a fallu des années pour apprendre qu'un courriel, un message texte ou un appel téléphonique peut attendre jusqu'au lendemain. J'avais l'habitude de sortir du lit au moindre son me signalant qu'un courriel venait d'entrer dans ma boîte de réception. Mais j'ai pris conscience que je ne suis pas un docteur de garde et que le travail peut attendre jusqu'au lendemain matin. Nous avons tous besoin d'apprendre la différence entre être disponibles pour nos collègues de travail et être de travail 24 heures par jour, 7 jours sur 7.

Encore aujourd'hui, j'ai hâte d'avoir de rares moments où je suis complètement débranché. J'ai la chance de voyager partout dans le monde et de séjourner dans des endroits vraiment très luxueux. Mais lorsqu'on me demande où je préfère passer mes vacances, je n'hésite pas à répondre : le Lac Powell dans le sud de l'Utah dans les belles rocheuses rouges. J'aime faire du wakeboard et j'adore le paysage mais le véritable attrait, c'est l'éloignement total qu'offre l'endroit. Pas de service cellulaire, pas d'Internet, pas de courriels, pas de nouvelles de dernière heure pour briser le plaisir et ces moments importants en compagnie de ma famille et de mes amis. Chacun d'entre nous devrions prendre une décision consciente, de temps à autre, de nous débrancher de nos gadgets pour tout simplement être avec les gens que nous aimons. La vraie vie est trop extraordinaire pour la laisser passer.

RÉSUMÉ DES SOLUTIONS

Quelles solutions simples ajouterez-vous dans votre salle de séjour?

	Pointages
1. Je vais : (sélectionnez toutes les options pertinentes) ☐ Réduire mes produits de nettoyage chimiques actuels d'au moins la moitié (8 points) ☐ Utiliser des gants de caoutchouc chaque fois que j'utilise des produits de nettoyage (5 points) ☐ Passer àcertains des produits nettoyants domestiques naturels trouvés dans ce livre ou en ligne (5 points) ☐ Éliminer l'utilisation de purificateurs d'air et de tapis (6 points)	
2. Je vais : (sélectionnez toutes les options pertinentes) ☐ Utiliser un aspirateur doté d'un système de filtration HEPA (10 points) ☐ Faire tester ma maison par des professionnels à la recherche de contaminants comme le radon, les moisissures, le monoxyde de carbone et le plomb (10 points) ☐ Passer de mes nettoyants chimiques pour surfaces dures à une nettoyeuse à vapeur – qui n'utilise que de l'eau chauffée (10 points)	
3. Je vais : ☐ Faire de mes zones habitables des zones « souliers interdits » et faire respecter cette politique (8 points)	
4. Je vais : (sélectionnez toutes les options pertinentes) ☐ Cesser d'utiliser des ampoules fluocompactes (10 points) ☐ Si je conserve les ampoules fluocompactes, je vais apprendre et mettre en pratique les procédures adéquates pour en disposer dans le cas où une ampoule se brise (4 points)	
5. Je vais : (sélectionnez toutes les options pertinentes) ☐ Utiliser la fonction main-libre du téléphone mobile aussi souvent que possible (5 points) ☐ Utiliser un casque d'écoute main-libre avec fil avec mon téléphone mobile (5 points) ☐ Toujours utiliser une ligne terrestre à partir d'un téléphone avec fil pour mes appels de la maison et du bureau (5 points) ☐ Cesser d'accrocher mon téléphone mobile à ma ceinture ou à l'élastique de taille (3 points) ☐ Maintenir une règle d'interdire l'accès au téléphone – du moins lorsqu'il transmet – aux enfants de moins de quatorze ans (10 points)	
6. Je vais : (sélectionnez toutes les options pertinentes) ☐ Utiliser une connexion Internet avec fil à la maison plutôt que la connexion sans-fil (10 points) ☐ Placer l'émetteur Wi-Fi loin des chambres à coucher et des salles de séjour (3 points) ☐ Fermer l'émetteur Wi-Fi à l'heure du coucher (5 points) ☐ Déterminer une heure quotidienne de « débranchement » pour éteindre l'ordinateur, le téléviseur et les téléphones mobiles (5 points)	
Votre pointage de solutions simples :	
Votre pointage de danger « propre » :	-
Votre pointage de danger « haute technologie » :	-
Le total de votre salle de séjour saine :	

Vous pouvez effectuer le suivi du pointage de vos questionnaires sur le site Web *La santé chez soi* à l'adresse www.myhealthyhome.com/questions.

Faites-vous une différence positive?

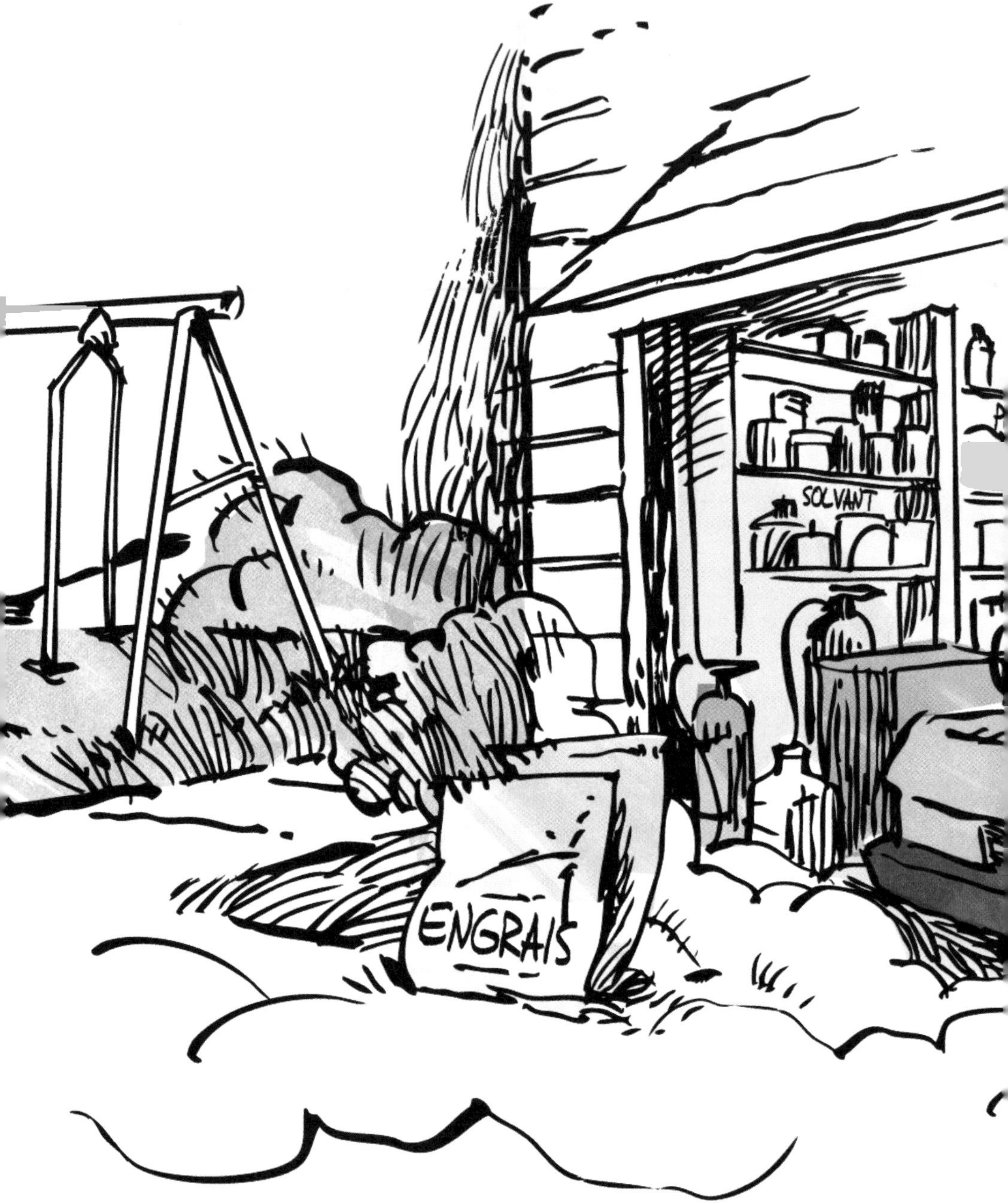
SOLVANT
ENGRAIS

6

Le garage et la cour

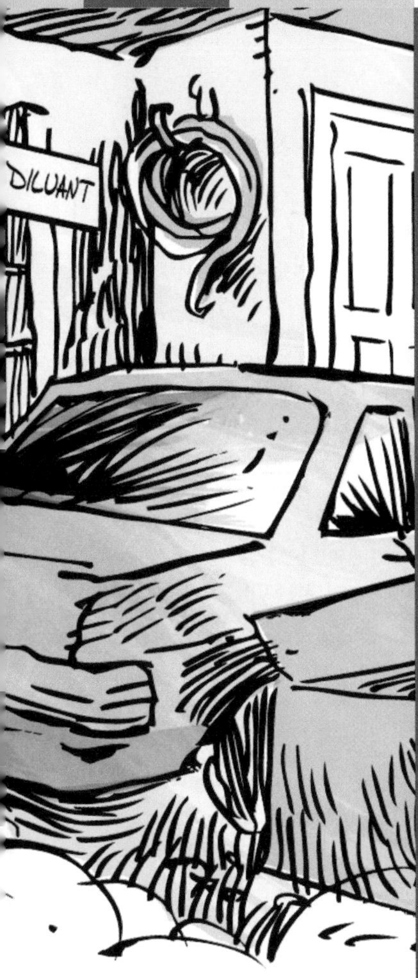

Deux endroits à quelques pieds des murs de notre maison peuvent se révéler de vrais champs de mines lorsqu'il s'agit de préoccupations de santé : le garage et la cour. Les contaminants que l'on trouve dans le garage, sur la terrasse, dans la cour et au-delà influencent très certainement aussi la vie qui se déroule à l'intérieur.

Vous ne vous sentez peut-être pas prêts à affronter le monde, mais avec quelques petits changements simples, vous pouvez avoir une influence incroyable sur le périmètre de votre propriété tout en établissant une barrière contre les substances toxiques qui pourraient vous rendre malade ou encore rendre malades les membres de votre famille.

Mais ce qui est plus intéressant est que vous pouvez créer un espace extérieur qui favorise la relaxation, le renouveau et le bien-être.

Notre dernier arrêt nous amène là où la résidence de Dave rencontre le monde extérieur. Dave fait glisser une porte vitrée et une moustiquaire et nous sortons sur une terrasse au deuxième étage qui semble être aussi grande que le domicile que nous venons de quitter. La terrasse-jardin privée rappelle une cour anglaise. Des oiseaux gazouillent dans des arbres matures qui entourent toute la terrasse et offrent intimité et ombre. Des sentiers composés de pierres symétriques traversent de l'herbe luxuriante. Plus loin dans la rue, on entend un clocher carillonner.

À notre sortie sur la terrasse, le Dr Wentz sort un autre dispositif de son sac à malice.

Donna : Cet endroit rend votre résidence vraiment unique. C'est tout comme avoir votre propre parc.

Dave : Merci. Oui, c'est ce qui m'a fait décider d'acheter ici. Pouvoir vivre au milieu de la ville, à distance de marche de tout, et pouvoir faire pousser des tomates et jouer dans l'herbe – rien de mieux.

Dr Wentz : [*Il a en main un petit appareil qui ressemble à une télécommande pour téléviseur.*] Et regarde ce dispositif de mesure de COV. À l'intérieur, il affichait un faible taux de 0,4 partie par million et lorsque nous sortons ici, même si nous sommes en plein centre-ville, l'air est plus propre et l'appareil indique 0,2 partie par million.

Dave : En effet, un de mes ajouts préférés lorsqu'on a fait les rénovations, a été ces moustiquaires dans les portes qui laissent entrer l'air frais sans laisser entrer les insectes qui inciteraient Reneé à sortir l'insecticide.

[*Nous nous rendons au bord du toit pour regarder les voitures qui défilent.*]

Donna : Il ne semble pas y avoir beaucoup de stationnement dans la rue. Avez-vous un garage?

Dave : Nous disposons de quelques espaces de stationnement dans un terrain de stationnement proche, mais pas de garage.

Dr Wentz : J'ai toujours dit à Dave qu'une des meilleures caractéristiques de sa résidence est le fait de ne pas avoir de garage, du moins lorsqu'il s'agit de la santé de sa famille. Mon garage m'a causé bien assez de maux de tête, je vous l'assure.

Donna : Littéralement?

Dr Wentz : Probablement, mais il s'agissait aussi des maux de tête associés à l'obligation de créer des mesures de sécurité. Un garage attenant représente essentiellement une autre pièce de la maison et tous les polluants qui y sont entreposés s'échappent dans le reste de la maison par les espaces qui se trouvent dans les murs et chaque fois que s'ouvre la porte qui relie maison et garage. C'est comme si l'on entreposait une voiture, des liquides automobiles, des pesticides, des engrais et d'autres déchets dans une chambre à coucher supplémentaire.

Dave : Malgré tout ça, quand arrivent le mois de février et sa neige, un garage me manque. Et ça me manque au milieu de l'été aussi.

Donna : Parce qu'il fait trop chaud dans la voiture?

Dave : C'est bien ça. Rappelez-vous que la chaleur accélère la décomposition du plastique et d'autres matériaux toxiques. Après être resté au soleil, l'intérieur d'une voiture peut dégager des vapeurs très puissantes; c'est essentiellement cette odeur d'« auto neuve » que les gens aiment tant.

Donna : Mais c'est une des choses que les gens adorent lorsqu'ils achètent une nouvelle voiture!

Dave : Et moi aussi j'aimais ça, avant d'avoir Andrew. Et maintenant, je déteste cette idée.

Chapitre 12
Les hantises du garage

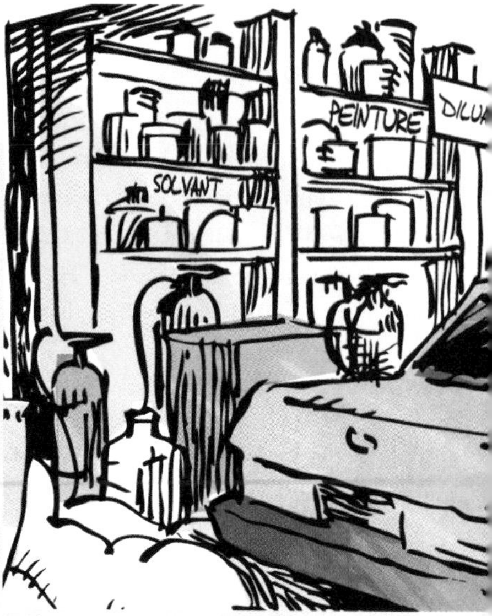

S'il existe un concept prévalent au sujet de la santé à ne pas oublier après cette visite, c'est qu'il faut toujours être conscient de l'impact possible que peuvent avoir sur nous notre environnement immédiat et nos activités. Nous devrions constamment nous demander ce qui se trouve dans la nourriture, dans l'eau et dans les endroits où nous vivons, travaillons et jouons.

Il ne faudrait pas baisser nos gardes lorsque nous entrons dans le garage ou sortons sur la terrasse ou dans la cour.

QUESTIONS

Niveau de toxicité de votre résidence

	Pointages
1. Possédez-vous un garage attenant? Oui_______ (8 points)	
2. Si vous avez indiqué oui à la question 1, sélectionnez toutes les options pertinentes pour votre garage : ☐ Les murs et le plafond ne sont pas finis ou ne se composent que de cloison sèche (6 points) ☐ Deux véhicules ou plus y entrent et en sortent presque tous les jours (6 points) ☐ J'y entrepose de petits appareils à essence (tondeuse, souffleuse à neige, scie à chaîne, etc.) (2 points chacun) ☐ J'y entrepose des produits de peinture et des pesticides (5 points)	
3. Sélectionnez toutes les options qui décrivent vos habitudes véhiculaires. Si vous n'avez pas de voiture, inscrivez 0. ☐ J'utilise le bouton de recirculation d'air (3 points) ☐ J'utilise des assainisseurs d'air de toute sorte (3 points) ☐ Je n'ouvre généralement pas les fenêtres (5 points)	
4. Si vous avez sélectionné une habitude véhiculaire ou plus à la question 3, veuillez indiquer combien de temps vous passez normalement dans votre voiture tous les jours : 30 minutes ou moins — 0 point; 1 heure — 2 points; 90 minutes — 4 points; 2 heures et + — 6 points	
5. Travaillez-vous sur votre voiture ou votre conjoint(e) travaille-t-il(elle) sur sa voiture? Oui_______ (6 points)	

Votre pointage de danger « garage » ☐

1-10	11-20	21-30	31+
De passage	Vitesse de croisière	Témoin indicateur	Calé

La chambre à coucher pour deux autos

Mon père et l'humoriste Jay Leno ont une passion commune. Ils vivent tous les deux une histoire d'amour avec les voitures et possèdent tous les deux des garages uniques.

Le garage de Jay Leno est un musée et une installation de restauration pour vingt voitures. Le garage de mon père se veut plutôt un laboratoire, suffisamment organisé et propre pour servir aussi de salle d'opération : chaque outil et gadget est accroché ou rangé selon sa fonction et son accessibilité. Chaque contenant est doté d'un couvercle hermétique. Mais surtout, il prend bien soin de s'assurer que les vapeurs de ses voitures et des produits chimiques ou des polluants qui proviennent de l'extérieur n'entrent pas dans son espace habitable. J'ai un temps pensé que mon père exagérait, mais j'en suis venu à comprendre pourquoi il prend de telles précautions.

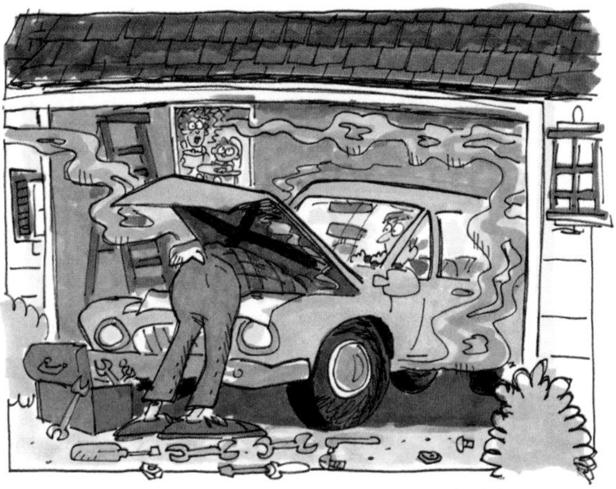
« Appuie encore sur le gaz pour voir, André. »

Il ne s'est jamais habitué à ce que le garage fasse partie de la maison.

Son père – mon grand-père, Adam Wentz – était fermier mais aussi homme d'affaires. La famille était propriétaire d'une quincaillerie, d'un atelier de machines agricoles et un concessionnaire automobile – endroits qui ont incité mon père, selon lui, à approfondir son amour pour les véhicules de haute performance et son hobby qui consiste à flâner dans la section jardinage des quincailleries.

Dans le passé américain, nos véhicules, nos bancs de travail, notre équipement et nos produits chimiques étaient rangés dans des structures particulières. Dans les fermes et les ranches, tout ça se trouve encore dans des étables, des remises et des garages, toujours à l'écart de la maison de famille. Au fur et à mesure que la population nationale a pris de l'expansion et que la révolution industrielle a poussé les gens à migrer des régions rurales vers les villes, le coût de l'immobilier a augmenté et la taille des terrains résidentiels a diminué. Les maisons se construisent désormais de plus en plus proches les unes des autres et les garages et endroits de rangement ne sont plus séparés des maisons.

Lorsque davantage de personnes ont commencé à vivre dans les villes, on trouvait principalement les garages derrière les maisons, derrière même les cours, face aux ruelles. Ces petites structures abritaient les bicyclettes, les outils graisseux, les poubelles, des ci et des ça et tout ce qui pouvait attirer la poussière. Et si les gens étaient chanceux, ils pouvaient y faire entrer une voiture à l'étroit.

Puis sont venus les condos, les maisons en rangée et les banlieues. Le nombre d'enfants et de petits animaux a commencé à diminuer tout comme l'a fait l'espace qui se trouvait entre les garages et l'espace habitable principal. Pour ceux d'entre nous qui avons gratté le givre de notre pare-brise en hiver ou qui avons couru sous la pluie avec l'épicerie et les enfants, le garage attenant semblait une brillante idée, surtout pour l'espace d'entreposage supplémentaire. Nos garages bien isolés, souvent situés tout juste sous les chambres à coucher du deuxième étage, abritent possiblement deux voitures ou plus ainsi que l'atelier et toute une collection de vieux gallons de peinture poussiéreux, de diluants, de produits de nettoyage et de colles que nous n'utiliserons plus jamais.

Retenez votre souffle

Les garages attenants sont pratiques et peuvent souvent représenter un luxe, pourtant on trouve de plus en plus de preuves à l'effet que les garages attenants nuisent à la qualité de l'air intérieur de nos résidences. Les voitures et les produits que nous y entreposons génèrent et laissent fuir des substances que l'on considère toxiques. Lorsque ces substances entrent dans l'air, elles peuvent facilement se déplacer.

L'échappement des voitures et d'autres polluants de combustion, produits chimiques et composés organiques volatiles (COV) sont présents dans la plupart des garages au moins une partie du temps. Et ils peuvent faire leur chemin dans votre maison par des fenêtres ouvertes, des espaces autour de portes fermées, des conduits de chauffage ou de refroidissement et d'autres connexions entre les murs et les plafonds. De nombreuses études ont démontré que les maisons dotées de garages attenants possèdent des niveaux plus élevés de polluants d'air, y compris le benzène et le monoxyde de carbone, que les maisons sans garage ou dont le garage n'est pas attenant[1].

Pourtant, si vous êtes comme mon père et que vous possédez un garage attenant, attendez quand même avant de communiquer avec votre agent d'immeubles ou votre entrepreneur en rénovations. Il existe des solutions faciles, que vous pouvez réaliser vous-même, qui vous permettront de respirer beaucoup plus facilement.

> De nombreuses études ont démontré que les maisons dotées de garages attenants possèdent des niveaux plus élevés de polluants d'air, y compris le benzène et le monoxyde de carbone, que les maisons sans garage ou dont le garage n'est pas attenant.

Isolez

Pour empêcher l'air contaminé de passer dans vos zones habitables, assurez-vous que le joint entre le garage et la maison est bien étanche. Commencez par la porte qui relie votre garage au reste de votre espace habitable. Appliquez un bourrelet de calfeutrage pour vous assurer qu'elle est scellée et qu'elle se ferme bien. Il existe sur le marché des pentures à fermeture automatique peu coûteuses qui aideront les parents inquiets, et même les enfants distraits, à faire en sorte que la porte reste fermée et que les toxines du garage restent à l'extérieur de la résidence.

Ensuite, scellez le mur commun en entier ainsi que le plafond entre le garage et votre maison, y compris les conduits, le câblage et la plomberie. Scellez vos conduits au moyen de composé de mastic à base d'eau et remplissez les trous autour du câblage électrique ainsi que les joints mur-plancher au moyen de mousse en vaporisateur et de produit de calfeutrage expansible.

Finissez

Ne supposez pas que parce que votre constructeur n'a pas fini le garage attenant que cela n'est pas nécessaire. Les murs ouverts et les cloisons sèches non finies occasionnent de grandes fuites. Assurez-vous que les murs *et* le plafond sont recouverts de cloison sèche, bien étanchéifiée, et donnez deux bonnes couches de peinture. Vous devrez peut-être composer avec quelques COV supplémentaires en raison de la peinture, mais à long terme, vous assurerez une bien meilleure protection contre les vapeurs qui s'égarent du garage.

Nettoyez

Regardez bien dans votre garage. Avez-vous vraiment besoin de tous les produits qui portent la mention « Avertissement », « Danger » et « Poison » sur leur étiquette? Quand les avez-vous utilisés pour la dernière fois? Et étant donné ce que vous avez appris, pensez-vous qu'il s'agit d'une bonne idée de les utiliser dans votre maison?

Entre les pesticides, les peintures, les liquides à moteur et les produits de nettoyage robustes qui se trouvent sur les tablettes, de nombreux garages ressemblent maintenant à un dépotoir de déchets chimiques qui ne jouit pas de supervision gouvernementale. Enfilez une bonne paire de gants et même un masque protecteur contre la poussière ou un appareil respiratoire et nettoyez.

Rappelez-vous que vous ne pouvez pas vous défaire en toute sécurité à la maison de la plupart de ces produits. Communiquez avec votre installation locale pour déchets dangereux – ou si vous ne pouvez en trouver une, consultez le site Web de votre ville pour trouver des services d'assainissement ou de gestion des déchets – pour savoir comment et où vous défaire correctement de ces produits dangereux. Vous saurez qu'il s'agit d'une agence gouvernementale ou sans but lucratif si l'adresse du site Web se termine par « .gov » ou « .org » au lieu de « .com ».

Recouvrez

Vous devez peut-être conserver un petit contenant de peinture à la maison pour les retouches. Mais tout article possiblement toxique doit être bien scellé. Ne laissez pas les contenants de peinture, de diluant à peinture, de solvants, d'essence et d'autres liquides sans couvercles. Et rappelez-vous que lorsque vous avez ouvert un contenant, il est impossible de le refermer de nouveau de façon entièrement étanche. Il s'en échappera toujours une petite quantité de vapeurs dans le garage et donc très possiblement dans vos zones habitables. Si vous avez rangé plusieurs contenants de peinture dans votre garage, l'accumulation de vapeurs pourrait donc être dangereuse.

Même si cela n'est pas à toute épreuve, comme façon plus sécuritaire de conserver de la peinture, placez une couche de pellicule plastique sur le contenant de peinture avant d'y remettre le couvercle. Frappez sur le couvercle au moyen d'un maillet en caoutchouc, puis rangez le contenant à l'envers. Je vous recommande de faire vos retouches de peinture de façon annuelle, par exemple lorsque vous commencez votre ménage de printemps. Vous éviterez ainsi d'ouvrir fréquemment le contenant et d'en laisser s'échapper des vapeurs.

Aérez

Nous savons tous qu'il ne faut pas laisser la voiture en marche dans le garage lorsque la porte est fermée, mais il faut aussi savoir que la marche au ralenti n'est pas non plus sécuritaire lorsque la porte est ouverte. Des polluants de combustion se créent et se dégagent chaque fois que vous faites démarrer une voiture et s'ils se rendent jusque dans la maison, vous et votre famille les respirerez.

C'est pourquoi il est préférable de ne pas mettre en marche votre voiture avant que vous soyez prêt à reculer et à prendre la route immédiatement. Puis, à votre retour, éteignez la voiture dès que vous entrez dans le garage. Votre voiture continuera à émettre un certain niveau de polluants, et plus si votre voiture est plus vieille, pendant que le moteur refroidit. Tout cet échappement qui se trouve dans le garage doit se rendre quelque part et vous pouvez le libérer en installant un ventilateur ou deux. Un ventilateur de salle de bains ou de cuisine devrait faire l'affaire, mais il existe des systèmes plus complexes qui se mettent automatiquement en marche avec l'ouverture et la fermeture de la porte du garage et qui s'arrêtent au moyen d'une minuterie.

Solution simple :

Après une longue randonnée en voiture, songez à stationner la voiture à l'extérieur pendant une heure ou deux avant de la mettre dans le garage. Votre moteur se refroidira sans polluer votre garage et les salles de votre foyer.

L'installation d'un ventilateur se révèlera bénéfique du point de vue temps et argent, surtout si vous travaillez fréquemment avec des finis pour bois, de la peinture ou d'autres produits chimiques dans le garage.

Déplacez

Même si la plupart des moteurs de voiture d'aujourd'hui sont dotés d'un convertisseur catalytique qui aide à réduire les émissions, ce n'est pas le cas des tondeuses, des moteurs hors-bord, des souffleuses à neige et des scies à chaîne. Les petits appareils à essence peuvent laisser échapper de graves quantités de polluants connexes à l'essence, notamment le benzène qui est carcinogène. En fait, en marchant derrière votre tondeuse, vous pouvez vous exposer à une grande pollution atmosphérique.

Les petits moteurs peuvent émettre des polluants, même lorsqu'ils ne sont pas en marche. Donc si vous disposez d'espace, construisez une petite remise à l'écart de la maison pour entreposer votre équipement portatif à essence.

Auto-stoppeurs toxiques

Les toxines ne font pas que se déplacer au vol, elles se déplacent aussi à la *marche*.

À l'occasion de mes nombreux voyages d'affaires, surtout en Asie, j'ai été impressionné par la pratique culturelle qui consiste à retirer ses chaussures avant d'entrer dans une maison ou un appartement afin d'éviter d'y entraîner de la saleté et d'autres contaminants. Et lorsque je rentre à la maison après une semaine de toilettes d'avion et de taxis sales, je me rappelle la raison pour laquelle j'enlève mes chaussures chaque fois que je vois Andrew me sourire depuis le plancher de la cuisine.

Certaines maisons possèdent un vestibule, c'est-à-dire un petit endroit par lequel vous passez avant d'entrer dans la maison même. Vous pouvez y ranger vos chaussures et, en rendant le vestibule facile à nettoyer, vous pouvez éviter d'entraîner des saletés sur vos chaussettes ou vos pieds nus.

Pour les familles qui ne possèdent pas de vestibule, le garage représente un endroit idéal pour un support ou un panier à souliers. Comme je l'ai mentionné à la section 4, on a tendance chez moi à laisser les chaussures s'empiler devant la porte avant, donc les invités comprennent tout de suite ce qu'ils doivent faire sans qu'on le leur demande.

Interrogez le scientifique

« Dr Wentz, devez-vous composer avec certains enjeux dans votre propre garage? »

Un des enjeux importants des garages attenants que l'on néglige souvent est l'emplacement du garage par rapport à la maison et aux vents prévalents de la région. Dans notre région résidentielle en particulier, les vents proviennent du nord-ouest. Mais il se trouve que le garage est situé sur le côté nord de notre maison. Donc si je laisse la porte du garage ouverte et que j'entre dans la maison, les vents poussent les vapeurs directement dans la maison.

Même lorsque les portes sont fermées, on constate un déplacement d'air.

J'ai appris il y a de nombreuses années dans mes laboratoires, que l'on assure la protection des cellules vivantes en contrôlant la pression de l'air d'une pièce. Ce qu'il faut rechercher est une pression de l'air positive dans les pièces propres et une pression négative dans les pièces contaminées. Donc, votre garage attenant devrait être ventilé de façon à ce que la pression soit négative par rapport à celle de la maison. Si vous devez entrer dans la maison depuis le garage, vous voudrez que l'air de la maison soit attiré dans le garage plutôt que l'air sale du garage soit poussé dans votre zone habitable.

En tenant compte que le garage possède des vapeurs différentes qui sont à la fois plus lourdes et plus légères que l'air, la meilleure façon de ventiler un garage attenant serait

Eau de COV

Jusqu'à maintenant, nous nous sommes concentrés sur les émissions qui proviennent de sous le capot d'une voiture, mais nous devons également être au courant de ce qui émane de l'intérieur de la voiture. Il s'agit d'une odeur qui représente le succès et nous adorons la respirer : cette merveilleuse odeur de nouveauté dont nous sommes témoins lorsque nous pouvons enfin nous acheter une voiture neuve.

Mais de quelle odeur s'agit-il et qu'est-ce qui la crée?

Contrairement à votre détergent à lessive, cette odeur ne provient pas d'un chimiste qui tente de nous faire croire que nous sentons la lavande et la rose. Non, ici, c'est plus compliqué. L'odeur d'« auto neuve » provient des gaz qui se dégagent des plastiques, des vinyles, des cuirs, des peintures et des tapis synthétiques neufs. Et les propriétaires de nouvelles voitures la respirent à pleins poumons.

Les températures et l'humidité élevées accélèrent ces réactions chimiques donc la voiture sent « encore plus neuve » après avoir passé du temps au soleil. Mais ce n'est pas une raison pour y monter trop vite et en prendre une bonne bouffée. Aérez bien votre voiture et maximisez la dilution des dégagements gazeux. Si vous le pouvez, laissez vos fenêtres ouvertes dans le garage et ouvrez-les un peu au soleil pour que ces COV dangereux continuent de s'échapper dans l'air. Et ouvrez aussi vos fenêtres lorsque vous conduisez. Vous prendrez ainsi de l'air frais *et* vous entendrez vos voisins faire des *oh* et des *ah* à la vue de votre nouvelle voiture.

de disposer de bouches d'air au niveau du plancher et au niveau du plafond qui feraient échapper l'air vers l'extérieur. J'ai installé un ventilateur d'extraction et une minuterie sur mes deux bouches d'air; les ventilateurs fonctionnent automatiquement à des heures appropriées tous les jours. Et je les mets en marche manuellement lorsque je stationne ma voiture.

Il est important que les ventilateurs d'extraction se trouvent sur le côté de la direction du vent du garage.

L'odeur d'« auto neuve » provient des gaz qui se dégagent des plastiques, des vinyles, des cuirs, des peintures et des tapis synthétiques neufs. Et les propriétaires de nouvelles voitures la respirent à pleins poumons.

Si vous laissez les fenêtres ouvertes dans le garage, les gaz de votre nouvelle voiture s'ajouteront aux autres vapeurs que vous souhaitez garder à l'écart de vos zones habitables. Voilà un autre argument en faveur d'une aération efficace de votre garage.

Vous savez cette couche qui s'accumule parfois à l'intérieur, sur le pare-brise? Elle provient des polluants que le climatiseur d'air de votre voiture attire. Pour avoir de l'air frais, ouvrez une fenêtre ou deux lorsque vous le pouvez. Il s'agit de la même règle que pour la qualité de l'air de votre maison : l'air plus propre se trouve à l'extérieur. Laissez-le entrer.

La voiture cessera éventuellement de dégager des gaz. Et même si vous vous ennuyez de l'odeur d'« auto neuve », vos cellules seront beaucoup plus heureuses. Et ne vous laissez pas séduire par le sapin de Noël « assainisseur d'air » à suspendre au rétroviseur à quelques pouces de votre visage. Lorsqu'on a lancé ces assainisseurs sur le marché, les annonces publicitaires déclaraient qu'ils « éliminaient les vapeurs automobiles ». Les étiquettes originales avertissaient aussi les consommateurs d'éviter de toucher aux produits avec les doigts ou d'éviter que les produits ne touchent à une surface peinte ou en plastique.

Solution simple :

Ne réglez pas le climatiseur d'air ou la chaufferette de votre voiture à recirculation d'air. La sélection de l'option d'air extérieur sur votre tableau de bord réduira le nombre de polluants que vous faites circuler dans votre voiture.

Les étiquettes ont changé, mais je serais surpris si le produit avait changé. Voulez-vous *vraiment* respirer quelque chose qui peut endommager la peinture?

De quoi sont faits les sièges d'auto pour bébé?

J'étais au courant depuis quelque temps des dangers liés à l'odeur d'une nouvelle voiture, mais j'ai appris quelques choses de plus après la naissance d'Andrew. Nous avons innocemment acheté ce qui, nous l'espérions, était le siège auto pour bébé le plus sécuritaire, mais nous avons plus tard appris que la sécurité comprend plus que la protection contre les collisions.

Les sièges auto pour bébé peuvent contenir des matières dangereuses comme de l'antimoine, du brome, du chlore et du plomb. Cela est particulièrement troublant parce que la plupart des bébés, comme Andrew, passent du temps autre qu'en voiture dans ces sièges. On se sert de ces sièges pour les transporter au restaurant, au magasin, chez les amis et on les y laisse souvent dormir.

Pour obtenir de plus amples renseignements sur les sièges d'auto appropriés pour nourrissons, visitez le site www. myhealthyhome.com/siegedauto.

Heureusement, certains groupes ont fait des tests pour vous aider à choisir un siège auto moins toxique et vous assurer que votre enfant n'aspire pas de vapeurs pendant son sommeil.

On n'est jamais mieux servi que par soi-même

En matière d'entretien automobile, mes connaissances se limitent au démarrage de secours d'une batterie à plat. Mais beaucoup de gens aiment entretenir leur voiture à la maison, c'est-à-dire en changer l'huile et en vidanger les fluides, entre autres. Pourtant, quelle image vous vient en tête lorsque vous pensez à un mécanicien maison?

Des pièces jonchées sur le sol, l'odeur d'huile et d'essence, un homme en salopette les mains couvertes de graisse.

Mais attendez.

Nous avons appris à la section 3 que nous devons être prudents avec les produits que nous nous mettons sur la peau. Donc, que dire de la déclaration que j'ai faite plus tôt : « Si vous n'êtes pas prêt à boire quelque chose, ne le faites pas toucher à votre peau »? S'il ne vous viendrait jamais à l'esprit de boire l'huile ou la graisse que vous utilisez pour votre voiture, pourquoi la laisseriez-vous vous toucher la peau qui peut la laisser passer dans votre courant sanguin.

Portez des gants lorsque vous travaillez dans votre garage. Puis, lavez-vous dès que vous avez terminé et évitez d'utiliser du diluant à peinture, de l'acétone ou d'autres produits nettoyants dangereux pour vous laver les mains. Ces produits sont possiblement plus toxiques que la graisse.

Rappelez-vous que le savon et l'eau sont les agents de nettoyage les plus amicaux. Donnez à votre corps l'attention et les soins particuliers supplémentaires que vous donneriez à votre voiture.

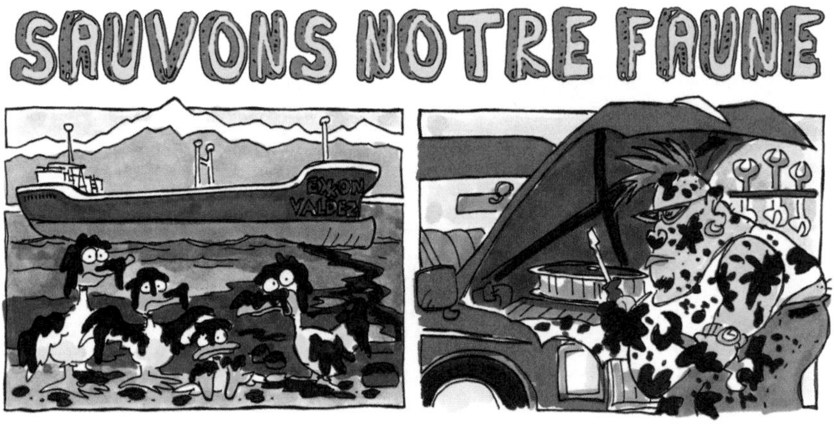

Chapitre 13
Dans la cour, passez au vert

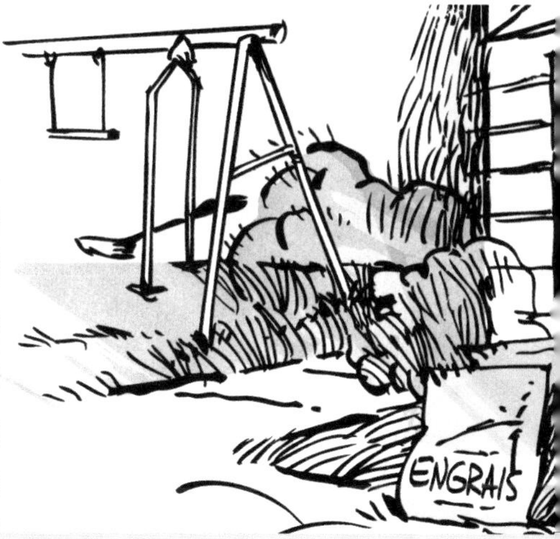

Que dire d'un paysage préservé intact ou d'un décor naturel qui guérit si bien l'âme humaine? Ce n'est pas que le plein air d'un parc national qui peut nous donner un regain de vie. Même nos cours et nos jardins, peu importe leur taille, nous offrent l'environnement dans lequel nous pouvons nous ressaisir et trouver la santé.

Le théologien Jean Calvin a écrit dans son livre *Institution* que la terre dans toute sa beauté est semblable à une maison spacieuse et splendide, remplie de meubles exquis et abondants. Tout comme M. Calvin, nous devons voir nos espaces extérieurs comme nous voyons nos résidences, c'est-à-dire quelque chose qu'il faut protéger et passer aux générations futures.

Cela signifie ne pas les empoisonner.

QUESTIONS

Niveau de toxicité de votre résidence

	Pointages
1. Combien de pesticides/herbicides synthétiques utilisez-vous à la maison et dans votre cour? Je vaporise tout ce qui pousse (14 points) — Plusieurs (7 points) — Aucun pesticide (0 point)	
2. Combien de fois par jour sortez-vous de la maison pendant au moins dix minutes sans appliquer d'écran solaire? (sélectionnez une option) ☐ Tous les jours (0 point) ☐ Rarement (5 points) ☐ Quelques fois par semaine (1 point) ☐ Jamais (8 points)	
3. Payez-vous quelqu'un pour faire votre jardinage? Oui_______ (5 points)	
4. Faites-vous des marathons ou participez-vous à d'autres types d'exercices d'endurance très exigeants? Oui____________ (4 points)	
Votre pointage de danger « cour »	

1-8	9-16	17-24	25+
Pouce vert	Problèmes environnementaux	Flétrissement	Terre inutilisable

Sortez!

Que vous soyez attirés par les montagnes, le désert ou la plage, nous comprenons que le calme et le sens d'émerveillement dont nous faisons l'expérience dans la nature ne se trouve généralement pas dans les environnements habituels que sont notre maison et notre travail. Lorsque nous ressentons que la vie défile sans contrôle ou à toute vitesse, nous avons tendance à chercher un endroit tranquille préservé intact dans la nature. Nous savons que, quand nous y arriverons, nous nous trouverons dans un endroit de grâce et de renouveau.

Après le chapitre « Vivre proprement », nous pouvons approcher la nature avec un plus haut degré de respect. La vie est *plus propre* à l'extérieur. Peu importe la taille de l'espace que nous employons, même s'il s'agit d'un tout petit balcon, le fait de s'échapper des quatre murs qui vous entourent peut faire un grand bien à votre esprit et à votre corps. Tout *au moins*, ouvrez les stores, ouvrez une fenêtre et laissez entrer de l'air frais et du soleil.

Dehors, vous trouverez soleil, eau, air et sol. Avec la nourriture, les vêtements et le logement, ces éléments de la vie sont essentiels à votre bien-être.

Soleil

Les plantes ont besoin de soleil pour pousser, tout comme les gens, à la fois physiquement et psychologiquement. Au cours des dernières années, les médias ont donné une mauvaise réputation au soleil et nous ont avertis d'éviter le soleil si nous souhaitons prévenir le cancer de la peau. En réalité, les bénéfices d'une exposition *modérée* au soleil pour la santé l'emportent sur les risques.

L'exposition au soleil provoque la production de vitamine D dans notre corps et la vitamine D est probablement ce qui se rapproche le plus de la vitamine miracle. Elle est nécessaire pour que nous ayons des dents et des os forts, elle régule le système immunitaire afin de combattre les infections, elle aide à prévenir certains cancers et elle peut même ralentir le processus de vieillissement. En conjonction avec une bonne nutrition et des quantités adéquates de sommeil, le soleil peut aussi provoquer la libération de sérotonine, neurotransmetteur que l'on appelle le « composé du bonheur » parce qu'il encourage une perspective mentale positive.

Solution simple :

Prenez un supplément de vitamine D contenant au moins 2 000 UI (unités internationales) en hiver ou l'année durant si vous ne pouvez sortir au soleil tous les jours.

Eau

Nous sommes des créatures aquatiques. Nos cellules et notre corps se composent de 70 % d'eau. Les milliers de réactions chimiques qui se produisent dans notre corps ne pourraient pas le faire sans eau. Mais l'eau assure notre survie de bien d'autres façons que par notre physiologie.

L'eau parle à tous nos sens. Nous sommes attirés par sa beauté, nous aimons la vue et le son de l'eau et, enfants, nous étions impatients d'y jouer. Nous dormons mieux, nous travaillons mieux et nous nous sentons mieux après avoir passé du temps dans l'eau ou près de l'eau. C'est pourquoi le siège social de mon entreprise comporte une énorme chute dans son hall d'entrée. La chute aide à réduire les allergènes intérieurs et sert d'humidificateur naturel. Et les travailleurs et visiteurs disent que la vue et le son de la chute sont simplement relaxants.

Air

D'accord, nous savons tous que l'air est assez essentiel si nous voulons rester en vie. En plus de satisfaire à notre simple besoin de respirer, l'air nous offre un système d'avertissement en transportant les odeurs distinctes de substances toxiques et les sons de dangers potentiels. Il nettoie pour nous, dilue les polluants et les déplace de nos maisons et de nos villes. Il nous calme aussi – le fait de prendre une grande respiration est souvent le meilleure remède contre le

Interrogez le scientifique

« Dr Wentz, le monde naturel peut-il vraiment aider le corps à guérir? »

Quand j'ai créé le Sanoviv Medical Institute au Mexique, j'ai délibérément choisi un site sur une falaise en bordure de l'océan Pacifique, à l'écart de la pollution de la ville et au niveau de la mer en vue de profiter du maximum d'oxygène.

Les gens me disaient que dès qu'ils passaient les portes de Sanoviv, ils commençaient à ressentir le sentiment de guérison. Les invités profitent de merveilleux couchers de soleil, de beauté simple et de sérénité. On les encourage à passer du temps dehors pour profiter des terrains qui entourent les tours médicales et où se trouvent les piscines d'eau salée rétablissantes, les jardins d'herbes et les passerelles qui surplombent l'océan. Ils peuvent se détendre entourés de palmiers rafraîchissants et de fleurs tropicales enchanteresses.

Les bénéfices que procure la nature pour la santé sont si convaincants que de nombreux hôpitaux restructurent leur paysagement afin d'incorporer des « jardins de guérison » et même offrir de la thérapie horticole aux patients qui se rétablissent à la suite d'accidents cérébrovasculaires ou de traumatismes. La nature est efficace pour réduire le stress parce qu'elle met, entre autres choses, l'esprit dans un état comparable à celui de la méditation. Une étude japonaise a découvert que les personnes qui vivent près d'arbres, même en ville, jouissent d'une plus grande longévité stress ou la peur. Et comme parachuteur et pilote, je peux vous dire que l'air a le pouvoir de nous transporter, physiquement et émotionnellement.

que les personnes qui vivent dans des endroits sans arbres[2].

La réduction du stress des patients, surtout de ceux qui sont très malades, représente un aspect important de tout programme de traitement. Les gens se sentent plus en paix lorsqu'ils se trouvent dans un endroit extérieur agréable à la vue. J'espère voir davantage d'hôpitaux reconnaître ce besoin de nature dans un endroit de guérison.

Sol

En demandant à ses concitoyens de conserver leur ferme au milieu de la Crise de 1929, le président américain Franklin Delano Roosevelt a déclaré ceci : « Une nation qui détruit son sol se détruit elle-même » [traduction][1].

Il est vrai que la couche de six pouces de terre qui se trouve sous nos pieds, réchauffée par le soleil et arrosée par la pluie, est la source de presque toute l'énergie de la terre. Un sol fertile se compose de bien plus que de terre seulement. Un pied carré de sol contient des millions de bactéries et des milliers de vers et d'autres invertébrés qui enrichissent le sol et le rendent littéralement vivant. Si vous avez accès à une partie de sol, aussi petite soit-elle, qu'il s'agisse d'un appui de fenêtre ou d'une cour de deux acres, la meilleure chose à faire est d'y planter quelque chose!

Rien n'a meilleur goût que les légumes que vous avez vous-même fait pousser. Aucune fleur n'est plus belle que celles que vous avez plantées. Et rien ne vous détend autant que de vous asseoir à l'ombre de votre propre arbre producteur d'oxygène par une chaude journée d'été.

Ne nuisez pas

Profiter des avantages que procure le monde naturel à proximité, suffisamment proche pour qu'il ne s'agisse que d'ouvrir une porte pour y accéder, n'est pas peu cher. C'est parce qu'il existe beaucoup d'autres organismes, la flore et la faune, intéressés à partager votre espace, même si vous ne les y avez pas invités. Ces organismes sont aussi souvent intéressés à faire un repas des plantes que vous avez choisies pour embellir votre maison. Et nous avons un nom tout spécial pour les plantes et les animaux indésirables qui cherchent à envahir un endroit que nous nous sommes déjà approprié. Nous les appelons espèces nuisibles.

L'humanité livre combat aux animaux et plantes nuisibles depuis que nous avons cessé de chasser et de ramasser pour nous concentrer sur l'agriculture. Au vingtième siècle, le développement de produits chimiques synthétiques conçus pour tuer les espèces nuisibles, c'est-à-dire les pesticides, est devenu une industrie d'une valeur de milliards de dollars par année. Après tout ce temps et tous ces efforts, il est difficile de déclarer que nous gagnons, malgré notre soi-disant supériorité. En fait, il semble parfois que les stratégies que nous employons le plus souvent font plus de dommages que de bien.

Premièrement, la plupart de nos armes ne sont pas précises. Nous utilisons des vaporisateurs, des poudres, des aérosols et des granules qui ratent la cible le plus souvent. Plus de 98 % des insecticides vaporisés et de 95 % des herbicides que l'on utilise aujourd'hui se retrouvent à un endroit autre que l'endroit pour lesquels ils sont conçus[3].

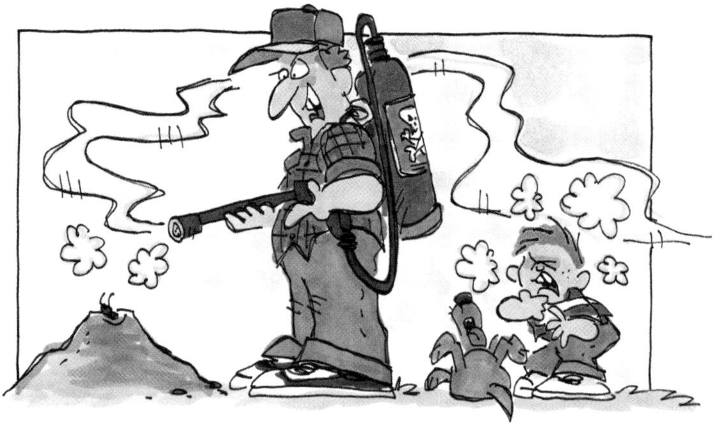

« Je vais avoir la cour la plus saine de tout le quartier. »

Deuxièmement, nous voulons que nos poisons durent suffisamment longtemps pour faire le travail, mais cela fait qu'ils représentent des dangers pour notre santé bien après que leur but premier soit atteint. Des décennies après l'interdiction du DDT aux États-Unis et dans la plupart du reste du monde, on en détecte encore chez les manchots en Antarctique, à des milliers de milles d'où on l'utilisait[4]. Les polluants organiques persistants comme le chlordane – dont l'utilisation contre les infestations de termites a cessé il y a vingt ans – peuvent encore avoir des effets cancérogènes si l'on perturbe aujourd'hui le sol où on l'avait déposé alors[5].

Des décennies après l'interdiction du DDT aux États-Unis et dans la plupart du reste du monde, on en détecte encore chez les manchots en Antarctique, à des milliers de milles d'où on l'utilisait.

Troisièmement, et beaucoup trop souvent, l'arsenal que nous utilisons contre les espèces nuisibles ne peut être décrit que comme un matraquage et ce sont souvent les spectateurs fortuits qui en paient le prix. Mon beau-frère a appris cette leçon importante il y a quelques années lorsqu'il a accidentellement empoisonné son chien en tentant de tuer des limaces et des escargots dans son jardin. Heureusement, après beaucoup de vomissements forcés et une visite à l'hôpital vétérinaire, le chien a survécu.

Chaque année, les propriétaires appliquent au moins quatre-vingt-dix millions de livres de pesticides sur leur gazon et dans leur jardin. L'utilisation ménagère de pesticides est passée à 42 % entre 1998 et 2001 et représente maintenant le seul secteur de croissance du marché américain des pesticides. Et la plus grande partie de ce poison chimique ne reste pas à l'extérieur où nous l'appliquons. Les pesticides que l'on applique sur les gazons résidentiels migrent vers l'intérieur. Les concentrations sont souvent *plus élevées* dans la poussière de maison que dans le sol qui entoure la maison, même lorsqu'il s'agit d'une ferme[6].

Une étude effectuée par la Environmental Protection Agency (EPA) américaine a découvert que les résidus de pesticides extérieurs entraînés à l'intérieur par les animaux de compagnie et par les chaussures peuvent faire augmenter la charge de pesticides de la poussière de tapis jusqu'à 400 fois[7].

Les pesticides peuvent également rester pendant des années dans les maisons où ils ne subissent pas la dégradation normale que provoquent le soleil et la pluie.

Malgré les milliards de dollars que dépense l'industrie agricole tous les ans pour les herbicides, les insecticides, les rodenticides et autres, nous traînons toujours la patte dans cette course aux armes. Il existe tout simplement trop d'espèces nuisibles qui s'adaptent trop facilement aux outils que nous utilisons contre eux. De plus, peu importe le succès que nous avons à les enrayer de notre cour ou de notre jardin, ils sont rapidement remplacés par des renforts qui viennent d'ailleurs.

Si nous persistons dans cette campagne personnelle de guerre chimique, nous augmentons presque certainement le risque de nous empoisonner et d'empoisonner nos familles. Les pesticides peuvent provoquer toute une gamme de problèmes de santé, y compris les anomalies congénitales, des lésions nerveuses et le cancer[8]. Les enfants sont particulièrement vulnérables aux pesticides synthétiques. Leurs organes internes sont en développement constants, ils consomment davantage de nourriture et de boisson par livre de poids corporel et ils passent beaucoup plus de temps à jouer sur le plancher ou le gazon, là exactement où se trouvent et s'accumulent les produits chimiques.

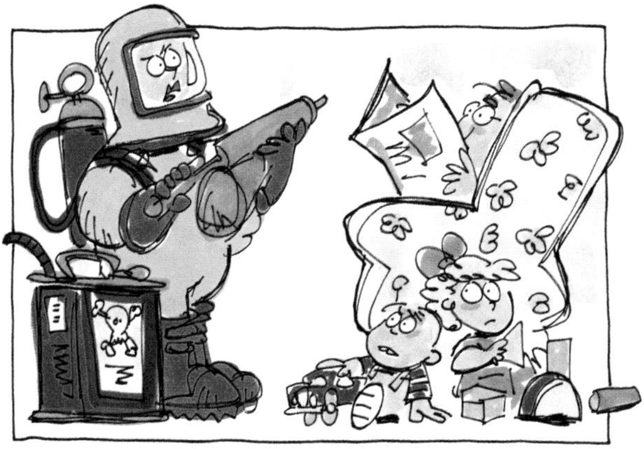

« Je pense avoir vu une mouche. »

Tout cela parce que nous ne voulons pas partager nos plantes avec une bibitte ou que nous souhaitons que notre gazon soit plus vert que celui du voisin.

Une liste même superficielle de toutes les substances toxiques que l'on trouve dans les pesticides et de leurs effets sur la santé des enfants et d'autres choses vivantes prendrait des pages. Sur Internet il est possible de trouver plus de ressources techniques sur les dangers particuliers que pose chaque pesticide que vous pourriez en utiliser. Donc nous nous concentrerons ici sur certaines des choses que vous pouvez faire pour contrôler les espèces nuisibles tout en évitant autant que possible d'utiliser des poisons.

Pour commencer, il est utile d'avaler une petite dose d'humilité et d'admettre qu'au cours du siècle dernier, l'usage de force brute, c'est-à-dire exterminer les espèces nuisibles au moyen de poisons puissants, n'a pas fonctionné. À très peu d'exceptions près, nous avons échoué et nous n'avons pas atteint notre but d'éliminer les espèces nuisibles. La guerre ne cesse de prendre de l'ampleur et la nature s'est révélée tout aussi innovatrice que les scientifiques de l'industrie des pesticides.

Pourtant, vous *pouvez* contrôler les espèces nuisibles sans mettre en danger la santé de votre famille. À mon avis, la meilleure approche se sert d'une variété de stratégies simultanées qui travaillent ensemble et atteignent une certaine synergie qui vous donnera un avantage lorsqu'il s'agit de prendre le dessus sur les plantes et les animaux nuisibles.

Ce plan d'attaque à plusieurs facettes possède même un nom, la Lutte antiparasitaire intégrée ou LAI.

Lutte antiparasitaire intégrée

Pour pratiquer la LAI, il faut adopter une position environnementale entière envers le problème des insectes, des plantes envahissantes et des maladies de plantes qui associe bon sens et pratiques biologiques non toxiques. Il existe plusieurs versions différentes de la LAI dont la plupart se concentre sur l'agriculture au niveau industriel, mais il est possible de modifier les principes à une échelle plus petite sans qu'ils ne perdent de leur efficacité pour les propriétés personnelles. Les principes de la LAI, tels qu'ils sont établis par la Environmental Protection Agency comprennent notamment les gestes suivants :

Décider du niveau de plantes et d'animaux nuisibles acceptables à vos yeux

Ici, on ne met pas l'accent sur l'élimination de chaque plante et de chaque insecte que vous considérez dérangeants, mais plutôt sur la façon de les contrôler. Il n'est pas pratique tout comme il n'est pas possible d'éliminer chaque organisme nuisible, pourtant, si c'est ce que vous désirez, il ne vous reste qu'à installer du gazon synthétique et des plantes de plastique et le tour sera joué.

Empêcher les espèces nuisibles en travaillant avec dame nature

Il faut commencer par faire un bon sondage de votre propriété en apprenant à identifier toutes les plantes et les animaux qui y vivent et en évaluant leur santé. Ensuite, vous devez vous familiariser avec le climat et la géographie de votre région. Dans quelle zone vous trouvez-vous? Quelles sont les conditions prédominantes, notamment les températures, l'humidité et autres conditions climatiques et géographiques?

S'assurer que toutes les plantes que vous souhaitez conserver sont saines

Ces plantes seront vos partenaires dans la lutte contre les plantes et les animaux nuisibles résistants. Vous vous aiderez beaucoup si vos plantes sont appropriées pour les conditions de croissance de votre région, ou mieux encore, si elles sont indigènes à l'environnement majeur.

Il est évident qu'une plante indigène du Sud de la Californie ne poussera pas bien dans une vallée montagnarde du nord de l'Utah. Certaines personnes tentent de faire pousser des tomates dans leur potager à Park City, en Utah – où l'altitude atteint presque 2 100 mètres – et l'aventure fait échec presque tous les ans quand arrive la première gelée avant que les tomates ne présentent plus qu'une ombre de rouge.

Les magasins de fournitures de jardinage disposeront d'un meilleur approvisionnement en plantes natives de votre région et de beaucoup de renseignements sur comment les faire pousser.

Le fait de faire correspondre votre espace extérieur à l'écosystème local vous donnera des résultats bien plus importants que les simples avantages de la lutte contre les parasites. À l'occasion d'un important agrandissement du siège social de mon entreprise à Salt Lake City, nous avons décidé d'éliminer une grande parcelle de gazon qui entourait l'édifice pour le remplacer par un aménagement paysager en milieu désertique qui se sert de plantes plus robustes face à la sécheresse. Nous avons pris cette décision pour conserver les ressources, surtout l'eau. En raison de ce changement, nous économisons environ 3 millions litres d'eau tous les ans et réalisons des coupures tout aussi significatives en matière d'utilisation d'engrais et de pesticides. Non seulement cette pratique se révèle bonne pour nous, elle l'est également pour la région entière qui reçoit moins de seize pouces de précipitation par an.

Identifier et surveiller les espèces nuisibles

Lorsque vous savez avec quelles cartes vous jouez, vous pouvez prendre des décisions éclairées sur ce que vous souhaitez éliminer. Savoir, c'est pouvoir, cependant il faut quand même être prudent. Certains insectes et certaines plantes bénéfiques pour votre gazon et votre jardin ressemblent beaucoup à des insectes et des plantes qui ne le sont pas.

Prendre des mesures de contrôle

Voici où vous vous écartez des approches traditionnelles de contrôle des espèces nuisibles. Il s'agit ici de former des partenariats avec certaines espèces de plantes et d'animaux pour gérer les mauvaises herbes, les bibittes et les maladies indésirables. C'est aussi ici que les choses se compliquent un peu. Cependant le travail en vaut bien la peine lorsqu'on considère les résultats à long terme. Parmi les tactiques qui s'offrent à vous, notons :

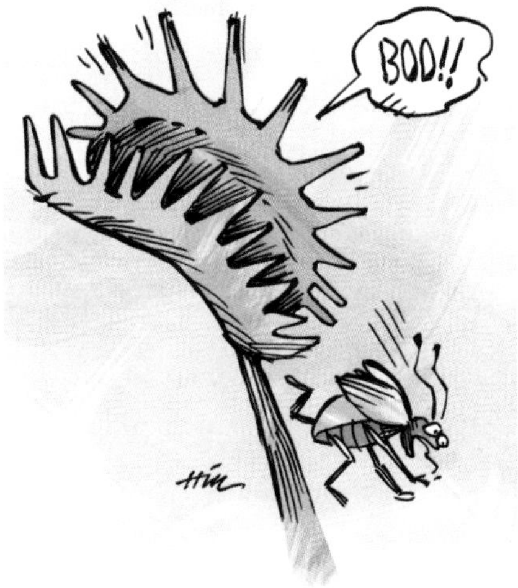

La culture de plantes qui éloignent les animaux nuisibles

Plutôt que d'empoisonner votre jardin, votre gazon ou votre verger avec des pesticides, pourquoi ne pas essayer une solution plus simple et plus saine? Plantez par exemple du basilic citronné avec vos plants de tomates et vous obtiendrez le bénéfice de tomates plus savoureuses tout en éloignant les mouches blanches. Une plante de menthe poivrée éloignera les fourmis et les souris.

Parmi les autres plantes qui éloignent les insectes, notamment les maringouins, notons le romarin et l'herbe à chat. On a découvert que l'huile qui provient de l'herbe à chat est beaucoup plus efficace que le DEET. Le romarin, herbe très populaire, possède aussi une huile qui éloigne les maringouins. Bien que le romarin ne soit pas très robuste dans les climats froids, vous pouvez en faire pousser en pot et le rentrer à l'intérieur en hiver.

Les soucis dégagent une odeur particulière qui répugne beaucoup d'insectes. Voilà de bonnes plantes qui éloigneront les maringouins, mais aussi les pucerons et les autres insectes qui peuvent attaquer les cultures légumières. Cependant, si vous songez à planter des soucis, sachez que leur « fragrance » ne plaît souvent pas aussi aux humains.

Le recours à une patrouille de bibittes

On trouve des bonnes bibittes et des mauvaises bibittes. Les mauvaises bibittes mangent tout ce que vous essayez de faire pousser dans votre cour et votre jardin tandis que les bonnes bibittes mangent les mauvaises bibittes.

En fait, nombre d'insectes que vous pouvez enrôler ne font pas eux-mêmes l'opération de recherche et de déstruction. Ils vouent leur vie à profiter du nectar et du pollen de vos fleurs et à créer des bébés. Ce sont les larves de cette descendance qui s'adonnent à la chasse et à la consommation des bibittes endommageantes. Parmi les insectes qui peuvent aider avec des problèmes particuliers, on trouve les :

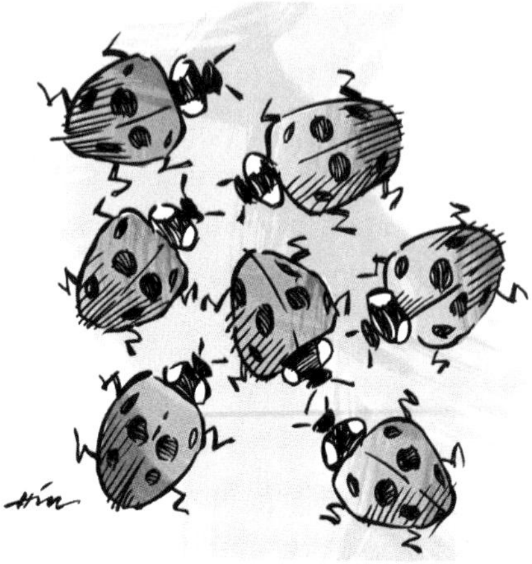

- Coccinelles (bêtes à bon Dieu) qui sont efficaces contre les pucerons, les poux de serre, les cochenilles et les acariens.
- Larves de chrysopes vertes qui luttent contre les infestations d'araignées rouges, de thrips, de cicadelles, de mouches blanches et d'œufs de chenilles.
- Mantes religieuses qui sont aussi féroces qu'elles en ont l'air si vous êtes un insecte nuisible à portée. Les nymphes commencent à faire leur proie d'insectes aussi petits que les maringouins dès qu'ils naissent au printemps.
- Syrphes qui mangent les pucerons et qui sont d'importants pollinisateurs.

Visitez le site www.myhealthyhome.com/bibittes pour en apprendre davantage sur toutes les bonnes bibittes que vous voudrez accueillir dans votre cour.

Vous pouvez inviter les insectes sympathiques dans votre jardin en y faisant pousser des fleurs qui leur offrent nourriture et abri. Lorsque vous achetez de bonnes bibittes dans une pépinière ou un centre de jardinage, assurez-vous de disposer de suffisamment de plantes pour les nourrir. Parmi les plantes dont vous aurez besoin comme source de nourriture, on trouve le carvi, le trêfle de coriandre, l'aneth, l'alysson, la capucine et le fenouil.

Accueillir les oiseaux

La plupart des espèces nuisibles de votre cour ou jardin ont des prédateurs indigènes que vous pouvez transformer en alliés. Avec leur grand métabolisme, les oiseaux mangeurs d'insectes sont champions lorsqu'il s'agit de consommer les insectes nuisibles. Les hirondelles, les troglodytes mignons et les parulines se nourrissent principalement d'insectes, de larves et d'œufs

Si vous souhaitez que votre cour soit accueillante pour les oiseaux insectivores ou les insectes bénéfiques, la première chose à faire va de soi : ne pas utiliser de pesticides chimiques synthétiques.

d'insectes, mais presque tous les oiseaux qui visitent votre cour ou votre jardin, même les colibris, aident à contrôler les insectes nuisibles. Et si vous souhaitez que votre cour soit accueillante pour les oiseaux insectivores ou les insectes bénéfiques, la première chose à faire va de soi : ne pas utiliser de pesticides chimiques synthétiques.

Conserver la diversité et y ajouter

Lorsque nous construisons de nouvelles maisons, nous commençons par une parcelle de terre mi-sauvage non développée qui possède environ deux cents espèces différentes de plantes accompagnées de tous leurs insectes, vers et autres invertébrés qui ont habité la région depuis toujours. Nous remplaçons souvent cette diversité par une espèce de gazon, quelques arbustes et des fleurs qui ne sont très probablement pas indigènes. Et nous sommes déçus lorsque l'endroit semble morne et non invitant, puis nous devons passer beaucoup de temps et dépenser beaucoup d'efforts et d'argent pour forcer notre jardin à pousser.

Solution simple :
Plantez une vaste gamme de plantes diverses dans votre cour, les espèces indigènes étant les meilleures. Plus vous avez de plantes, mieux se portera votre cour.

Recherche des alternatives aux poisons synthétiques

Vous pouvez vous servir de nombreux petits trucs pour contrôler les espèces nuisibles, sans avoir recours aux produits chimiques dangereux. Par exemple, si vous tentez d'éliminer des mauvaises herbes bien enracinées dans les fissures de votre entrée de garage, de votre trottoir ou de votre terrasse, versez de l'eau bouillante au moyen d'une bouilloire et observez-les flétrir et mourir comme la Méchante sorcière de l'Ouest du *Magicien d'Oz.*

Visitez le site www.myhealthyhome.com/LAI pour obtenir davantage de conseils et de ressources sur le jardinage non toxique.

Le Pesticide Action Network offre toute une gamme de renseignements sur les alternatives aux pesticides synthétiques et la Environmental Protection Agency américaine offre de nombreuses ressources pour aider à la LAI, mais n'oubliez pas les spécialistes de votre de centre de jardinage local.

Utiliser des pesticides biologiques

Une composante importante de la LAI consiste à utiliser des pesticides biologiques aussi appelés biopesticides. Il s'agit là d'un domaine de la LAI pour lequel vous aurez très certainement besoin de l'aide d'un spécialiste. Les biopesticides sont des produits dérivés de sources naturelles, notamment de bactéries, de champignons et de virus. Les remèdes traditionnels comme l'ail, la menthe et le bicarbonate de soude pourraient aussi être considérés comme biopesticides anciens.

Ma sœur m'a récemment parlé du produit « NoLo bait » fait à partir de flocons de son de blé. Les spores n'ont un effet que sur les sauterelles et les insectes étroitement apparentés, afin que ce soit elle, plutôt que les sauterelles, qui mangent ses légumes sains.

Visitez le site www.myhealthyhome.com/biopesticides pour obtenir des renseignements supplémentaires.

La lutte antiparasitaire intégrée est une réponse à l'école de pensée qui est devenue prédominante avec l'élaboration des pesticides synthétiques modernes au milieu des années 1940. Nous pensions avoir élaboré des « remèdes miracle » qui résoudraient tous nos problèmes agricoles. Nous sommes cependant mieux informés maintenant.

L'aspect le plus significatif de la LAI est potentiellement la possibilité de réduire les dangers de santé pour vous et les membres de votre famille. En fait, de nombreux pratiquants de la LAI considèrent que la réduction de l'usage des pesticides est le but le plus important de cette approche, même plus que le contrôle efficace des espèces nuisibles.

La LAI possède beaucoup de similarités avec l'approche du Dr Wentz envers la nutrition, c'est-à-dire son insistance pour que les suppléments contiennent tous les ingrédients nécessaires dans des quantités équilibrées et appropriées. Si nous pouvons atteindre ce bon mélange d'éléments naturels – eau, air, engrais, pollinisateurs et ainsi de suite – dans nos cours et nos jardins, la nature travaillera *pour* nous au lieu de contre nous.

Bougez!

Être dehors – regarder le coucher du soleil ou les étoiles et profiter des jolis paysages – est l'un des meilleurs moyens toniques de santé que je connaisse.

Cependant, il est encore mieux de travailler dehors que de simplement y être pour observer la nature. Travailler dans votre cour exempte de pesticides représente un bon départ. Et comme moyen facile d'améliorer votre sort et de vous donner une bonne dose d'émerveillement et d'humilité, plantez des graines dans le sol et observez-les se transformer en organismes vivants. Votre corps, votre âme et votre esprit en récolteront tous les avantages. Il s'agit également d'une bonne occasion pour passer du temps en famille tandis que vous vaquez aux tâches de la cour ou prenez soin de votre jardin.

L'observation des pousses ne représente que le début. Dans tout juste quelques mois, les pousses se transformeront, comme par miracle, en aliments qui nourriront vos cellules et goûteront bien meilleur que tout ce que vous pourriez acheter à l'épicerie.

L'exercice pratiqué dehors est bien meilleur que d'espérer que les minutes passeront plus vite tandis que vous transpirez sur votre tapis roulant. Des études ont montré que l'effort physique que demandent le creusage, le labourage, la plantation, l'enlèvement des mauvaises herbes, la fertilisation et la récolte est positivement lié à la densité minérale des os, la qualité du sommeil, la force des mains, le tonus musculaire et le bien-être psychologique.

Une routine quotidienne de travail dans le jardin éloignera les maladies cardiaques, l'obésité, l'hypertension artérielle, le diabète de type 2, l'ostéoporose et les accidents cérébrovasculaires. Pour conserver la forme physique, il est essentiel de faire des exercices de port de poids, et pour ce faire, vous pouvez transporter des arrosoirs, pousser une brouette ou retourner une pile de compost. Et le fait de vous concentrer sur la santé d'autres choses vivantes peut représenter un moyen de méditation, à la fois agréable et éducatif. Voilà une autre raison pour remplacer votre appareil elliptique par des outils de jardinage.

Le travail n'a jamais tué personne

Pensez-y *bien*. . .

Le travail physique est devenu quelque chose d'incommode dans nos styles de vie branchés, motivés par la technologie, donc nous devons chercher des occasions quotidiennes de faire bouger notre corps. Il existe pourtant des façons bien simples de faire de l'exercice sans déranger sérieusement notre routine quotidienne.

- Stationner la voiture au bout du terrain de stationnement
- Prendre les escaliers plutôt que l'ascenseur
- S'occuper soi-même de ses bagages

Il y a cinquante ans, les humains brûlaient environ sept cent calories de plus chaque jour que nous n'en brûlons aujourd'hui... Ce sont les machines qui font le travail à notre place.

Faits ensemble, ces trois exercices de base produiront des avantages cumulatifs qui changeront votre vie.

Il y a cinquante ans, les humains brûlaient environ sept cent calories de plus chaque jour que nous n'en brûlons aujourd'hui[9]. Nous avons réduit notre dépense de calories en éliminant de notre vie les activités manuelles de base comme ouvrir une fenêtre d'auto ou tondre le gazon. Ce sont les machines qui font le travail à notre place, cependant nous pouvons recommencer à brûler ces calories en profitant des cinq ou dix minutes libres dont nous disposons tous quelques fois par jour. Des études démontrent que trois marches de dix minutes brûlent des calories et améliorent la santé d'une façon presque autant efficace qu'une seule marche de trente minutes[10].

Jeu = longue vie

Qu'est-ce qui est inutile et facile à remplacer?

Le jeu.

Du moins, c'est ce que nous en sommes venus à croire. Pourtant, des recherches ont prouvé que des relations heureuses et divertissantes changent littéralement la biochimie de notre cerveau pour le meilleur, tandis que la solitude fait augmenter nos risques d'hypertension artérielle, de dépression et de décès précoce.

Un peu d'amusement à la fin de la journée est aussi très avantageux pour les enfants. Des chercheurs de la University of Bristol ont mesuré l'activité de 5 500 enfants de douze ans et ont trouvé qu'une période de tout juste quinze minutes par jour à faire de l'activité physique modérée, comme de jouer à la « tague » dans la cour, réduira de 50 % la possibilité d'obésité[11].

Donc allez-y, amusez-vous! Construisez un fort ou faites une bataille d'oreillers avec vos enfants. Tout le monde en bénéficiera.

Viser l'or

Pour ceux d'entre vous qui poussez l'activité physique à l'extrême, comme courir des marathons, faire du vélo pendants des milles et des milles ou soulever de gros poids au gym, il est important de se rappeler que l'exercice ardu impose beaucoup d'usure sur vos cellules. Pendant les sessions à grand impact, votre corps produit et dépense de l'énergie et crée aussi des radicaux libres par oxydation.

Votre corps ne voit généralement aucun problème à composer avec la routine quotidienne. Mais lorsque vous poussez votre corps jusqu'à ses limites, vous aurez besoin d'une protection antioxydante supplémentaire. Surtout si votre corps est compromis par une maladie ou si vous êtes particulièrement stressé psychologiquement.

Et les coureurs de marathons savent déjà à quoi font face leurs genoux. Si vous participez à des sports qui imposent des impacts importants sur vos articulations, assurez-vous de prendre un supplément du genre glucosamine pour donner à votre corps ce dont il a besoin pour remplacer et renforcer sans cesse le coussin de cartilage important qui se trouve dans vos articulations. Les athlètes professionnels savent que les genoux sont les premiers à lâcher, donc faites tout ce que vous pouvez pour qu'ils ne cessent de fonctionner.

Résumé des solutions simples

Ma sœur Julie vit dans une petite ville dans le sud de l'Utah où des règlements exigent que les résidents contrôlent leur éclairage extérieur – en le recouvrant, l'orientant directement vers une structure ou le sol ou en l'éteignant tout simplement – pour que les résidents puissent profiter de toute la splendeur du ciel nocturne.

Beaucoup d'entre nous vivons maintenant dans des villes remplies de pollution par la lumière, de dépanneurs ouverts jour et nuit et de circulation sans fin. Nous en venons à oublier jusqu'à quel point la lune et les étoiles peuvent *vraiment* nous émerveiller et nous inspirer.

Bien que je ne sois pas suffisamment chanceux pour vivre dans une région qui exige des « heures de noirceur », j'ai découvert qu'il existe de nombreuses façons de se reconnecter avec la nature. Reneé et moi avons entouré notre demeure de plantes et d'arbres, tant à l'intérieur qu'à l'extérieur. Et nous profitons pleinement des espaces naturels à proximité de notre maison. Pour moi, rien n'est plus rajeunissant que de skier ou de faire du vélo entre les arbres des montagnes Wasatch de l'Utah.

C'est à l'occasion de ces journées remplies de soleil et de poudreuse blanche que je me souviens du mythe grec du géant nommé Antée. Selon la légende, il mettait au défi tous les passants en leur proposant un match de lutte. Il était incroyablement fort tant qu'il restait en contact avec sa mère, la Terre.

Le héros grec Héraclès a fait la rencontre d'Antée qui l'a mis au défi de lutter contre lui. Malgré sa force et ses habiletés, Héraclès ne pouvait vaincre le géant – chaque fois qu'il lançait Antée à terre, le géant se relevait plus fort que jamais. Puis, la déesse Athéna a dévoilé le secret d'Antée à l'oreille d'Héraclès qui a soulevé Antée en le serrant très fort dans ses bras pour le tenir à l'écart du sol. La force d'Antée s'est progressivement estompée et Héraclès l'a écrasé de ses bras.

Lorsque je passe trop de journées consécutives dans mon bureau ou à bord d'avions, je sais que comme Antée, j'ai besoin de me reconnecter avec la terre pour être au meilleur de ma forme. Mais pour accepter cette connexion de valeur, il faut en partie assumer la responsabilité de faire ce que nous pouvons pour que la Terre reste propre. C'est pourquoi il est si important de protéger la planète en recyclant, en conservant et en réduisant les polluants.

Et nos résidences sont de parfaits endroits où commencer.

ÉSUMÉ DES OLUTIONS

Quelles solutions simples ajouterez-vous dans votre garage et dans votre cour?

1. Je vais : (sélectionnez toutes les options pertinentes) ☐ Terminer et sceller toute cloison sèche, tout système de gaines, tout câblage électrique et tout joint des murs et du plafond du garage (8 points) ☐ Installer un ventilateur dans le garage afin d'éliminer l'air pollué (10 points) ☐ Me défaire correctement de tout produit chimique dangereux comme les pesticides, les peintures et les liquides à moteur qui pourraient actuellement se trouver dans le garage (5 points pour la moitié; 10 points pour tous) ☐ Sceller tout contenant de peinture en plaçant de la pellicule plastique sous le couvercle et en le tournantà l'envers (2 points) ☐ Sortir les petits appareils à essence du garage pour les entreposer dans une remise de jardin ou une aire d'entreposage distincte (4 points) ☐ Stationner ma voiture à l'extérieur du garage ou laisser la porte du garage ouverte lorsque c'est possible (4 points)	
2. Je vais : (sélectionnez toutes les options pertinentes) ☐ Toujours porter des gants quand je travaille sur la voiture (5 points) ☐ Me laver les mains à l'eau et au savon, et non pas avec du diluant à peinture, lorsque j'ai terminé de travailler dans le garage (3 points)	
3. Je vais : (sélectionnez toutes les options pertinentes) ☐ Prendre du soleil pendant au moins quelques minutes par jour sans appliquer d'écran solaire (8 points) ☐ Prendre un supplément de vitamine D en hiver ou quand je ne peux sortir dehors (8 points) ☐ Ajouter des plantes à l'intérieur à titre de rafraîchisseurs d'air naturels (4 points) ☐ Ajouter une décoration aquatique, comme une chute ou une fontaine miniature, dans ma zone habitable (4 points)	
4. Je vais : (sélectionnez toutes les options pertinentes) ☐ Cesser d'utiliser des pesticides et des herbicides pour adopter une approche plus intégrée afin de contrôler les espèces nuisibles (15 points) ☐ Et si je continue d'utiliser des pesticides ou des herbicides, je m'engage à lire soigneusement les étiquettes et à prendre des précautions pour protéger ma famille et mes animaux de compagnie (4 points) ☐ Me renseigner au sujet des plantes indigènes de ma région qui contrôlent les espèces nuisibles (5 points) ☐ Demander à l'entreprise qui s'occupe de mon jardinage et/ou à mes voisins au sujet des traitements qu'ils utilisent contre les espèces nuisibles (3 points) ☐ Remplacer les plantes non indigènes de ma cour par des espèces indigènes plus robustes (2 points pour chaque nouvelle espèce que vous plantez) ☐ Planter des plantes qui repoussent naturellement les espèces nuisibles comme du basilic citronné, du romarin, de l'herbe à chatet des soucis (1 point chacune) ☐ Ajouter une mangeoire à oiseau ou une autre décoration attirante pour les oiseaux dans ma cour afin de réduire naturellement le nombre d'insectes (4 points) ☐ Ajouter plus de types de plantes dans la cour (1 point chacun)	
Votre pointage de solutions simples :	
Votre pointage de danger « garage » :	-
Votre pointage de danger « cour » :	-

Épilogue Un

Au cours des dernières décennies, j'ai étroitement travaillé avec mon père à de nombreux projets de très grande envergure. Ensemble, nous avons formulé de nouveaux produits, fait avancer notre entreprise au niveau mondial et aidé à changer de nombreuses vies en cours de route. Mais pourtant, ce projet de relativement petite taille – ce livre – a eu une très grande signification personnelle.

Travailler sur quelque chose d'aussi créatif et personnel a fait ressortir nos ressemblances et nos différences. Comme la plupart des pères et fils, nous partageons certaines caractéristiques physiques et intérêts communs, mais nous vivons dans deux mondes distincts de bien des façons. J'ai travaillé à ma partie du livre sur mon ordinateur portable ou mon iPhone, généralement dans un aéroport ou une chambre d'hôtel. Mon père a écrit la plupart de ces contributions à la main, avec un bon vieux crayon numéro 2. Je me suis servi de mon expérience récente de « nettoyage de maison » pour la naissance de mon premier enfant. Mon père quant à lui est revenu sur toute une vie de découvertes professionnelles et personnelles qu'il avait déjà intégrées à sa vie depuis longtemps.

Vous pourriez dire qu'un de nous représente le passé et l'autre le présent. Pourtant, ce livre est né du fait que nous étions tous les deux déterminés à influencer l'avenir. Et où devions-nous concentrer nos efforts? Les personnes les plus vulnérables aux dommages graves et durables provoqués par un environnement toxique sont aussi la ressource la plus précieuse au monde – nos enfants. Comme mon père l'a fait pour moi, je m'efforcerai de m'assurer de donner une vie saine et heureuse à Andrew et à notre fille nouveau-né, Sydney.

Je pourrais bien sûr battre retraite devant le bombardement constant de nouvelles technologies, de nouvelles drogues et de nouveaux produits qui menacent de raccourcir notre vie. Mais la sensibilisation accrue manifestée par les gens de partout quant au vrai prix de la commodité me donne un espoir incroyable. La vague toujours croissante de personnes et de familles prêtes à agir pour défendre leur bien-être à long terme me donne également beaucoup d'espoir.. Les nombreuses conversations que j'ai eues pendant que j'écrivais le livre m'ont ouvert les yeux sur le nombre de parents et de grands-parents qui ont les mêmes préoccupations que moi. L'idée d'une communauté solidaire pour réaliser un changement sur une grande échelle me donne encore plus espoir en l'avenir.

L'histoire nous a enseigné que des citoyens préoccupés peuvent constituer une force puissante de changement important. Mais comme je l'ai appris avec la naissance de mon premier enfant, les gestes qui peuvent avoir le plus d'impact sont souvent les gestes les plus simples – c'est-à-dire des changements que nous pouvons apporter comme personnes dans nos propres domiciles. Inutile d'attendre que le gouvernement et le secteur commercial se réveillent. Nous avons le pouvoir aujourd'hui d'avoir un impact à long terme sur la santé des personnes qui nous sont chères.

Vous vous sentez dépassé?

C'est ce que je ressentais aussi, mais c'était avant que je réalise que même si je ne pouvais pas changer le monde pour ma famille en tout juste quelques années, je pouvais changer l'endroit le plus important pour elle – notre domicile. Nous avons un choix à faire lorsque nous sommes confrontés aux dangers : avoir peur ou prendre le dessus. J'espère que vous choisirez la deuxième option en vous concentrant sur les solutions que nous vous présentons dans ce livre et qui sont à votre portée. Ne vous découragez pas devant les gros projets que vous ne pouvez vous permettre ou les domaines qui vous intimident.

Vous pouvez débuter par de petites choses.

En fait, il est généralement mieux de commencer par les choses simples. C'est pourquoi j'adore la liste de « choses à faire » qu'a rédigé en 1997 la chroniqueuse Mary Schmich à l'intention des diplômés collégiaux. La liste commence par la simple phrase « Mettez de la crème solaire ».

Vous trouverez la version que j'ai écrite plus bas. J'espère qu'elle vous amusera et sera utile si vous partez en mission pour vivre une vie moins toxique.

Mesdames et messieurs du vingt-et-unième siècle

Portez des gants.

Si je ne pouvais vous donner qu'un seul conseil, ce serait de porter des gants. Que vous frottiez les planchers, empoisonniez votre cour ou changiez l'huile de votre voiture, rappelez-vous que si vous ne voulez pas en boire, n'y touchez pas.

Appréciez le goût de la couleur. Il importe peu que la couleur ne goûte rien. Appréciez la beauté des aliments colorés qui nourrissent vos cellules.

Buvez de l'eau en bouteille lorsque vous voyagez, mais protégez votre contenant en plastique. Buvez de l'eau purifiée lorsque vous êtes à la maison, mais changez souvent vos filtres. Buvez beaucoup d'eau. Voyagez.

Ne jouez pas trop avec votre peau, sinon, rendu à quarante ans, vous aurez l'air d'en avoir quatre-vingt.

Profitez du pouvoir et de la beauté des cellules de votre peau. Ignorer le marketing des entreprises de cosmétiques qui vous invitent à couvrir, colorer et contaminer votre apparence naturelle. Vous ne comprendrez probablement le pouvoir et la beauté de votre peau que lorsque votre peau sera ridée et décolorée. Vous êtes beau et belle comme vous êtes.

Mais perdez du poids. Faites-moi confiance, dans vingt ans, vous regarderez vos photos et vous vous souviendrez combien plus d'énergie vous aviez quand vous aviez des livres en moins.

Ouvrez une fenêtre.

Respirez.

Ne vous souciez pas de la santé de votre famille. Non, allez-y, souciez-vous en, mais en sachant que ce sont vos choix qui dictent souvent les résultats. Les soucis n'ajoutent que du stress qui réduit vos chances si vous vivez en laissant les dés décider de votre vie. Ne prenez pas part aux jeux de hasard.

Le gaussmètre vous révèle des indications, le chien aboie quand il trouve la moisissure, et votre nez la sent. Partagez votre monde. Les insectes sont peut-être des bêtes, mais ils ne vous embêtent pas comme votre conjoint et vos enfants... et vous ne les éliminez pas, eux.

Ne soyez pas imprudents avec les pesticides. Ne vivez pas près de gens qui sont imprudents avec les leurs.

Le fluorure tue. Utilisez plutôt de la soie dentaire.

Débarrassez-vous des plombages argentés. Conservez vos merveilleux souvenirs.

Ne vous sentez pas coupable des dommages déjà occasionnés. Faites une chose supplémentaire par jour qui apportera santé à votre domicile et votre famille.

Ouvrez une autre fenêtre.

Respirez.

Ne gaspillez pas votre argent à acheter des feuilles assouplissantes pour la sécheuse. Vos chaussettes colleront parfois à votre pyjama. C'est pas grave.

Votre nez sait faire la différence. Ne sentez rien et faites-le souvent.

Débranchez-vous.

Reposez-vous beaucoup. De nos jours, c'est le seul moment où vous n'êtes pas trop occupé pour rêver. Vous avez peut-être des enfants, vous n'en avez peut-être pas. Peu importe, enlevez vos souliers. On ne sait jamais qui se servira de la règle de dix secondes pour manger quelque chose qui est tombé sur le plancher.

Fiez-vous à votre instinct. N'oubliez pas cet autre « sens » au pouvoir incroyable – le bon sens.

Ouvrez toutes les fenêtres.

Respirez.

Ne vous souciez pas de l'avenir. Changez-le. Aujourd'hui, je vous offre des solutions. Certaines sont éprouvées, d'autres relèvent de la théorie, je vous les offre toutes avec les meilleures des intentions. Si j'ai manqué la cible pour certaines d'elle et qu'elles ne vous sauvent pas la vie, faites-moi confiance, elles ne posent aucun risque.

Fortifiez votre système immunitaire, ne remplissez pas les poches de grandes entreprises pharmaceutiques. Seule l'une d'entre elles a vraiment vos meilleurs intérêts à cœur.

Simplifiez.

N'empoisonnez pas votre maison pour tuer une mouche. Les bandelettes pour insectes vous montreront qui ne paie pas de loyer.

Apprenez comment vivaient vos parents lorsqu'ils étaient enfants. Le passé de vos parents détient la clé d'un avenir sain pour vos enfants.

Faites de la recherche.

Acceptez certaines vérités inaliénables mais simples : votre domicile et votre voiture sont pollués. Vous pouvez changer les choses.

Respectez les étiquettes d'avertissement. Mieux encore, n'utilisez pas de produits qui en portent.

Vos fenêtres sont-elles toutes ouvertes?

Respirez.

La science n'avance pas assez rapidement pour garantir la sécurité des produits. Protégez-vous et protégez votre famille. Vous êtes responsable. Lorsque vous pointez quelqu'un pour le blâmer, trois doigts pointent vers vous.

Apprenez.

Faites attention aux conseils que vous écoutez. Soyez du genre à poser des questions. J'espère que vous remettrez en question mes suggestions et que vous ferez de la recherche. Trouvez les réponses vous-même. Lorsque vous ne trouvez pas de réponses, arrêtez-vous, pensez et faites ce que votre instinct vous dicte de faire. Faites-le pour l'avenir de nos enfants.

Mais faites-moi confiance pour les gants.

– Dave Wentz

Épilogue Deux

La société moderne est au cœur de la plus grande expérience scientifique de l'histoire. Nous exposons nos jeunes gens à un monde rempli de toxines, sans aucune idée de l'impact que cela peut avoir sur leur santé et leur bien-être. Encore et encore, nous dégageons des toxines nouvellement inventées dans notre air, notre eau, notre sol et nos produits de consommation. Lorsque l'expérience tourne mal – quand nous apprenons que l'exposition cause de graves dommages – nous réfléchissons et nous demandons pourquoi aucun test n'a eu lieu afin de s'assurer que le produit chimique était sécuritaire pour les humains et autres organismes vivants.

On découvre une nouvelle substance chimique environ toutes les neuf secondes au cours d'une journée de travail. Les chimistes ont découvert la dix-huit millionième substance chimique connue de la science le 15 juin 1998. Et ils en ont découvert de nombreux milliers d'autres depuis. La plupart de ces substances ne sont que peu utiles, mais des milliers sont incorporées dans les produits de consommation ou les processus industriels chaque année[1]. Les membres du public ne disposent d'aucune façon de savoir si une grande majorité de ces produits chimiques les plus abondants posent des risques pour leur santé ou encore la santé de leurs enfants. Il n'existe aucune façon de savoir jusqu'à quel point les risques de santé sont graves ou si ces produits chimiques sont contrôlés[2]. Nous savons peut-être d'autres choses à leur sujet – comme par exemple s'ils empêchent les tomates de pourrir ou s'ils tuent les insectes – mais nous ne savons pas quels sont les effets qu'ils ont sur les cellules humaines ou le corps humain. Si ces effets ne se présentent pas avant longtemps, il est possible que ces toxines fassent partie de notre environnement pendant des années ou encore des décennies.

Le grave problème vient du fait que tout le monde est exposé, qu'il n'existe aucun contrôle. Toute personne qui respire l'air, boit de l'eau ou mange des aliments qui ont poussé dans le sol fait partie du groupe étudié. Quand nous réaliserons finalement quels sont les effets négatifs à long terme, des millions de personnes auront été exposées.

Même si aucun d'entre-nous n'échappe aux menaces que pose notre société sur notre santé, il existe de nombreuses raisons pour lesquelles nous devrions nous concentrer sur les jeunes lorsque nous discutons de la santé environnementale. Ces raisons vont de purement émotionnelles – la raison pour laquelle mon fils et moi avons décidé d'écrire ce livre – à strictement scientifiques – notre compréhension de combien plus le fœtus, le nouveau-né et l'enfant sont vulnérables comparativement à l'humain adulte.

Les expositions qui menacent la santé des enfants débutent avant même la conception. Tous les produits chimiques toxiques qui peuvent s'être accumulés dans le corps d'une femme peuvent passer par le placenta et nuire à l'embryon ou au fœtus pendant les périodes critiques du développement. La plupart des produits chimiques toxiques, comme les pesticides, sont liposolubles et peuvent s'accumuler dans les tissus adipeux du corps. Le corps de la mère potentielle mobilise ses réserves nutritives et énergétiques pour donner au fœtus la meilleure nutrition possible, et les produits chimiques toxiques font le chemin également et s'accumulent aussi dans le fœtus.

Même après la naissance, les mécanismes de détoxification sont sous-développés et incapables de protéger entièrement le nouveau-né contre les produits chimiques. Les enfants respirent aussi plus rapidement et mangent et boivent plus proportionnellement à leur masse corporelle que les adultes. Le résultat? Une plus grande exposition aux produits chimiques qui proviennent du même air, des mêmes aliments et de la même eau.

Il n'y a aucun doute quant au fait que les éléments toxiques nous entourent complètement dans le monde d'aujourd'hui. Nous ne pouvons nier que les influences environnementales sur notre santé – surtout sur la santé des segments plus jeunes de notre société – sont devenues non seulement une préoccupation importante, mais en fait le plus important problème de santé du monde moderne.

J'ai discuté de nombreuses fois de ces préoccupations avec des amis, des collègues et même des étrangers en avion. Ils m'ont souvent demandé « Est-ce vraiment si grave, peut-on même avoir espoir? ». Et j'ai toujours répondu positivement « Oui ». En contrôlant ce que vous et votre famille respirez, mangez et buvez ainsi que ce que vous laissez entrer dans votre environnement, vous protégerez et encouragerez la vie même. En augmentant les mécanismes de défense cellulaire grâce à une nutrition optimale, vous serez en meilleure position pour combattre les toxines que vous ne pouvez éviter. En prenant soin de votre univers proche, vous pourrez apporter un changement dans le monde.

Je n'arrive pas à croire qu'on nous a mis ici pour succomber à quelque chose d'aussi absurde que le fait que les humains transforment le monde en un berceau toxique. Il n'est peut-être pas possible d'enrayer tous les dangers qui menacent de nous envahir, mais nous pouvons protéger l'univers qui nous habite. En commençant par l'intérieur, nous modifions les résultats finaux. En prenant soin de vous et des personnes qui vous sont chères, vous protégerez non seulement votre famille mais aussi l'avenir de la planète.

Je me suis souvent posé comme question, et je l'ai aussi régulièrement posée à mes enfants : Ton existence est-elle due à un choix ou au hasard? Espères-tu positivement que ta santé, ton bonheur ou ta vie tournera pour le mieux ou t'engages-tu activement à réaliser les résultats que tu souhaites? Il est certain qu'il existe des circonstances sur lesquelles nous n'avons aucun contrôle. Pourtant, il est trop facile de conclure que presque tous les résultats de la vie sont inévitables.

De toutes les sages choses que j'ai apprises au cours de mes sept décennies de vie, la plus importante est que je sais que la santé et le temps sont les deux biens précieux que nous reconnaissons et apprécions rarement avant de les avoir épuisés. Comme le temps, la santé est la matière première de la vie. Vous pouvez l'utiliser sagement, la gaspiller et même la tuer. Pour réaliser tout ce dont nous sommes capables, nous aurions besoin de cent vies. Si nous avions une éternité au cours de nos vies mortelles, nous ne serions pas tenus de modifier nos habitudes de vie, d'établir des objectifs, de planifier efficacement ou d'établir des priorités. Nous pourrions faire comme bon nous semble de notre temps et de notre vie et peut-être quand même réaliser nos rêves, même par chance.

Pourtant, en réalité, nous ne disposons que d'une vie sur terre pour faire de notre mieux. Il nous faut choisir.

Le choix d'une santé optimale est le rêve que j'ai pour mes enfants, leurs enfants et les vôtres. Je vous souhaite d'aimer la vie et de la vivre à plein dans le bonheur et la santé.

– Dr Myron Wentz

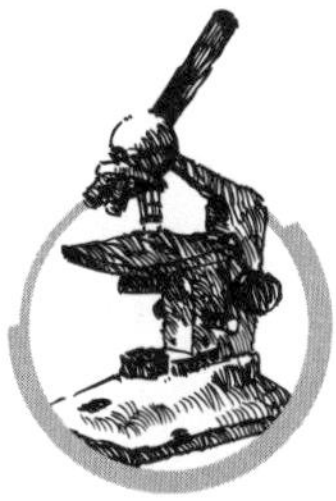

Remerciements

À tous ceux que l'on nomme et que l'on ne nomme pas et qui ont contribué au succès de ce projet. Nous sommes grandement reconnaissants envers chacun de vous qui avez eu un impact sur nos périples professionnels et personnels.

À notre coauteure Donna Wallace. Merci pour votre patience et votre persistance, surtout lorsqu'il a fallu nous chercher de par le monde pour faire des entrevues et discuter.

À tout le monde chez Vanguard Press qui a donné un très grand souffle de vie à ce projet. Nous tenons à remercier spécialement Roger Cooper ainsi que Georgina Levitt, Amanda Ferber et Cisca Schreefel pour leur encadrement, leur enthousiasme et leur approche terre-à-terre. Stephen Saffel mérite aussi notre reconnaissance puisqu'il a grandement amélioré le manuscrit grâce à ces questions pertinentes et son édition minutieuse.

À Amy Haran dont le dévouement à ce projet et l'habileté infatigable à donner vie à nos pensées ont rendu cette œuvre possible. À Peter Van Duser pour la profondeur de sa recherche, son esprit vif et son souci du détail de la documentation scientifique.

Kevin Guest, nous vous sommes grandement reconnaissants d'avoir guidé notre vision et d'en avoir fait une réalité. Jeff Yates, nous sommes toujours émerveillés par notre chance d'avoir embauché un dirigeant des finances qui connaissait en plus les subtilités de l'industrie de l'édition. Votre expertise (et votre bonne humeur) a été essentielle.

Merci également à Denis Waitley, Tony Jeary, Lyle MacWilliam, Dr Michael B. White, Dr Ray Strand, Michael Scott et le personnel du Sanoviv Medical Institute pour leurs commentaires et leurs contributions de grande valeur.

À Nathan Paret et John Cordova qui ont réalisé et créé cette mise en page selon des échéances des plus serrées. À Pat Hill et Val Bagley qui ont donné vie au livre grâce à leurs illustrations et bandes dessinées.

À Diane Leroy et Melissa Fields qui ont fourni les encouragements (et les menaces nécessaires) pour rappeler à la tâche deux auteurs et leurs équipes constamment distraits. À Kim Pratt et Ashley Collins qui ont servi de groupe de rétroaction et qui ont dévoué leur temps et leurs talents au marketing et à la promotion. Et aux nombreuses autres femmes – collègues, clientes, amies et membres de la famille – qui ont pris le temps de lire le manuscrit d'offrir leurs commentaires et de poser d'intéressantes questions.

Finalement, à Reneé et Prudence, nos plus grandes admiratrices et nos plus dures critiques. Il est remarquable que vous supportiez nos balivernes en temps normal. Que vous nous ayez soutenus pendant des mois de collaboration à la rédaction relève du miracle et nous vous en serons toujours reconnaissants.

Nous offrons nos remerciements spéciaux aux personnes qui ont soutenu ce livre et son message dès le début. Votre enthousiasme a été essentiel.

Sophia Marcoux et Jacques Fiset
Seta Der Artinian et Hubert Krause
Line et Luc Dubois
Jean-Pierre Gagné et Nicole Boulé
Michel et Suzanne Lavoie
Isabelle Wilson et Jean-Guy Gladu
Johanne Côté et Mario Jutras
Sophie Demers et Marie-Claude Demers
Ginette Desjardins
Serge et Diane Deslongchamps
Lise Diamond
Olivier Dumais et Sabrina-Catherine Hitch
Diane Ferland
Claire Goyette et Denis Fauvel
Louise Lagarde
Nancy Levesque et Robin Tremblay et Annie Poitras
Serge et Mado Morissette
Manon Raiche
Mireille St-Gelais et Fernand LeBlanc
Marie-Pascale Tremblay et Sylvain Ménard

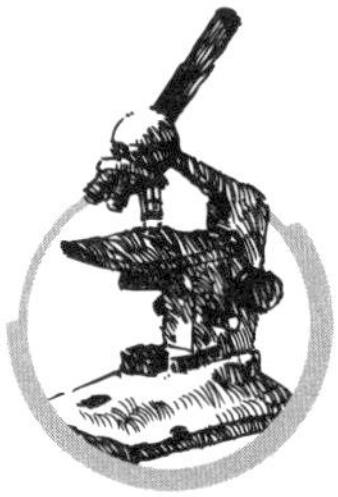

Au sujet des auteurs

Dave Wentz

Dave Wentz est président-directeur général d'USANA Health Sciences, une entreprise de pointe dans le domaine des suppléments nutritionnels et produits de santé. Il détient un baccalauréat en bio-ingénierie de l'University of California, à San Diego. Il vit avec son épouse, Reneé, leur fils, Andrew, et leur fille nouveau-né, Sydney à Salt Lake City (Utah). Adepte du parachutisme, il joue également au volley-ball et au soccer, fait du vélo de montagne et adore skier sur la célèbre poudreuse du Utah.

Myron Wentz, Ph.D.

Le Dr Myron Wentz détient un doctorat en microbiologie avec spécialisation en immunologie de l'University of Utah. Il a fondé l'entreprise Gull Laboratories en 1974 et a élaboré le premier test diagnostique commercial pour le virus Epstein-Barr. Il a plus tard fondé USANA Health Sciences et le Sanoviv Medical Institute. En juin 2007, Dr Wentz a reçu le prix Albert Einstein en reconnaissance de ses réalisations exceptionnelles en sciences de la vie. Il est l'auteur des livres *Du poison plein la bouche* et *Des miracles invisibles.* Il voyage partout dans le monde en compagnie de sa ravissante partenaire, Prudence.

Donna K. Wallace

Donna K. Wallace a rédigé quinze livres avec des conférenciers, des médecins, des thérapeutes et des vedettes accomplis. Parmi ses récents projets, notons *The Creation Health Breakthrough* (Hachette, 2007) avec la Dre Monica Reed ainsi que le livre à succès *What Your Doctor Doesn't Know About Nutritional Medicine May Be Killing You* (Thomas Nelson, 2000) avec le Dr Ray Strand. Mme Wallace et sa famille vivent à Bozeman, au Montana.

Bibliographie

LA CHAMBRE À COUCHER : CHAPITRE 1

1. Agency for Toxic Substances and Disease Registry, « Public Health Statement for Antimony »; CAS n° 7440–36–0, décembre 1992, http://www.atsdr.cdc.gov/phs/phs.asp?id=330&tid=58 (accédé le 10 juin 2010).
2. Birnbaum, L. et Staskal, D., « Brominated Flame Retardants: Cause for Concern? », Environmental Health Perspectives, 112, 2004, p. 9-17.
3. « The 6+ Synthetic Fabrics You Most Want to Avoid and Why », SixWise.com, http://www.sixwise.com/newsletters/05/12/21/the-6-synthetic-fabrics-you-most-want-to-avoid-and-why.htm (accédé le 2 janvier 2009).
4. Croplife Foundation, « Pesticide Use in U.S. Crop Production: 2002 », http://www.croplifefoundation.org/Documents/PUD/NPUD%202002/Fung%20&%20Herb%202002%20Data%20Report.pdf (accédé le 29 juin 2010).
5. Fragranced Products Information Network, « Background », http://www.fpinva.org/text/1a5d908–117.html (accédé le 19 janvier 2010); June Russell's Health Facts, « Chemical Sensitivities and Perfumes », http://www.jrussellshealth.org/chemsensperf.html (accédé le 8 janvier 2010).
6. Leong, K., « Is Perfume Toxic to Your Health? » *Associated Content: Health and Wellness*, 14 août 2008, http://www.associatedcontent.com/article/929891/is_perfume_toxic_to_your_health.html?cat=5 (accédé le 7 janvier 2010).
7. Institute of Medicine, « Clearing the Air: Asthma and Indoor Air Exposures », dans *Indoor Chemical Exposures*, ch. 6, p. 247–50 (Washington, D.C. : National Academy Press, 2000).
8. Scott, H. et autres, « Steroidgenesis in the Fetal Testis and Its Susceptibility to Disruption by Exogenous Compounds », Endocrine Reviews 30, 2009, p. 883-925.
9. Canadian Centre for Occupational Health and Safety « Health Effects of Acetone », décembre 1997, http://www.ccohs.ca/oshanswers/chemicals/chem_profiles/acetone/health_ace.html#_1_9 (accédé le 8 janvier 2010).
10. Soukaseum, N., « Determining the Toxicity Level of Perfumes and Colognes », Project No. J1431, California State Fair, 2006, Project Abstract, http://www.usc.edu/CSSF/History/2006/Panels/J14.html#J1431 (accédé le 1er juillet 2010).

11. California Environmental Protection Agency Air Resources Board, « California Dry Cleaning Industry Technical Assessment Report », août 2005, http://www.arb.ca.gov/toxics/dryclean/draftdrycleantechreport.pdf (accédé le 21 décembre 2009).

12. Thomas, K. W. et autres, « Effect of Dry-cleaned Clothes on Tetrachloroethylene Levels in Indoor Air, Personal Air, and Breath for Residents of Several New Jersey Homes », *Journal of Exposure Analysis and Environmental Epidemiology* 1, nº 4, octobre 1991, p. 475–90.

13. Langan, L. M. et Watkins, S. M., « Pressure of Menswear on the Neck in Relation to Visual Performance », *Human Factors* 29, 1987, p. 67–71.

14. Teng, C. et autres, « Effect of a Tight Necktie on Intraocular Pressure », *British Journal of Ophthalmology* 87, 2003, p. 946–48.

15. Brown, E., « Tight-pants Syndrome: Cause of Abdominal Pressure », The Free Library, http://www.thefreelibrary.com/%22Tight-pants+syndrome.%22+%28cause+of+abdominal+pressure%29-a017104523 (accédé le 29 juin 2010).

16. Jowett, N. I. et Robinson, C.G. F., « The Tight Pants Syndrome—A Sporting Variant », *Postgraduate Medical Journal* 72, 1996, p. 239–40.

17. Lunder, S. et Jacob, A., « Fire Retardants in Toddlers and Their Mothers », Environmental Working Group, http://www.ewg.org/reports/pbdesintoddlers (accédé le 31 mars 2010) ; ToxFAQs™ (Agency for Toxic Substances & Disease Registry, U.S. Department of Health and Human Services), « ToxFAQs™ for Polybrominated Diphenyl Ethers », septembre 2004, http://www.atsdr.cdc.gov/tfacts68-pbde.html (accédé le 31 mars 2010).

LA CHAMBRE À COUCHER : CHAPITRE 2

1. Munowitz, M., *Knowing: The Nature of Physical Law* (New York : Oxford University Press, 2005).

2. Werthheimer , N. et Leeper E., « Electrical Wiring Configurations and Childhood Cancer », American Journal of Epidemiology 109, 1979, p. 273-84.

3. Scientific Committee on Emerging and Newly Identified Health Risks (SCENIHR), « Health Effects of Exposure to EMF », 2009, Bruxelles, Belgique.

4. World Health Organization, « What Are Electromagnetic Fields? » http://www.who.int/peh-emf/about/WhatisEMF/en/ (accédé le 1er octobre 2009); Energex,

« Effects of EMF—Do EMFs Cause Adverse Health Effects? », http://www.energex.com.au/network/emf/community_emf_approach.html (accédé le 1er octobre 2009).

5. Delgado, J. M., Leal, J., Monteagudo, J. L. et Gracia, M. G., « Embryological Changes Induced by Weak, Extremely Low Frequency Electromagnetic Fields », *Journal of Anatomy* 134, pt. 3, mai 1982, p. 533–51; Harland, J. D. et Liburdy, R. P., « Environmental Magnetic Fields Inhibit the Antiproliferative Action of Tamoxifen and Melatonin in a Human Breast Cancer Cell Line », *Bioelectromagnetics* 18, nº 8, 1997, p. 555–62; Johansson, O., « Disturbance of the Immune System by Electromagnetic Fields: A Potentially Underlying Cause for Cellular Damage and Tissue Repair Reduction which Could Lead to Disease and Impairment », *Pathophysiology* 16, nos. 2–3, 2009, p. 157–77; Meinert, R. et Michaelis, J., « Meta-analyses of Studies on the Association between Electromagnetic Fields and Childhood Cancer », *Radiation and Environmental Biophysics* 35, nº 1, 1996, p. 11–18; Otto, M. et Von Muhlendahl, K. E., « Electromagnetic Fields (EMF): Do They Play a Role in Children's Environmental Health (CEH)? » *International Journal Hygiene Environmental Health* 210, nº 5, 2007, p. 635–44; Savitz, D. A., « Overview of Epidemiologic Research on Electric and Magnetic Fields and Cancer », *American Industrial Hygiene Association Journal* 54, nº 4, 1993, p. 197–204.

6. Otto et Von Muhlendahl, « Electromagnetic Fields »; Wertheimer, N. et Leeper, E., « Electrical Wiring Configurations and Childhood Cancer », *American Journal of Epidemiology* 109, nº 3, 1979, p. 273–84.

7. Wertheimer et Leeper, « Electrical Wiring Configurations and Childhood Cancer. »

8. Tynes, T., Klaeboe, L. et Halsorsen T., « Residential and Occupational Exposure to 50 Hz Magnetic Fields and Malignant Melanoma: A Population Based Study », *Occupational and Environmental Medicine* 60, nº 5, 2003, p. 343–47.

9. Feychting, M. et autres, « Occupational Magnetic Field Exposure and Neurodegenerative Disease », *Epidemiology* 14, nº 4 (2003) : p. 413–19; Hakanssen, N. et autres, « Neurodegenerative Diseases in Welders and Other Workers Exposed to High Levels of Magnetic Fields », *Epidemiology* 14, nº 4, 2003, p. 420–26.

10. Lee, G. M. et autres, « A Nested Case-control Study of Residential and Personal Magnetic Field Measures and Miscarriages », *Epidemiology* 13, nº1, 2002, p. 21–31; Li, D. K. et Neutra, R. R., « Magnetic Fields and Miscarriage », *Epidemiology* 13 nº 2, 2002, p. 237–38; Cao, Y. N., Zhang, Y. et Liu, Y., « Effects of Exposure to Extremely Low Frequency Electromagnetic Fields on Reproduction of Female Mice and Development of Offsprings », *Zhonghua Lao Dong Wei Sheng Zhi Ye Bing Za Zhi* 24 nº 8, 2006, p. 468–70.

11. Goldsworthy, A., « The Dangers of Electromagnetic Smog », h.e.s.e Project: *Human Ecological Social Economic*, 2007, sous « EM Fields » et « Papers », http://www.hese-project.org/hese-uk/en/papers/electrosmog_dangers.pdf (accédé le 26 janvier 2010); Goldsworthy, A., « The Biological Effects of Weak Electromagnetic Fields », *h.e.s.e Project: Human Ecological Social Economic*, 2007, sous « EM Fields » et « Papers », http://www.hese-project.org/hese-uk/en/papers/goldsworthy_bio_weak_em_07.pdf (accédé le 26 janvier 2010).

LA CHAMBRE À COUCHER : CHAPITRE 3

1. Fletcher, R. H. et Fairfield, K. M., « Vitamins for Chronic Disease Prevention in Adults: Clinical Applications », *JAMA*. 287 nº 23, 19 juin 2002, p. 3127–29.
2. Kliukiene, J. et autres, « Risk of Breast Cancer among Norwegian Women With Visual Impairment », *British Journal of Cancer* 84, 2001, p. 397–99.
3. Hansen, J., « Increased Breast Cancer Risk among Women Who Work Predominantly at Night », *Epidemiology* 12, nº 1, 2001, p. 74–77.
4. Doheny, K., « Can't Sleep? Adjust the Temperature », *WebMD*, mars 2008, http://www.webmd.com/sleep-disorders/features/cant-sleep-adjust-the-temperature (accédé le 20 avril 2009).
5. Ibidem.
6. U.S. Environmental Protection Agency, « About the Indoor Environments Division », http://epa.gov/iaq/aboutus.html (accédé le 20 avril 2009).
7. U.S. Environmental Protection Agency, « An Introduction to Indoor Air Quality: Volatile Organic Compounds (VOCs) », http://epa.gov/iaq/voc.html (accédé le 20 avril 2009).
8. Mulhall, J. et autres, « Importance of and Satisfaction with Sex among Men and Women Worldwide: Results of the Global Better Sex Survey », *Journal of Sexual Medicine* 5, 2008, p. 788–95.

LA SALLE DE BAINS : CHAPITRE 4

1. Goodman, A., « Sources and Origins of Compounds of Emerging Concerns », *Proceedings of the Water Environment Federation, Compounds of Emerging Concern*, 2007, p. 197–223, http://www.ingentaconnect.com/content/wef/wefproc/2007/00002007/00000006/art00017.
2. Environmental Working Group, « Body Burden: The Pollution in Newborns », http://ewg.org/reports/bodyburden2/execsumm.php (accédé le 20 février 2010).

3. U.S. Food and Drug Administration, « Cosmetics: Product and Ingredient Safety », http://www.fda.gov/cosmetics/productandingredientsafety/default.htm (accédé le 1er juillet 2010).

4. Nudelman, J. et autres, « Policy and Research Recommendations Emerging From the Scientific Evidence Connecting Environmental Factors and Breast Cancer », *International Journal of Occupational and Environmental Health* 15, nº 1, 2009, p. 79–101.

5. Epstein, S. et Fitzgerals, R., Toxic Beauty (Dallas, TX: Benbella Books, 2009).

6. Sutton, R., « Adolescent Exposure to Cosmetic Chemicals of Concert », Environmental Working Group, http://www.ewg.org/reports/teens.2008 (accédé le 21 avril 2009).

7. Ibidem.

8. Timm-Knudson, V. et autres, « Allergic Contact Dermatitis to Preservatives », *Dermatology Nursing* 18, 2006, p. 130–36.

9. Agency for Toxic Substances & Disease Registry, « Toxicological Profile for Aluminum: Potential for Human Exposure », (septembre 2008), http://www.atsdr.cdc.gov/toxprofiles/tp22.html (accédé le 1er juillet 2010).

LA SALLE DE BAINS : CHAPITRE 5

1. Food and Drug Administration, « Summary of Changes to the Classification of Dental Amalgam and Mercury », http://www.fda.gov/MedicalDevices/ProductsandMedicalProcedures/DentalProducts/DentalAmalgam/ucm171120.htm (accédé le 25 avril 2010).

2. Wentz, M., *A Mouth Full of Poison*, (Rosarito Beach, Baja California: Medicis, 2004), p. 25-32.

3. Ibidem., p. 4.

4. Food and Drug Administration, « Summary of Changes to the Classification of Dental Amalgam and Mercury »,http://www.fda.gov/MedicalDevices/ProductsandMedicalProcedures/DentalProducts/DentalAmalgam/ucm171120.htm (accédé le 25 avril 2010).

LA SALLE DE BAINS : CHAPITRE 6

1. Mendoza, M. et autres, « Pressure Rises to Stop Antibiotics in Agriculture », Associated Press, 29 décembre 2009.

2. Aiello, A. E. et autres, « Consumer Antibacterial Soaps: Effective or Just Risky? » *Clinical Infectious Diseases* 1, nº 45, septembre 2007, p. S137–47.

3. Born, L., « Vaccinations: Parents' Informed Choice », Weston A Price Foundation (2005), http://www.westonaprice.org/children/vaccinations.html (accédé le 15 octobre 2009).
4. Ibidem.
5. Kogan, M. D., Blumberg, S. J. et Schieve, L. A., « Prevalence of Parent-Reported Diagnosis of Autism Spectrum Disorder Among Children in the US », *Pediatrics*, 5 octobre 2009.
6. Howd, A., « When Vaccines Do Harm to Kids », *American Gulf War Veterans Association* (2000), www.gulfwarvets.com/kids.htm (accédé le 15 octobre 2009).
7. Erasmus, U., *Fats That Heal, Fats That Kill* (Burnaby, Colombie-Britannique, Canada : Alive Books, 1993).
8. « Cholesterol », Wikipedia, http://en.wikipedia.org/wiki/Cholesterol (accédé le 18 novembre 2009).
9. Erasmus, *Fats That Heal, Fats That Kill.*
10. Ravnskov, U., « High Cholesterol May Protect Against Infections and Atherosclerosis », *QJM International Journal of Medicine* 96 (2003) : p. 927–34.
11. « Mike's Calorie and Fat Gram Chart for 1000 Foods », http://www.caloriecountercharts.com/chart4a.htm (accédé le 10 juin 2010).
12. Erasmus, *Fats That Heal, Fats That Kill.*
13. « Small Diabetes Risk Is Not a Reason to Stop Taking Statins », *Medical News Today*, 21 février 2010, http://www.medicalnewstoday.com/articles/179779.php. (accédé le 26 février 2010).
14. « Top 5 Lifestyle Changes to Reduce Cholesterol », Mayo Clinic, http//www.mayoclinic.com/health/reduce-cholesterol/CL00012 (accédé le 26 février 2010).
15. O'Rourke, J., « Patients OD'ing on OTC Drugs: Warnings Not Sufficient, Some Contend », *Los Angeles Daily News*, 23 décembre 2006.
16. « Acetaminophen Side Effects », Online Lawyer Source, http://www.onlinelawyersource.com/acetaminophen/side-effects.html (accédé le 2 février 2010).
17. Strand, R., *Death by Prescription: The Shocking Truth Behind an Overmedicated Nation* (Nashville, TN : Thomas Nelson, 2003).
18. Ibidem., p. 208–09.

LA CUISINE : CHAPITRE 7

1. Strand, R., M.D. « *Healthy for Life* lecture series », 2009.

2. Eaton, S. B., Konner, M. J. et Cordain, L., « Diet-dependent Acid Load, Paleolithic Nutrition and Evolutionary Health Promotion », *American Journal of Clinical Nutrition* 91, nº 2, février 2010, p. 295–97.
3. O'Keefe, J. H., Jr. et Cordain, L., « Cardiovascular Disease Resulting From a Diet and Lifestyle at Odds with Our Paleolithic Genome: How to Become a 21st-Century Hunter-Gatherer », *Mayo Clinic Proceedings* 79, nº 1, janvier 2004, p. 101–08.
4. Eaton, S. B., « The Ancestral Human Diet: What Was it and Should it Be a Paradigm for Contemporary Nutrition? » *Proceedings of the Nutrition* Society 65, 2006, p. 1–6.
5. Buchinsky, D. A. et autres, « Effects Of In Vivo Metabolic Acidosis on Midcortical Bone Ion Composition », *American Journal of Physiology* 277, novembre 1999, F813–19.
6. Buchinsky, D. A. et autres, « Ion Microprobe Determination of Bone Surface Elements: Effects of Reduced Medium pH », *American Journal of Physiology* 250, nº 6, juin 1986, F1090–97; Buchinsky, D. A. et autres, « Physiochemical Effects of Acidosis on Bone Calcium Flux and Surface Ion Composition », *Journal of Bone and Mineral Research* 8, nº 1, janvier 1993, p. 93–102; Chabala, J. M., Levi-Setti, R. et Buchinsky, D. A., « Alteration in Surface Ion Composition of Cultured Bone During Metabolic, But Not Respiratory, Acidosis », *American Journal of Physiology* 261, nº 1, pt. 2, juillet 1991, p. F76–84.
7. Buchinsky, D. A. et autres, « Proton-induced Physicochemical Calcium Release from Ceramic Apatite Disks », *Journal of Bone and Mineral Research* 9, nº 2, février 1994, p. 213–20.
8. Buchinsky, D. A., « Acid-base Imbalance and the Skeleton », *European Journal of Nutrition* 5, nº 40, octobre 2001, p. 238–44.
9. Roland-Mieszkowski, M., « Cancer—A Biophysicist's Point Of View », Digitalrecordings.com, July 21, 2004, http://www.digital-recordings.com/publ/cancer.html (accédé le 12 février 2010).
10. Kellum, J. A., Song, M. et Li, J., « Science Review: Extracellular Acidosis and the Immune Response: Clinical and Physiological Implications », *Critical Care* 8, nº 5, octobre 2005, p. 331–36.
11. Huang, M. et autres, « Non-small Cell Lung Cancer Cyclooxygenase-2-Dependant Regulation of Cytokine Balance in Lymphocytes and Macrophages: Up-regulation of Interleukin 10 and Down-regulation of Interleukin 12 Production », *Cancer Research* 58, nº 6, mars 1998, p. 1208–16; Baxevanis, C. N.

et autres, « Elevated Prostaglandin E2 Production by Monocytes Is Responsible For the Depressed Levels of Natural Killer and Lumphokine-activated Killer Cell Function In Patients With Breast Cancer », *Cancer* 72, nº 2, juillet 1993, p. 491–501.

12. Wallace, J. M., « Nutritional and Botanical Modulation of the Inflammatory Cascade—Eicosanoids, Cyclooxygenases, and Lipoxygenases—As an Adjunct in Cancer Therapy », *Integrated Cancer Therapy* 1, nº 1, mars 2002, p. 7–37; Crumley, A. B. et autres, « Evaluation of an Inflammation-Based Prognostic Score in Patients with Inoperable Gastrooesophageal Cancer », *British Journal of Cancer* 94, nº 5, mars 2006, p. 637–41; Al Murri, A. M. et autres, « Evaluation of an Inflammation-based Prognostic Score (GPS) in Patients with Metastatic Breast Cancer », *British Journal of Cancer* 94, nº 2, janvier 2006, p. 227–30.
13. Challem, J., « The pH Nutrition Guide to Acid/Alkaline Balance », Natural News, 2010, http://www.naturalnews.com/report_acid_alkaline_pH_1.html (accédé le 10 février 2010).
14. Frassetto, L. A. et autres, « Adverse Effects of Sodium Chloride on Bone in the Aging Human Population Resulting from Habitual Consumption of Typical American Diets », *Journal of Nutrition* 138, nº 2, février 2008, p. 419S–22S; Frings-Meuthen, P., Baecker, N. et Heer, M., « Low-grade Metabolic Acidosis May Be the Cause of Sodium Chloride-induced Exaggerated Bone Resorption », *Journal of Bone Mineral Research* 23, nº 4, avril 2008, p. 517–24.

LA CUISINE : CHAPITRE 8

1. Song, L. et Thornalley, P. J., « Effect of Storage, Processing, and Cooking on Glucosinolate Content of Brassica Vegetables », *Food Chem Toxicol* 2, nº 45, février 2007, p. 216–24 ; YUAN, G. F. et autres, « Effects of Different Cooking Methods on Health-promoting Compounds of Broccoli », *Journal of Zhejiang University. Science B* 8, nº 10, août 2008, p. 580–88; Rungapamestry, V. et autres, « Changes in Glucosinolate Concentrations, Myrosinase Activity, and Production of Metabolites of Glucosinolates in Cabbage », *Journal of Agricultural Food Chemistry* 4, nº 54, octobre 2006, p. 7628–34.
2. Jimenez-Monreal, A. M. et autres, « Influence of Cooking Methods on Antioxidant Activity of Vegetables », *Journal of Food Science* 74, nº3, avril 2009, p. H97–103.
3. Schroder, H. A., « Losses of Vitamins and Trace Minerals Resulting from Processing and Preservation of Foods », *American Journal of Clinical Nutrition* 24, nº 5, mai 1971, p. 562–73.

4. McKillop, D. J. et autres, « The Effect of Different Cooking Methods on Folate Retention in Various Foods that Are amongst the Major Contributors to Folate Intake in the UK Diet », *British Journal of Nutrition* 6, nº 88, décembre 2002, p. 681–88.

5. Song, L. et Thornalley, P. J., « Effect of Storage, Processing, and Cooking on Glucosinolate Content of Brassica Vegetables », *Food Chemistry and Toxicology* 45, nº 2, février 2007, p. 216–24.

6. Kimura, M. et Itokawa, Y., « Cooking Losses of Minerals in Foods and Its Nutritional Significance », *Journal of Nutritional Science and Vitaminology* 36, 1990, p. S25–32.

7. Health Canada, « Microwave Ovens and Food Safety », juillet 2005, http://www.hc-sc.gc.ca/hl-vs/iyh-vsv/prod/micro-f-a-eng.php (accédé le 1er octobre 2009).

8. National Cancer Institute, « Heterocyclic amines in cooked meats », 15 septembre 2004, http://www.cancer.gov/cancertopics/factsheet/Risk/heterocyclic-amines (accédé le 21 avril 2010)

9. George Mateljan Foundation, « High-temperature Cooking and the World's Healthiest Foods », http://www.whfoods.com/genpage.php?tname=george&dbid=122 (accédé le 21 avril 2010).

10. Mangano, F., « The Hidden Health Hazards of Grilling and Barbecuing », http://ezinearticles.com/?The-Hidden-Health-Hazards-of-Grilling-And-Barbecuing&id=243933 (accédé le 21 avril 2010).

11. Houlihan, J. et autres, « Canaries in the Kitchen: Teflon Toxicosis », Environmental Working Group, May 2003, http://www.ewg.org/reports/toxicteflon (accédé le 19 février 2010).

12. Ibidem.

13. Ibidem.

14. « Important Cooking Safety Tips », Dupont, http://www2.dupont.com/Teflon/en_US/assets/downloads/cooking_safely/safety_tips.pdf (accédé le 22 février 2010).

15. U.S. Department of Labor, « A Pictorial Walk Through the 20th Century », http://www.msha.gov/century/canary/canary.asp (accédé le 22 février 2010).

16. Environmental Protection Agency, « Styrene », janvier 2000, http://www.epa.gov/ttn/atw/hlthef/styrene.html#ref5 (accédé le 5 mars 2010).

17. Castle L., Kelly, M. et Gilbert, J., « Migration of Mineral Hydrocarbons into Foods » et « Polystyrene, ABS, and Waxed Paperboard Containers for Dairy Products », *Food Additives and Contaminants* 10, nº 2, mars 1993, p. 167–74 ; KEMPF, M., « Occurrence of 2,2,4Trimethyl-1,3-Pentanediol Monoisobutyrate (Texanol) in Foods Packed in Polystyrene and Polypropylene Cups », *Food Additives and Contaminants Part A Chemistry Analysis Control, Exposure and Risk Assessment* 26, nº 4, avril 2009, p. 563–67; Murphy, P. G., MacDonald, D. A. et Lickly, T. D., « Styrene Migration from General-purpose and High-impact Polystyrene into Food-simulating Solvents », *Food and Chemical Toxicology* 30, nº3, mars 1992, p. 225–32; Tawfik, M. S. et Huyghebaert, A., « Polystyrene Cups and Containers: Styrene Migration », *Food Additives and Contamination* 15, nº 5, juillet 1998, p. 592–99; Uhde, W. J. et Woggon, H., « New Results on Migration Behavior of Benzophenone-based UV Absorbents from Polyolefins in Foods », *Nahrung* 20, nº 2, 1976, p. 185–94 ; Vitrac, O. et autres, « Contamination of Packaged Food by Substances Migrating from a Direct-contact Plastic Layer: Assessment Using a Generic Quantitative Household Scale Methodology », *Food Additives and Contamination* 24, nº 1, janvier 2007, p. 75–94; Uhde, W. J. et Woggon, H., « Antistatic Finishing of Plastics from Food Hygiene and Toxicological Viewpoints », *Nahrung* 21, nº 3, 1977, p. 235–45.

18. Matiella, J. E. et Hsieh, T. C., « Volatile Compounds in Scrambled Eggs », *Journal of Food Science* 56, nº 2, août 2006, p. 387–90.

19. Alonso-Magdalena, P., « The Estrogenic Effect of Bisphenol A Disrupts Pancreatic Beta-cell Function in Vivo and Induces Insulin Resistance », *Environmental Health Perspectives* 114, nº 1, janvier 2006, p. 106–12; Goettlich, P., « Get Plastic Out of Your Diet », Mindfully.org, 16 novembre 2003, http://www.mindfully.org/Plastic/Plasticizers/Out-Of-Diet-PG5nov03.htm (accédé le 10 décembre 2009).

20. Latini, G., « Peroxisome Proliferator-activated Receptors As Mediators of Phthalate-induced Effects in the Male and Female Reproductive Tract: Epidemiological and Experimental Evidence », PPAR Research, 2008 (numéro d'accès 359267) (accédé le 1er juillet 2010); Meeker, J. D., Calafat, A. M. et Hauser, R., « Urinary Metabolites of Di(2-ethylhexyl) Phthalate Are Associated with Decreased Steroid Hormone Levels in Adult Men », *Journal of Andrology* 30, nº 3, mai 2009, p. 287–97; Meeker, J. D., Sathyanarayana, S. et Swan, S. H., « Phthalates and Other Additives in Plastics: Human Exposure and Associated Health Outcomes », *Philosophical Transactions of the Royal Society of London Biological Sciences* 364, nº 1526, juillet 2009, p. 2097–113 ; PANT, N. et autres, « Correlation of Phthalate Exposures with Semen Quality », *Toxicology and Applied*

Pharmacology 231, nº 1, août 2008, p. 112–16; Phillips, K. P. et Tanphaichitr, N., « Human Exposure to Endocrine Disrupters and Semen Quality », *Journal of Toxicology and Environmental Health B Critical Review* 11, nº 3–4, mars 2008, p. 188–220; Virtanen, H. E., « Testicular Dysgenesis Syndrome and the Development and Occurrence of Male Reproductive Disorders », *Toxicology and Applied Pharmacology* 1, nº 207, septembre 2005, p. 501–05; Wirth, J. J. et autres, « A Pilot Study Associating Urinary Concentrations of Phthalate Metabolites and Semen Quality », *Systems Biology in Reproductive Medicine* 54, nº 3, mai 2008, p. 143–54.

21. « Plastic Containers Buying Guide », National Geographic, http://www.thegreenguide.com/buying-guide/plastic-containers (accédé le 5 mars 2010).
22. Weiss, K. R., « Plague of Plastic Chokes the Seas », *Los Angeles Times*, 2 août 2006, http://www.latimes.com/news/printedition/la-me-ocean2aug02,0,5594900.story (accédé le 1er juillet 2010).

LA CUISINE : CHAPITRE 9

1. Duffey, K. J. et Popkin, B. M., « Shifts in Patterns and Consumption of Beverages Between 1965 and 2002 », *Obesity* 15, 2007, p. 2739–47, http://www.nature.com/oby/journal/v15/n11/full/oby2007326a.html (accédé le 2 juillet 2010).
2. Duhigg, C., « Millions in U.S. Drink Dirty Water, Records Show », *New York Times*, 7 décembre 2009.
3. Ibidem.
4. « Fluoride in Drinking Water: A Scientific Review of EPA's Standards », *National Research Council*, 22 mars 2006.
5. Ibidem.
6. American Dental Association, « Fluoride and Infant Formula: Frequently Asked Questions », http://www.ada.org/4052.aspx (accédé le 15 mars 2010).
7. Olsen, E. D., « Bottled Water: Pure Drink or Pure Hype? » Natural Resources Defense Council, février 1999, http://www.nrdc.org/water/drinking/bw/bwinx.asp and http://www.nrdc.org/water/drinking/qbw.asp (accédé le 1er juillet 2010).
8. Harvard School of Public Health, « Calcium and Milk: What's Best for Your Bones and Health? » www.hsph.harvard.edu/ . . . /what-should . . . /calcium-full-story/ (accédé le 9 janvier 2010).

9. Avery, B. et autres, « Lowering Dietary Protein to U.S. Recommended Dietary Allowance Levels Reduces Urinary Calcium Excretion and Bone Resorption in Young Women », *Journal of Clinical Endocrinology & Metabolism* (numéro d'accès 89:3801–07. 2004).

10. Brown, S., *Better Bones, Better Body* (Los Angeles: Keats Publishing, 2000), 81–114.

11. « Calcium and Milk: What's Best for Your Bones and Health? »

12. Johnston, C. S. et Bowling, D. L., « Stability of Ascorbic Acid in Commercially Available Orange Juices », *Journal of the American Dietetic Association* 102, nº 4, 2002, p. 525–29.

LA SALLE DE SÉJOUR : CHAPITRE 10

1. U.S. Environmental Protection Agency, « An Introduction to Indoor Air Quality: Volatile Organic Compounds (VOCs) », http://epa.gov/iaq/voc.html (accédé le 20 avril 2009).

2. Bronstein, A. C. et autres, « 2008 Annual Report of the American Association of Poison Control Centers' National Poison Data System, (NPDS) 26th Annual Report », *Clinical Toxicology* 47, 2009, p. 911–1084.

3. « A Little about Baking Soda », *Baking Soda Book*, http://www.bakingsodabook.co.uk/baking_soda_book_a_little_about_baking_soda.shtml (accédé le 4 avril 2010).

4. « Ten Uses for Borax », Essortment, http://www.essortment.com/home/usesforborax_swox.htm (accédé le 4 avril 2010).

5. « Using Essential Oils to Clean and Disinfect », Housekeeping Matters, http://housekeepingmatters.com/using-essential-oils-to-clean-and-disinfect/ (accédé le 4 avril 2010).

LA SALLE DE SÉJOUR : CHAPITRE 11

1. Kovach, S., « The Hidden Dangers of Cell Phone Radiation », *Life Extension Magazine*, août 2009, http://www.lef.org/magazine/mag2007/aug2007_report_cellphone_radiation_01.htm (accédé le 10 mai 2010).

2. National Toxicology Program, « Cell Phone Radiofrequency Radiation Studies », http://www.niehs.nih.gov/health/docs/cell-phone-fact-sheet.pdf (accédé le 4 octobre 2009).

3. Australian Radiation Protection and Nuclear Safety Agency, « Mobile Telephones and Health Effects », 2009, http://www.arpansa.gov.au/mobilephones/index.cfm (accédé le 6 octobre 2009).

4. Hardell, L. et Carlberg, M., « Mobile Phones, Cordless Phones, and the Risk for Brain Tumors », *International Journal of Oncology* 35, 2009, p. 5–17.

5. Divan, H. et autres, « Prenatal and Postnatal Exposure to Cell Phone Use and Behavioral Problems in Children », *Epidemiology* 19, 2008, p. 523–29.

6. « Worldwide PC Adoption Forecast, 2007 to 2015 », Forrester, 11 juin 2007, http://www.forrester.com/rb/Research/worldwide_pc_adoption_forecast%2C_2007_to_2015/q/id/42496/t/2 (accédé le 3 mai 2010).

7. Liu, T. et Potenza, M. N., « Problematic Internet Use: Clinical Implications », *CNS Spectrums* 12, nº 6, 2007, p. 453–66 ; DELL'OSSO, B. et autres, « Epidemiologic and Clinical Updates On Impulse Control Disorders ; A Critical Review », *European Archives of Psychiatry and Clinical Neuroscience* 256, 2006, p. 464–75.

8. Block, J. J., « Pathological Computer Use In the USA », 2007 International Symposium on the Counseling and Treatment of Youth Internet Addiction, Seoul, Korea, National Youth Commission, 2007, p. 433; Beard, K. W. et Wolf, E. M., « Modification in the Proposed Diagnostic Criteria for Internet Addiction », *Cyberpsychol Behaviour* 4, 2001, p. 377–83 ; PIES, R., « Should DSM-V Designate 'Internet Addiction' a Mental Disorder? » *Psychiatry 6*, nº 2, 2009, p. 31–37.

9. Liu et Potenza, « Problematic Internet Use ».

10. Young, K. S., « Internet Addiction: The Emergence of a New Clinical Disorder », *Cyberpsychological Behaviour* 11, 1998, p. 237–44.

LE GARAGE ET LA COURS : CHAPITRE 12

1. Schlapia, A. et Morris, S. S., « Architectural, Behavioral and Environmental Factors Associated with VOCs in Anchorage Homes », Anchorage Air Pollution Control Agency, 1996, http://www.muni.org/Departments/health/environment/AirQ/Pages/AirQualitySpecialStudies.aspx (accédé le 1er juillet 2010); Emmerich, S. J., Gorfain, J. E. et Howard-Reed, C., « Air and Pollutant Transport from Attached Garages to Residential Living Spaces—Literature Review and Field Tests », *International Journal of Ventilation* 2, nº 3, http://fire.nist.gov/bfrlpubs/build03/PDF/b03067.pdf (accédé le 1er juillet 2010).

LE GARAGE ET LA COURS : CHAPITRE 13

1. Roosevelt, F. D., « Letter to All State Governors on a Uniform Soil Conservation Law », 26 février 1937.
2. Takano, T. et autres, « Urban Residential Environments and Senior Citizens' Longevity in Megacity Areas: The Importance of Walkable Green Spaces », *Journal of Epidemiology and Community Health* 56, décembre 2002, p. 913–18.
3. Miller, G. T., *Sustaining the Earth* (Pacific Grove, CA: Thompson Learning, Inc., 2004), p. 211–16.
4. « Antarctic Melt Releasing DDT, Tainting Penguins », National Geographic News, 12 mai 2008, http://news.nationalgeographic.com/news/2008/05/080512-penguins-ddt.html (accédé le 29 juin 2010).
5. « Chlordane », Eco-USA Toxic Chemicals, http://www.eco-usa.net/toxics/chemicals/chlordane.shtml (accédé le 29 juin 2010).
6. Lewis, R. et autres, « Measuring and Reducing Exposure to the Pollutants in House Dust », *American Journal of Public Health* 85, 1995, p. 1168.
7. Renner, R., « Curse This House », *New Scientist*, iss. 2289, 5 mai 2001.
8. U.S. Environmental Protection Agency, « Pesticides and Food: Health Problems Pesticides May Pose », http://www.epa.gov/pesticides/food/risks.htm (accédé le 10 juin 2010).
9. Center for Sustainable Systems, University of Michigan, 2009, « U.S. Environmental Footprint Factsheet », n° de pub. CSS08–08, http://css.snre.umich.edu/css_doc/CSS08–08.pdf (accédé le 1er juillet 2010).
10. Schmidt, W. D. et autres, « Effects of Long Versus Short Bout Exercise on Fitness and Weight Loss in Overweight Females », *Journal of the American College of Nutrition* 20, 2001, p. 494–501.
11. Ness, A. R. et autres, « Objectively Measured Physical Activity and Fat Mass in a Large Cohort of Children », *PLOS Medicine* 4, n° 3, 2007, e97, http://www.plosmedicine.org/article/info%3Adoi%2F10.1371%2Fjournal.pmed.0040097 (accédé le 1er juillet 2010).

ÉPILOGUE DEUX

1. McGinn, A., « Phasing Out Persistent Organic Pollutants », dans *State of the World*, ed. Worldwatch Institute, chap. 5, p. 79–100 (New York: Norton, 2000).
2. Environmental Defense Fund, « Toxic Ignorance: The Continuing Absence of Basic Health Testing for Top-selling Chemicals in the United States », dans *The Current State of Ignorance About Chemical Hazards*, chap. 2, p. 11–15, 1997, http://www.edf.org/documents/243_toxicignorance.pdf (accédé le 28 mai 2010).